Dr. Christine Hutterer
Prof. Dr. Christine Rummel-Kluge

Depression

Ein Ratgeber für Angehörige und Freunde

mit Fotografien von Sibylle Fendt

Stiftung Warentest

Inhaltsverzeichnis

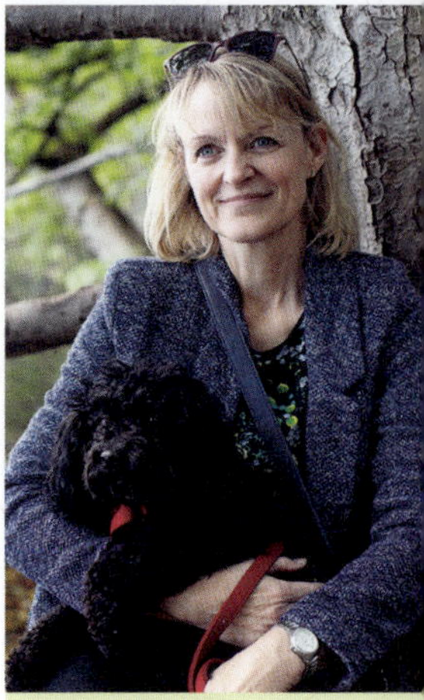

120

„Ich versuche, mich nicht runterziehen zu lassen, denn das kostet viel Kraft."

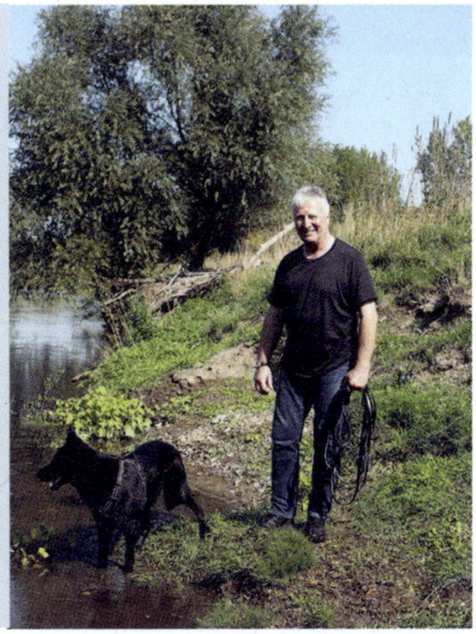

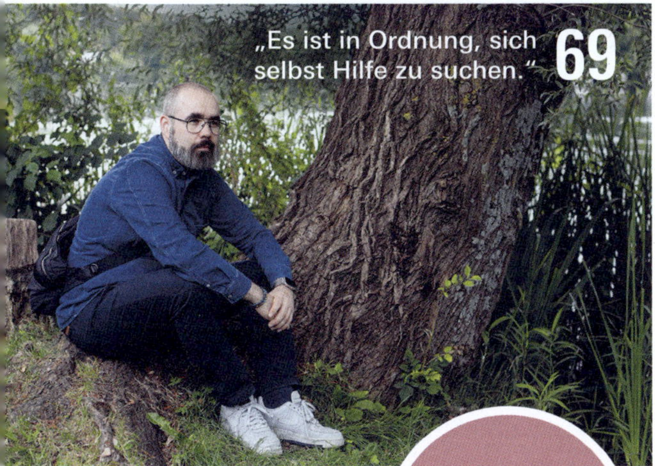

„Es ist in Ordnung, sich selbst Hilfe zu suchen." **69**

Erfahrungen, die Mut machen

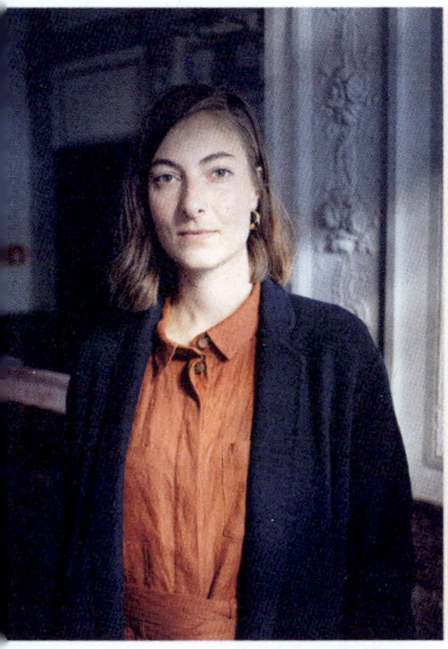

187

„Das Verständnis von Freunden und Kollegen hat sehr geholfen."

Was wollen Sie wissen?

Einen depressiv erkrankten Menschen zu begleiten, ist eine schwere Aufgabe. Einerseits Verständnis aufzubringen und sich andererseits von den Auswirkungen der Depression abzugrenzen, ist für Angehörige ein Balanceakt. Dieser Ratgeber zeigt, wie es gelingen kann, diesen zu meistern.

Eine gute Freundin ist so niedergeschlagen. Ich habe den Verdacht, dass es eine Depression sein könnte. Soll ich sie darauf ansprechen?

Offenbar machen Sie sich Sorgen um Ihre Freundin. Bei Menschen, die man gut kennt, trügt das Bauchgefühl meist nicht. Eine Hilfestellung, um Ihre Beobachtungen besser einzuschätzen, finden Sie im Kapitel 1 ab S. 11. Aber wichtig ist, letztlich kann nur ein Arzt feststellen, ob es sich um eine Depression handelt. Es können beispielsweise auch andere behandlungsbedürftige Erkrankungen die Ursache sein. Daher sollten Sie die Betroffene in jedem Fall ansprechen. Wie Sie dabei vorgehen können, erfahren Sie ab S. 20. Sollte Ihre Freundin eine Depression haben, ist es wichtig, dass sie möglichst frühzeitig behandelt wird. Dann stehen die Chancen gut, dass es Ihrer Freundin bald besser geht.

Eine Depression ist doch Kopfsache, oder? Ist es wirklich nicht möglich, sich auch mal zusammenzureißen?

Eine Depression ist in der Tat eine Krankheit, bei der die Ursache im Kopf liegt. Das bedeutet jedoch nicht, dass es sich um Einbildung handelt. Vielmehr verändert sich tatsächlich der Stoffwechsel bestimmter Botenstoffe im Gehirn (mehr dazu auf S. 29). Die Entscheidung darüber, diese Krankheit zu haben oder nicht, unterliegt ebenso wenig dem freien Willen, wie etwa bei einer Blinddarmentzündung. Die depressive Stimmung, die Antriebslosigkeit, die Negativität und der Verlust von Freude sind die Symptome der Krankheit Depression – das zu akzeptieren, ist ein wichtiger Schritt, nicht nur für den Betroffenen, sondern auch für Sie. Mehr darüber erfahren Sie in Kapitel 2 ab S. 38.

Mein Mann möchte, dass ich ihn in Ruhe lasse, damit er sich erholen kann. Ist das bei einer Depression eine gute Strategie?

Symptome einer Depression sind (unter anderem) Müdigkeit und Antriebslosigkeit. Betroffene haben das Gefühl, sich ausruhen zu müssen. Aber Erholung im Sinne von Nichtstun führt nicht zu einer Besserung, häufig sogar eher zu einer Verschlechterung der Symptome. Aktivität ist deswegen während einer depressiven Phase wichtig und der Betroffene sollte möglichst dazu ermuntert werden. Dennoch kann es sein, dass es ihm an einzelnen Tagen nicht möglich ist, aktiv zu sein. Wie Sie damit umgehen und wie Sie den Betroffenen zu Aktivitäten ermuntern, ohne Druck auszuüben, erfahren Sie in Kapitel 3 ab S. 92.

Meiner Frau geht es sehr schlecht. Trotzdem will sie nicht zum Arzt. Was kann ich tun?

Eine Depression verändert die Denkmuster der Betroffenen zum Teil sehr stark. Für Ihre Frau fühlt es sich so an, als würde ihre Situation nie wieder besser werden, als gäbe es keine Möglichkeiten, ihr zu helfen, und als hätte sie Hilfe gar nicht verdient. Das erklärt, warum Betroffene häufig (erst mal) nicht zum Arzt möchten. Erklären Sie Ihrer Frau, dass eine Depression eine Krankheit ist, die gut behandelt werden kann, und dass es ihr wieder besser gehen wird, wenn sie sich behandeln lässt. Der Hausarzt ist ein guter Ansprechpartner und ein Termin ist für viele Betroffene leichter umzusetzen als bei einem Facharzt. Mehr dazu erfahren Sie in Kapitel 1 ab S. 25. Ausführlichere Informationen über die Behandlungsmöglichkeiten erhalten Sie im Kapitel 4 ab S. 123.

Ich habe Angst, meine Schwester in eine psychiatrische Klinik zu bringen. Kommt sie da auch wieder raus?

Eine psychiatrische Klinik ist ein Krankenhaus wie jedes andere auch. Ihre Schwester erhält dort die bestmögliche Behandlung und ist für die Zeit des Aufenthalts gut versorgt. Mehr dazu erfahren Sie in Kapitel 4 ab S. 132. Wenn der Betroffene konkrete Suizidgedanken äußert, ist sofortige Hilfe und eine stationäre Unterbringung zum Schutz der Betroffenen unbedingt notwendig (mehr dazu ab S. 112). Machen Sie sich auch in einer solchen schweren Situation klar, dass die Betroffene in der Klinik wirksame Hilfe erhält – und selbstverständlich wieder entlassen wird, sobald sich ihr Zustand ausreichend gebessert hat.

Meine Partnerin lehnt alles ab, was ich vorschlage. Wie kann ich damit umgehen?

Die Begleitung eines depressiv erkrankten Menschen kann sehr anstrengend und verletzend sein. Besonders die Ablehnung, die Sie erfahren, wenn Ihre Angebote immer wieder ins Leere laufen, nagt am eigenen Selbstwertgefühl und kann wütend machen. Wichtig ist zu verstehen, dass der Erkrankte nicht Sie persönlich ablehnt. Mehr dazu erfahren Sie in Kapitel 3 ab S. 98. Dieses Verständnis allein ändert aber wenig an der enormen Belastung, die die Begleitung eines depressiv Erkrankten für Angehörige darstellt. Wie Sie sich selbst stärker in den Blick nehmen, erfahren Sie bereits in Kapitel 2 ab S. 49. Wie Sie das im Alltag umsetzen können, lesen Sie in Kapitel 5 ab S. 156.

Am liebsten würde ich einfach mal allein ein Wochenende wegfahren. Aber wäre das nicht egoistisch?

Angehörige und auch Freunde von Menschen mit Depressionen, insbesondere Partner, haben ein starkes Gefühl der Verpflichtung. Sie glauben, rund um die Uhr zur Verfügung stehen zu müssen. Häufig führt das zu großer Belastung oder sogar Überlastung. Doch Ihre Aufgabe als Angehörige ist nicht, sich vollkommen aufzureiben. Machen Sie sich klar, dass Sie den Kranken nur unterstützen, aber nicht heilen können. Außerdem tragen Sie auch eine Verantwortung für sich selbst. In Kapitel 5 ab S. 149 erfahren Sie, wie Sie Ihre Grenzen erkennen und gut für sich sorgen und warum das nicht egoistisch ist.

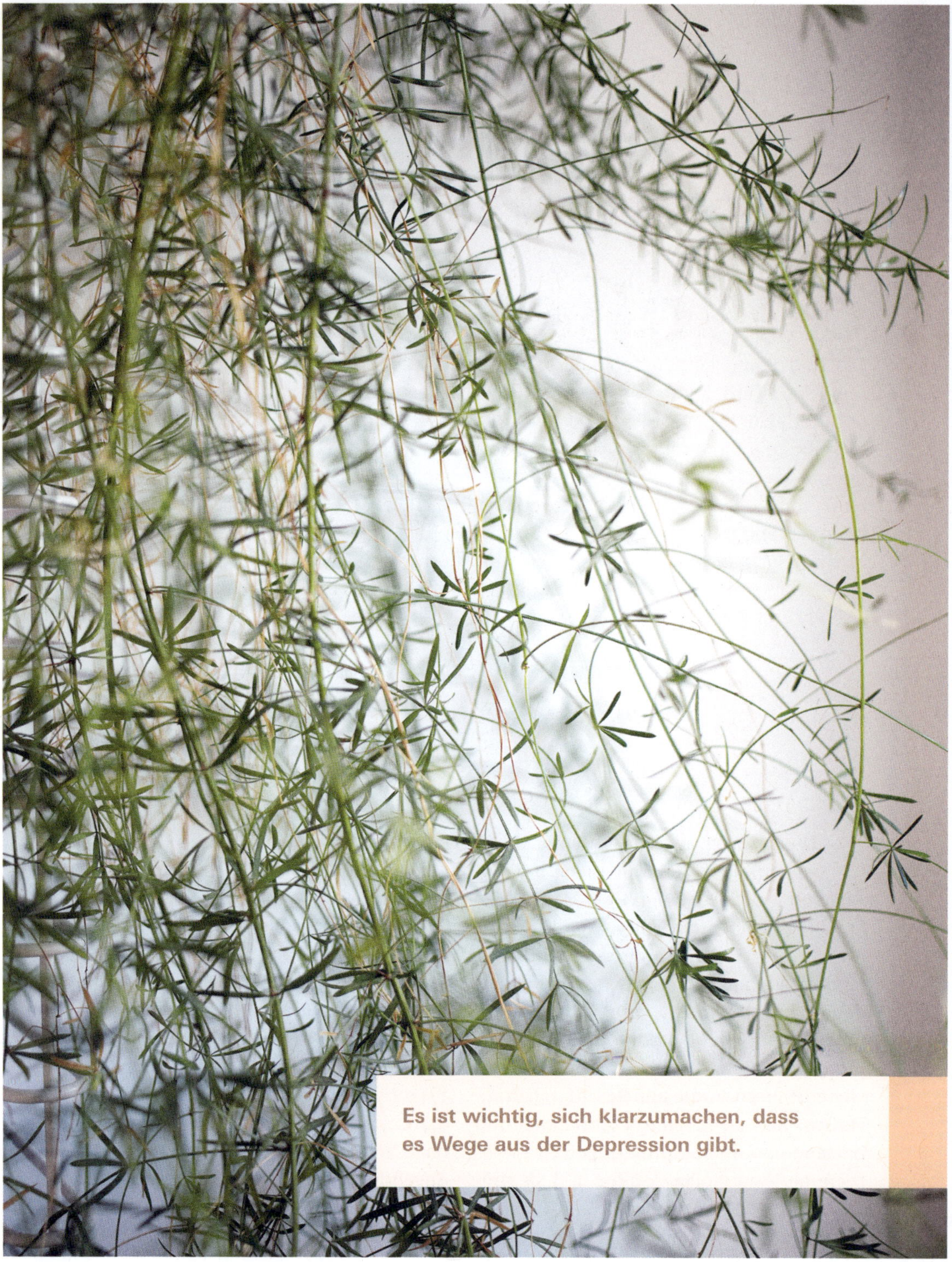

Es ist wichtig, sich klarzumachen, dass es Wege aus der Depression gibt.

Etwas muss geschehen!

Eine Depression verursacht großes Leid, nicht nur bei den Betroffenen selbst, sondern auch bei den Menschen in deren Umfeld. Machen Sie sich klar, dass diese Erkrankung der Seele behandelbar ist. Sie können etwas tun und sollten daher handeln!

Die Krankheit Depression ist sowohl für Betroffene als auch für deren Angehörige schwer zu greifen. Manche Erkrankte können ihrem Alltag weiterhin mit nur einigen, nach außen wenig sichtbaren Einschränkungen nachgehen, andere werden praktisch handlungsunfähig und entwickeln teilweise sogar den Wunsch, nicht mehr leben zu wollen. Diese große Spannweite ist es auch, die alle Beteiligten stark verunsichert. Betroffene beschreiben ihren Zustand und ihre Empfindungen als große Leere, als Verlust aller Gefühle und die Umwelt als weniger farbig. Die Gedanken beißen sich an vermeintlichen Fehlern fest oder deuten Ereignisse im schlechtesten Sinne und als eigenes Versagen. Die meisten Erkrankten werden von irrationalen Schuldgefühlen geplagt und fühlen sich zunehmend minderwertig und wertlos. Alle rationalen Erklärungen und Beteuerungen von Angehörigen und Freunden, dass dem nicht so ist, oder das Aufzeigen von Beispielen, die das Gegenteil beweisen, kommen einfach nicht an. Besonders belastend kann es für Angehörige sein, wenn sie sich fragen, ob sie schuld sind an dem Leiden des anderen. Die Veränderung im Wesen der betroffenen Person und die tiefe Verzweiflung, die zutage tritt, sind häufig nicht nachvollziehbar. Angehörige verstehen nicht, was da vor sich geht, und stehen der Situation früher oder später hilflos gegenüber. Wenn das Schildern der Realität den Betroffenen nicht erreicht, Angebote zu helfen abgelehnt werden, eventuell Vorwürfe und Schuldzuweisungen gemacht werden und alles von Negativität durchdrungen ist, bleiben Ratlosigkeit, Resignation, Enttäuschung und auch Wut zurück. Zunehmend wird die Situation als ausweglos wahrgenommen und die Belastungen sind kaum noch auszuhalten.

Wo stehen Sie?

Je nachdem, in welcher Situation Sie dieses Buch lesen, sind Sie sich vielleicht noch gar nicht sicher, ob die Ihnen nahestehende Person wirklich an einer Depression leidet. Sie nehmen aber eine Veränderung wahr, die Ihnen große Sorgen macht. Diese Sorge sollten Sie unbedingt ernst nehmen! Es kann sein, dass die betroffene Person zurückgezogener oder antriebsloser ist als früher. Wie Sie damit umgehen können, wenn Sie die Krankheit vermuten, sich aber noch nicht sicher sind, erfahren Sie ab S. 11.

Vielleicht haben Sie aber auch längst Gewissheit, dass Ihr Angehöriger an einer Depression leidet. Dennoch oder gerade deshalb kann es sein, dass Sie sich hilflos fühlen und am Ende Ihrer Kräfte sind. Dem Betroffenen geht es während einer depressiven Episode schlecht und die Menschen im Umfeld wissen nicht mehr, was sie praktisch tun können und wie sie auf den Betroffenen reagieren sollen. Häufig fühlen sich Angehörige von Menschen mit schweren Depressionen regelrecht zur Randfigur degradiert. Es scheint eine Spirale ohne Ausgang. Das kränkt und macht wütend.

Möglicherweise versuchen Sie auch schon längere Zeit, den Betroffenen zu unterstützen, und es fühlt sich für Sie so an, als könnten Sie ihm und der Krankheit nicht gerecht werden. Die Situation wird durch Ihren Job, die Familie, den Haushalt, Freunde, Hobbys, eigene Sorgen oder Probleme und sonstige Verpflichtungen noch angespannter. Zugleich wächst Ihre Sorge um den Betroffenen. Sie sehen, wie ihm zunehmend sein Leben entgleitet und wie er leidet. Besonders belastend wird es, wenn Sie befürchten, dass sich der Betroffene etwas antun könnte. Diese Angst nimmt noch zu, wenn es in der Vergangenheit bereits einen Suizidversuch gab oder wenn der Betroffene entsprechende Andeutungen macht. In einer solchen Situation kommen viele Angehörige an ihre Belastungsgrenze und sie wissen nicht, wie es weitergehen soll.

Aber wichtig ist, sich klarzumachen, dass es Wege aus der Depression gibt. Es gibt Hilfe – für den Betroffenen, der unter einer Krankheit leidet, die gut behandelbar ist. Und auch für Sie, denn Sie müssen als Angehöriger nicht die gesamte Last allein tragen.

Ist es eine Depression?

Die Anzeichen und Symptome einer Depression zu (er)kennen ist ein wichtiger Schritt, um zu verstehen, wie es Ihrem Angehörigen geht und was Sie tun können.

Sie vermuten, dass ein Mensch, der Ihnen nahesteht, an einer Depression erkrankt ist. Oder Sie fragen sich, ob Ihr Angehöriger eine Depression hat oder ob es sich „nur" um eine depressive Verstimmung, eine andere psychische oder eine körperliche Erkrankung handelt. Vielleicht überlegen Sie sich auch, ob es überhaupt etwas Ernstes ist oder ob Sie in die Veränderung, die Sie beobachtet haben, zu viel hineininterpretieren. In jedem Fall gilt:

→ Hören Sie auf Ihr Bauchgefühl!

Allein, dass Sie sich Gedanken darüber machen, ob Ihr Angehöriger oder Freund an einer Depression oder einer anderen psychischen Erkrankung leiden könnte, ist ein Indiz dafür, dass etwas nicht „normal" ist. Zwar reicht das Bauchgefühl allein nicht für eine Diagnose, doch es sollte Sie darin bestärken, die Symptomatik durch Fachkräfte abklären zu lassen.

Angehörige und enge Freunde sind nah dran an einem lieben Menschen. Darum fällt ihnen oft früher als anderen auf, dass etwas nicht stimmt. Manchmal lässt sich zu Beginn nicht genau greifen, was sich verändert hat. Häufig äußert sich eine Depression nicht schlagartig, sondern entwickelt sich über einige Wochen. Doch diese Veränderungen zu „vorher" ist genau das, was wichtig ist. Fragt man Experten, woran man merken kann, dass ein Angehöriger eventuell eine Depression hat, antworten sie immer: an einer grundlegenden Veränderung.

Veränderungen – ein Warnsignal

Aber was bedeutet das konkret? Einerseits kennt jeder Einzelne Symptome, die typisch für eine Depression sind, aus eigener Erfahrung. Denn wer war nicht schon niedergeschlagen, antriebslos, hatte Schlafstörungen oder konnte sich mal nicht konzentrieren? Das kommt immer wieder einmal vor, sei es, weil man Sorgen hat oder bei der Arbeit unter Druck steht oder weil sich ein Infekt anbahnt. Andererseits gibt es durchaus Anzeichen, woran Sie festmachen können, ob es nur eine „normale" Verstimmung oder schon in Richtung der Erkrankung Depression geht. Eine Orientierung gibt Ihnen die die Checkliste ab S. 12.

Checkliste

Typische Symptome einer Depression

Für die Frage, ob eine Depression vorliegt, arbeiten Ärzte und Psychologen mit dem internationalen Krankheitsregister ICD. Danach müssen mindestens zwei Haupt- und zwei Zusatzsymptome über einen Zeitraum von mindestens zwei Wochen und über die meiste Zeit des Tages vorliegen. Je mehr Symptome vorliegen, desto schwerer ist die Depression. Die eigentliche Diagnose kann aber nur ein Arzt stellen!

Die Hauptsymptome sind:

- ☐ Depressive, gedrückte Stimmung an fast allen Tagen für die meiste Zeit des Tages, vom Betroffenen selbst berichtet (z. B. fühlt sich traurig oder leer) oder von anderen beobachtet (z. B. erscheint den Tränen nahe).
- ☐ Interessenverlust und Freudlosigkeit an allen oder fast allen Aktivitäten, damit einhergehend Rückgang der Aktivität und Verlangsamung sowohl bei Alltagstätigkeiten (Haushalt, Körperpflege, Berufstätigkeit) als auch von bisher als erfreulich und anregend empfundenen Hobbys und Freizeitaktivitäten.
- ☐ Verminderung des Antriebs und erhöhte Ermüdbarkeit, deutliche Müdigkeit schon nach leichten Anstrengungen.

Zusatzsymptome sind:

- ☐ Verminderte Konzentration und Aufmerksamkeit, teilweise verminderte Fähigkeit zu denken. Mit einher geht häufig die Schwierigkeit, Entscheidungen zu treffen.
- ☐ Vermindertes Selbstwertgefühl und Selbstvertrauen. Betroffene zweifeln an ihren Fähigkeiten und trauen sich vieles nicht mehr zu.
- ☐ Schuldgefühle und Gefühle von Wertlosigkeit, die in keinem Verhältnis zur Realität stehen.
- ☐ Negative und pessimistische Zukunftsperspektiven begleiten die Erwartungen an Ereignisse in der Zukunft. Sie sind unrealistisch negativ und pessimistisch verzerrt. Betroffene glauben auch, dass ihre depressive Störung sich nicht mehr bessern werde.

- ☐ Wiederkehrende Gedanken an den Tod (nicht nur als Angst vor dem Sterben), wiederkehrende Suizidvorstellungen ohne genauen Plan, tatsächliche Selbstverletzung, Suizidversuch oder Planung eines Suizids.
- ☐ Schlafstörungen, beispielsweise mit Schwierigkeiten ein- oder durchzuschlafen oder Erwachen früh morgens. Das Schlafbedürfnis ist häufig erhöht, Betroffene fühlen sich fast immer müde.
- ☐ Deutlicher Gewichtsverlust ohne Diät oder Gewichtszunahme (mehr als 5 Prozent des Körpergewichts in einem Monat). Eine Depression geht häufig mit verändertem Appetit einher. In den meisten Fällen verlieren Betroffene ihren Appetit und in der Folge Gewicht, in manchen Fällen wird der Appetit aber auch gesteigert und Betroffene nehmen deutlich an Gewicht zu.
- ☐ Häufige weitere Merkmale sind u. a. ein Morgentief mit besonders schlechter Stimmung am Morgen und deutlicher Verlust des sexuellen Interesses (Libidoverlust).

Neben den in der Checkliste genannten Symptomen gibt es noch eine Reihe weiterer Anzeichen, die eine Depression begleiten können, sogenannte somatische Symptome. Dazu gehören diffuse körperliche Beschwerden wie Magen-, Kopf- oder Rückenschmerzen, Schwindel oder Engegefühle in der Brust, für die keine organischen Ursachen gefunden werden können. Häufig sind das sexuelle Verlangen und Interesse vermindert.

So fühlt sich eine Depression an

Auflistungen der Symptome einer Depression helfen nur bedingt, die Erkrankung wirklich zu verstehen. Sie bleibt für viele Menschen schwer greifbar. Gefühle wie Traurigkeit und Niedergeschlagenheit kennen die meisten. Fast jeder hat schon einmal eine schwere Zeit erlebt, in der er beispielsweise wegen des Todes eines nahestehenden Menschen getrauert oder sich nach dem Verlust der Arbeitsstelle, nach einer Trennung vom Partner, aufgrund einer schweren Erkrankung oder Verletzung erschöpft, niedergeschlagen und hoffnungslos gefühlt hat. Doch irgendwie ging es weiter. Irgendwoher, tief aus dem Inneren konnte man nach einer Weile wieder Kraft finden und Hoffnung schöpfen. Man wollte wieder zurück, wieder am Leben teilnehmen. Irgendwann hatte man das Tal der Traurigkeit durchschritten und es wurde wieder heller. Eine solche Erfahrung gehört zu den Höhen und Tiefen des Lebens. Das ist keine Depression!

Eine Depression ist anders. Wer noch keine Depression hatte, kann sich nur schwer vorstellen, wie sie sich anfühlt. Betroffene beschreiben häufig einen Zustand völliger Unfähigkeit, etwas zu tun. Sie fühlen sich wie hinter einer Milchglasscheibe. Alles ist zu viel und zu anstrengend, selbst für die einfachsten Tätigkeiten fehlt schlicht die Kraft. Innerlich besteht eine große Leere. Das liegt auch daran, dass die Gefühle gedämpft oder einfach nicht mehr spürbar sind. Sie fühlen sich innerlich tot, selbst die Farben verblassen.

→ Nichts mehr fühlen können

„Normale" Gefühle wie Freude, zum Beispiel weil das eigene Kind eine neue Fertigkeit erlernt hat oder ein Projekt bei der Arbeit sehr erfolgreich beendet wurde, sind einfach weg. Dabei wissen die Betroffenen sehr wohl, dass jetzt der Moment wäre, in dem sie sich freuen „müssten" (und es früher auch getan hätten). Es sind jedoch nicht nur die positiven Gefühle wie Freude oder Zuversicht, die bei einer Depression nicht mehr fühlbar sind. Betroffene fühlen sich vielmehr aller Gefühlsregungen beraubt.

Das löst bei Betroffenen häufig große Angst aus. Angst davor, nie mehr etwas fühlen zu können, aber auch Angst vor dem Versagen, zum Beispiel davor, keine gute Mutter zu sein, vor schwerwiegenden Fehlern und davor, schuldig geworden zu sein. Depressiv Erkrankte wissen, was „normal" wäre und was sie früher konnten, geschafft haben und zu leisten in der Lage waren. Doch gerade weil sie diesen Unterschied selbst wahrnehmen, betrachten sie sich zunehmend minderwertig und verachten sich selbst dafür.

Im Kopf kreisen Gedanken, die immer die schlechteste Möglichkeit wahrscheinlich erscheinen lassen. Sie breiten sich immer mehr aus, bis sie, wie ein schwarzes Loch, alles verschlungen haben. Zurück bleibt Leere und Dunkelheit. Gute Gedanken und der Glaube an ein gutes Ende, an eine Veränderung, die Besserung bringt, gibt es nicht mehr, ebenso fehlt jegliches Vertrauen in sich selbst und die eigenen Fähigkeiten.

Wichtiges Kriterium: Mindestens zwei Wochen

Ein entscheidendes Kriterium darf man bei der Betrachtung der Symptome einer möglichen Depression nicht aus den Augen verlieren: die Zeitspanne. Für eine Depression müssen die Symptome (mindestens) zwei Wochen anhalten. Das klingt nicht nach viel, doch viele Angehörige und auch Freunde merken die Veränderung im Wesen des Betroffenen in diesem Zeitraum schon sehr deutlich. Besonders auffällig ist das natürlich für den Partner oder andere Personen, die im selben Haushalt leben. Zwei Wochen,

Verstehen und helfen

Typische Gedanken in einer Depression: „Ich bin wertlos." „Ich kann nicht einmal die normalsten Sachen." „Ich bin ein Versager." „Ich bin dumm, zu blöd für die Welt." „Jeder sieht, dass ich nichts kann." „Ich bin selbst schuld an meiner Situation, weil ich ein Versager bin/nichts kann/..." Wenn Sie versuchen, sich vorzustellen, wie sich ein Mensch fühlt, für den all diese negativen Glaubenssätze zu 100 Prozent wahr sind, können Sie eine Ahnung davon bekommen, wie es Ihrem depressiven Angehörigen oder Freund gehen könnte.

in denen die Partnerin oder der Vater schwer aus dem Bett kommt, zwar noch zur Arbeit geht, aber weder den Hobbys nachgeht noch Freunde trifft, sich kaum noch am Familienleben beteiligt, sind eine lange Zeit, wenn die Person vorher gesund und vielseitig interessiert war.

→ Die Diagnose kann nur ein Arzt stellen!

Was sollten Sie nun tun, wenn Sie tatsächlich eine deutliche Veränderung im Verhalten Ihres Angehörigen bemerken, einige der genannten Symptome wiedererkennen und diese schon länger als zwei Wochen anhalten? Nehmen Sie Ihre Sorge ernst, aber machen Sie sich auch klar, dass die Diagnose einer Depression – oder einer anderen Erkrankung – nur ein Arzt stellen kann. Über den Weg zur Diagnose erfahren Sie etwas ab S. 25. Die erste Hürde ist jedoch, den Betroffenen überhaupt zu einem Arztbesuch zu bewegen. Wie Sie das Thema ansprechen können, erfahren Sie auf S. 20.

Depressionen bei Männern

Einerseits belegen Zahlen immer wieder, dass Frauen etwa doppelt so häufig an Depressionen erkranken wie Männer. Andererseits stellen neuere Untersuchungen auch fest, dass Depressionen bei Männern häufig nicht oder erst spät erkannt werden. Möglicherweise erkranken Männer daher gar nicht so viel seltener, sondern anders. Die Gründe dafür scheinen zu sein, dass die markantesten Anzeichen von Depressionen – die Antriebslosigkeit, Niedergeschlagenheit und Freudlosigkeit – zwar auch bei Männern vorhanden sind, doch nicht so deutlich im Vordergrund stehen. Dagegen zeigen sich bei Männern nicht selten Symptome, die nicht in der Liste der typischen Anzeichen zu finden sind.

Viele an einer Depression erkrankte Männer reagieren gereizter und aufbrausender als üblich, neigen zu aggressivem Verhalten und Wutanfällen, sind gewaltbereiter oder reagieren auf eine Art, wie sie für die Situation und sozial als unangemessen empfunden wird. Dazu gehört auch, dass betroffene Männer häufiger zu Suchtverhalten, insbesondere zu vermehrtem Alkohol- oder Drogenkonsum, neigen. Eine Suchterkrankung ist, insbesondere bei Männern, häufige Begleiterkrankung einer Depression. Körperliche Symptome treten hingegen häufiger bei Frauen auf.

Die biologischen Ursachen dafür sind noch nicht abschließend geklärt. Vermutet wird aber, dass Männer aufgrund ihrer evolutionsbiologischen Rolle und durch die Sozialisation in den westlichen Gesellschaften als Ernährer, Beschützer und „Macher" unbewusst eine stärkere Gegenreaktion hervorbringen, wenn sie ihren sozialen Status bedroht sehen oder fürchten, beruflich, privat oder sozial als Versager gesehen zu werden. Daher ziehen sie eine psychische Erkrankung seltener in Betracht oder verdrängen die Möglichkeit, erkrankt zu sein. Weil sie sich nicht krank fühlen, projizieren sie ihre Probleme eher auf ihre Umwelt. In der Folge suchen Männer aufgrund ihrer Beschwerden seltener Hilfe und gehen weniger zum Arzt – und leiden daher länger an der Erkrankung, bis sie erkannt wird und behandelt werden kann.

Eine Depression oder doch ein Burn-out?

Wenn die Person, um die Sie sich Sorgen machen, sehr erschöpft und antriebslos wirkt, kann es auch sein, dass Sie neben einer Depression einen Burn-out als Ursache in Erwägung ziehen. Aber wo liegt da der Unterschied? Gibt es überhaupt einen?

Der Begriff des „Burn-out" taucht in den letzten Jahren häufiger auf. Doch trotz der weiten Verbreitung ist Burn-out keine international akzeptierte Diagnose. Zu unterschiedlich sind die zahlreichen Symptome,

Burn-out, die „beliebtere" Diagnose? In unserer Leistungsgesellschaft wird eine Erschöpfung wegen zu viel Einsatz eher toleriert als eine psychische Erkrankung. Das mag dazu beitragen, dass Betroffene „lieber" einen Burn-out bescheinigt bekommen möchten als eine Depression. Es ist zunächst nicht sinnvoll, mit den Betroffenen über die Bezeichnung ihres Zustands zu diskutieren. Wichtig ist nicht das Etikett, sondern dass sie Hilfe bekommen und bereit sind, diese anzunehmen.

die auftreten können, aber nicht unbedingt müssen. In der Praxis bedeutet das, dass man wegen „Burn-out" nicht krankgeschrieben werden kann. In der neuen internationalen Klassifikation der Krankheiten (ICD-11) wird Burn-out erstmals aufgeführt, allerdings nicht als psychische Erkrankung, sondern als ein Faktor, der die Gesundheit beeinträchtigen kann.

→ Nicht alle Lebensbereiche erfasst

Typisch für einen Burn-out ist, dass die Einschränkungen auf einen bestimmten Kontext bezogen sind, häufig auf die Arbeit. Doch auch andere Bereiche starker Belastung, beispielsweise durch die Pflege von Angehörigen, können ursächlich sein. Interessen an Hobbys oder an Bereichen außerhalb des Stressors bleiben erhalten. Depressionen hingegen beziehen sich auf alle Lebensbereiche.

Burn-out zeichnet sich durch drei Merkmale aus: ein Gefühl von Erschöpfung, zunehmende geistige Distanz oder zynische Haltung zum eigenen Job bzw. dem belastenden Bereich und verringertes Leistungsvermögen und Inaktivität. Diese Symptome überschneiden sich mit denen einer Depression, und häufig stellt sich heraus, dass hinter einem Burn-out eine depressive Erkrankung steckt. Gemein ist beiden, dass die Betroffenen Hilfe brauchen. Auch bei einem Burn-out kommen mitunter Medikamente und psychotherapeutische Verfahren zum Einsatz. Unterscheiden tun sie sich darin, dass sich die Erschöpfung bei einem Burnout durch Erholung, Ausschlafen oder Kürzertreten bessert, während das bei einer Depression nicht funktioniert und die Symptome häufig sogar verschlimmert.

Die Beschwerden passen nicht?

Vielleicht sind Sie immer noch unsicher, wie Sie die Situation einschätzen sollen. Vielleicht stellen Sie fest, dass bei Ihrem Angehörigen zwar einige der Symptome für eine Depression gut passen, andere aber nicht. Nehmen Sie den Verdacht dennoch ernst! Es kann sich trotzdem um eine Depression handeln, denn es gibt zahlreiche unterschiedliche Formen, die in diesem Buch nicht im Detail dargestellt werden können, etwa saisonal abhängige Depressionen oder Wochenbettdepressionen.

Neben Depressionen gibt es weitere psychische Erkrankungen, deren Symptome sich teilweise mit denen von Depressionen überschneiden oder gleichzeitig auftreten können. Dazu gehören z. B. bipolare Störungen. Wenn Sie bei Ihrem Angehörigen oder Ihrem Freund Anzeichen beobachten, die auf eine andere oder weitere Erkrankung als eine „reine" Depression hindeuten, sollten Sie ebenfalls aktiv werden. Wenn der Betroffene nicht selbst um Hilfe bittet, sollten Sie ihn ansprechen und versuchen, darauf hinzuwirken, dass ein Arzt aufgesucht wird.

Was können Sie jetzt tun?

Verschaffen Sie sich einen Überblick über die Situation. Versuchen Sie, ruhig zu bleiben, und gehen Sie verständnisvoll und offen auf den Betroffenen zu.

Obwohl das Wissen um Depressionen in der Bevölkerung zunimmt und der Umgang in der Öffentlichkeit inzwischen selbstverständlicher zu sein scheint, so gibt es doch noch immer Berührungsängste. Manche Angehörige und Betroffene haben die Sorge, als „schwach" zu gelten oder in die Schublade „psychisch krank" gesteckt zu werden. Doch all diese Sorgen und Ängste dürfen nicht dazu führen, die Augen vor dem Problem zu verschließen und so zu tun, als ginge das von selbst vorbei. Wenn Sie eine merkliche Veränderung bei Ihrem Angehörigen wahrnehmen, die Sie in die Richtung einer Depression oder psychischen Erkrankung denken lässt, dann besteht Handlungsbedarf.

→ Je früher Sie handeln, desto besser!

Depressionen sind gut behandelbar und je früher die Erkrankung erkannt wird, desto besser kann sie behandelt werden. Daher ist es gut, so früh wie möglich zu handeln und sich Hilfe zu suchen (siehe S. 25).

Ein klarer Blick auf die Situation

Handeln bedeutet in einem ersten Schritt, die Augen nicht vor den Veränderungen zu verschließen, die der Betroffene erlebt und die Auswirkungen auf Ihre Beziehung haben. Möglicherweise sind Sie vom ungewöhnlichen Verhalten des Betroffenen auch zunehmend genervt oder es macht Sie wütend – er macht immer weniger im Haushalt, sagt Verabredungen ab, hängt ständig zu Hause herum. Klar, dass das Ihre Reaktion auf den Betroffenen beeinflusst. Vielleicht sind Sie misstrauisch, weil Ihr Partner oder Ihre Partnerin sich so anders verhält und körperliche Nähe meidet. Liebt er mich nicht mehr? Geht sie fremd? Oder Sie zweifeln an sich selbst: Habe ich etwas falsch gemacht? Bin ich der Grund dafür, dass derjenige oder diejenige sich so anders verhält?

Versuchen Sie, sich von derartigen Gedanken zu lösen. Um die Situation verstehen zu können, brauchen Sie etwas Abstand und einen unaufgeregten, objektiveren Blick auf das aktuelle Geschehen. Ins Handeln zu kommen bedeutet in Ihrer Situation auch, nicht in Panik zu verfallen. Machen Sie sich immer wieder klar, dass Depression

Verstehen und helfen

Depressionen sind noch immer schambesetzt. Obwohl sich inzwischen auch Prominente mit ihrer Depression in die Öffentlichkeit wagen, ist das Thema teilweise noch immer tabuisiert. Man redet besser nicht darüber, auch weil eine psychische Erkrankung eine Karriere verhindern kann oder man als „verrückt" gilt. Doch Depressionen sind weitverbreitet. Höchstwahrscheinlich haben Sie in Ihrem Umfeld selbst mehrere Betroffene oder Angehörige. Trauen Sie sich, darüber zu sprechen!

eine Krankheit ist. Das Erste, was Sie darüber hinaus für Ihren Angehörigen tun können, ist, sich über seine Erkrankung zu informieren und Verständnis für den Betroffenen aufzubringen.

Sie können mehr tun als abwarten

Wenn Sie merken oder wissen, dass sich Ihr Angehöriger darüber Gedanken macht, ob er eine Depression haben könnte, ist das ein gutes Zeichen. Das Gefühl, wie stark jemand unter seinem Zustand leidet, kann von Person zu Person verschieden sein und sich auch stark davon unterscheiden, wie Sie oder andere Angehörige die Situation wahrnehmen. In der Regel verstärken sich aber über die Dauer die Symptomatik und damit auch die Beschwerden, die ein Betroffener spürt. Vielleicht ist Ihr Angehöriger in der Phase, in der er sich (noch) so gut es geht zusammenreißt und das gesamte Ausmaß der Belastung nicht sehen will oder kann.

→ Der Leidensdruck entscheidet

Grundsätzlich halten Ärzte und Psychotherapeuten eine Behandlung für notwendig, wenn der Betroffene das Gefühl hat, dass er unter den beschriebenen Symptomen leidet. Es geht also um das, was er selbst wahrnimmt, weniger um den Eindruck anderer Personen. Entscheidend ist der Leidensdruck, den der Betroffene empfindet.

Das mag für Sie im ersten Moment bitter klingen, denn Sie sorgen sich um Ihren Angehörigen und sehen unter Umständen wertvolle Zeit verstreichen. Allerdings bedeutet das auch nicht, dass Sie nur abwarten sollen, bis es dem Betroffenen schlecht genug geht, sodass er selbst einen Arzt aufsucht. Das Tückische an Depressionen ist nämlich, dass sie manchmal verhindern, dass betroffene Menschen sich überhaupt Hilfe suchen. Während bei anderen Erkrankungen der Wunsch, einen Arzt zu konsultieren, durch die Beschwerden gefördert wird, kann bei einer Depression das Gegenteil passieren: Der Betroffene ist der Meinung, dass auch ein Arzt nicht helfen kann

Verstehen und helfen

Für Freunde: Wen soll ich ansprechen? Wenn Sie sich unsicher sind, ob Sie die Situation richtig einschätzen, beispielsweise weil Sie als Freund oder Freundin nicht im selben Haushalt leben, dann möchten Sie den Betroffenen vielleicht nicht sofort direkt ansprechen. Stattdessen können Sie zunächst mit anderen Personen Ihre Beobachtungen und Ihre Vermutung teilen. Der Partner oder die Partnerin des Betroffenen ist vielleicht sogar dankbar, darauf angesprochen zu werden und jemanden zum Reden zu haben. Je nach Situation können auch die Eltern, Kinder oder Geschwister wertvolle Ansprechpartner sein.

und dass er es ohnehin nicht verdient hat, eine Behandlung zu bekommen. Er will niemandem zur Last fallen oder Kosten verursachen. In dieser Stimmung würde ein Betroffener möglicherweise nie zum Arzt gehen oder den Besuch lange hinauszögern, was die Behandlung deutlich erschwert. Aus diesem Grund sollten Sie durchaus darauf hinwirken, dass der Betroffene einen Arzt aufsucht, indem Sie beispielsweise immer wieder Ihre Sorge über seinen Zustand ausdrücken.

Wie sprechen Sie es an?

Manchmal braucht es Überwindung, den Betroffenen anzusprechen. Dennoch sollten Sie ihm sagen, was Ihnen an seinem Verhalten aufgefallen ist und dass Sie sich deswegen Sorgen machen. Stellen Sie aber, selbst wenn Sie sich schon relativ sicher sind, dass es sich um eine Depression handelt, keine Vermutungen zur Diagnose an. Bleiben Sie stattdessen bei Ihren Beobachtungen. Teilen Sie dem Betroffenen also mit, welche Veränderungen Sie in seinem Verhalten beobachtet haben. Mit folgenden Worten können Sie zum Beispiel Ihre Sorgen formulieren:

- „Ich mache mir Sorgen um dich."
- „Ich habe das Gefühl, dass Du dich in den letzten Wochen stark verändert hast."
- „Mir ist aufgefallen, dass du in den letzten Wochen/Monaten nicht mehr zum Sport gehst. Auch gemeinsame Unternehmungen von uns beiden sind weniger geworden."
- „Ich merke, dass du in letzter Zeit oft traurig und niedergeschlagen bist."
- „Ich habe das Gefühl, dass du im Alltag/in der Arbeit/mit den Kindern nicht mehr so gut zurechtkommst."
- „Ich höre dir gerne zu, wenn du Probleme oder Sorgen hast, über die du sprechen möchtest."
- „Ich bekomme mit, dass es dir nicht gut geht. Hast du schon einmal daran gedacht, mit deinem Hausarzt zu sprechen?"

Versuchen Sie, auch wenn Sie sich große Sorgen machen, nicht in Panik zu verfallen und den Betroffenen zu etwas zu drängen. Sie können Hilfe anbieten und Ihre Besorgnis ausdrücken. Doch Vorwürfe oder ein Ultimatum für einen Arzttermin bringen nichts. Im Gegenteil. Auf zu großen Druck wird sich ein depressiv Erkrankter weiter zurückziehen und noch weniger zugänglich werden. Vielleicht können Sie Ihrem Angehörigen vorschlagen, einen Selbsttest durchzuführen wie den auf S. 22, der zwar nicht dieselbe Aussagekraft hat wie die Untersuchung bei einem Arzt, aber erste Hinweise geben oder dem Betroffenen aufzeigen kann, dass seine Beschwerden ernst zu nehmen sind.

So unterstützen Sie, dass der Betroffene sich Hilfe holt

Wenn Sie mit dem Betroffenen über Ihre Sorgen gesprochen haben und dieser selbst sieht, dass etwas passieren sollte, können Sie ihm auch beim nächsten Schritt helfen. Viele Betroffene benötigen nämlich Unterstützung, um sich professionelle Hilfe zu suchen und diese annehmen zu können.

Wie bereits erwähnt, verhindern die negativen Gedanken und Schuldgefühle während einer Depression häufig, dass Betroffene überhaupt Hilfe suchen möchten. Hinzu kommt oft die Angst, als „verrückt“ oder „Psycho“ zu gelten. Als Vertrauensperson können Sie dem Betroffenen vermitteln, dass diese Befürchtung nicht gerechtfertigt ist. Wenn Sie Menschen kennen, die schon wegen einer Depression oder einer anderen psychischen Erkrankung behandelt wurden, oder Sie selbst vielleicht auch bereits einmal Hilfe bei psychischen Belastungen in Anspruch genommen haben, dann können Sie davon berichten, um dem Betroffenen die Angst zu nehmen. Erklären Sie, dass es erst einmal darum geht, Gewissheit darüber zu bekommen, was ihm fehlt. Sollte es sich um eine Depression handeln, so ist das eine Krankheit wie viele andere auch. Man ist nicht schuld daran.

Bei körperlichen Begleiterscheinungen einer Depression, wie Rückenschmerzen oder Magen-Darm-Beschwerden, besteht zudem oft das Problem, dass viele Menschen sich nicht vorstellen können, dass diese ihre Ursache in einer psychischen Störung haben könnten. „Ich bilde mir doch nicht ein, dass mein Rücken weh tut“, ist eine typische Reaktion. Machen Sie in diesem Fall sich selbst und dem Betroffenen klar, dass es nicht darum geht, die Beschwerden als „Einbildung“ abzutun.

→ Die Beschwerden sind keine Einbildung!

Das seelische Wohl- oder Unwohlbefinden wird in unserer Gesellschaft häufig vom körperlichen Wohlbefinden getrennt. Manche Menschen mit Depressionen gehen daher von einem Facharzt zum nächsten, durchlaufen

Selbsttest zum Wohlbefinden

Der WHO-5-Wohlbefindensindex ist ein häufig verwendetes Screening-Instrument zur Feststellung von Depressivität. Die folgenden Aussagen beziehen sich auf das Wohlbefinden in den letzten zwei Wochen. Ihr Angehöriger sollte bei jeder Aussage die Angabe markieren, die seiner Meinung nach am besten beschreibt, wie er sich in den letzten zwei Wochen gefühlt hat.

In den letzten zwei Wochen ...	**Die ganze Zeit**	**Meistens**	**Etwas mehr als die Hälfte der Zeit**	**Etwas weniger als die Hälfte der Zeit**	**Ab und zu**	**Zu keinem Zeitpunkt**
... war ich froh und guter Laune.	5	4	3	2	1	0
... habe ich mich ruhig und entspannt gefühlt.	5	4	3	2	1	0
... habe ich mich energisch und aktiv gefühlt.	5	4	3	2	1	0
... habe ich mich beim Aufwachen frisch und ausgeruht gefühlt.	5	4	3	2	1	0
... war mein Alltag voller Dinge, die mich interessieren.	5	4	3	2	1	0

Addieren Sie nun die Punkte der Antworten zusammen. Eine Gesamtsumme von 13 oder weniger Punkten ist ein Hinweis auf eine behandlungsbedürftige Depression.

Quelle: WHO-5-Wohlbefindensindex

umfangreichste Diagnostik, ohne dass sich eine organische Ursache findet. Doch um sich bewusst zu machen, wie eng Körper und Seele verzahnt sind, reicht schon ein genauerer Blick auf unsere Sprache: Nicht ohne Grund sprechen wir beispielsweise davon, dass jemandem „etwas auf den Magen schlägt". Auch dass Tränen fließen, wenn man traurig oder gerührt ist, zeigt, wie ein Gefühl sichtbare körperliche Reaktionen hervorruft – und niemand käme auf die Idee, zu behaupten, man würde sich die Tränen nur einbilden!

Nicht zuletzt ist es wichtig, dass der Betroffene davon überzeugt ist, dass eine Behandlung Besserung bringen kann. Diese Zuversicht fehlt depressiv erkrankten Menschen jedoch häufig. Auch an dieser Stelle können Sie Ihren Angehörigen unterstützen. Wenn der Antrieb fehlt, einen Arzt oder Psychotherapeuten zu suchen, einen Termin zu vereinbaren und den Termin wahrzunehmen, können Sie helfend zur Seite stehen und ihm gut zureden.

Überrumpeln für einen guten Zweck?

Die Kontaktaufnahme mit einem Arzt oder einem Therapeuten sollten Sie normalerweise nur dann übernehmen, wenn der Betroffene Sie darum bittet. Wenn dieser sich jedoch überhaupt nicht dazu überwinden kann, weil es ihm vielleicht einfach nicht möglich ist, ein bisschen Kraft und Hoffnung zu schöpfen, kann es ausnahmsweise auch sinnvoll sein, ihn zu überrumpeln. Grundvoraussetzung dafür ist, dass zwischen Ihnen beiden ein gutes Vertrauensverhältnis besteht und der Betroffene weiß, dass Sie ihm helfen möchten.

In diesem Fall können Sie ein Termin mit dem Hausarzt vereinbaren. Wenn Sie fürchten, dass der Betroffene nicht mitkommen wird, so sagen Sie ihm erst kurz vorher Bescheid, damit nicht viel Zeit bleibt, um Gegenargumente zu sammeln. Üben Sie auch in dieser Situation keinen Druck aus, aber fordern Sie ihn klar und bestimmt auf, mit Ihnen zum Arzt zu gehen, etwa so: „Zieh dich an, wir gehen jetzt zusammen zu deinem Hausarzt. Es ist gut, wenn dich ein Profi anschaut. Wenn der sagt, dass alles in Ordnung ist, dann wissen wir es wenigstens. Ansonsten hat er vielleicht Ideen, was dir helfen könnte."

Was ist, wenn der Betroffene keine Hilfe will?

Schwierig wird es, wenn die Krankheitssymptome scheinbar offensichtlich sind, der Betroffene sich aber weigert zu erkennen, dass er eine Depression hat. Das setzt Angehörige und Freunde unter Druck, weil sie einerseits sehen, dass es einem nahestehenden Menschen schlecht geht, und wissen, dass ihm mit einer Behandlung geholfen werden könnte, ihnen aber andererseits die Hände gebunden sind. Zugleich wächst die Last der (gefühlten) Verantwortung, weil weiterhin professionelle Unterstützung fehlt.

Die fehlende Einsicht des Betroffenen erscheint Ihnen vielleicht völlig unverständlich. Doch, wie bereits erwähnt, eine Depression verändert das Denken und Fühlen auf eine solche Weise, dass betroffene Menschen daran gehindert werden, sich Hilfe zu suchen. Die negative Sicht auf sich selbst und das Gefühl, schuldig zu sein, führt häufig dazu, dass sie denken und äußern, dass sie es gar nicht verdient hätten, Hilfe zu bekommen. Zu verstehen, dass dies ein Aspekt der Krankheit ist, kann Ihnen bis zu einem gewissen Grad helfen, damit umzugehen.

Das ändert aber natürlich nichts daran, dass diese Situation für Sie sehr schwer zu ertragen ist. Ihr Bedürfnis, Druck auf den Betroffenen auszuüben, kann groß sein. Schließlich möchten Sie nur das Beste, die beste Therapie, und das möglichst schnell. Sie können ihn jedoch nicht dazu zwingen, sondern nur immer wieder Ihre Beobachtung ansprechen und wie es Ihnen damit geht. Wichtig ist, dass Sie nicht ungehalten, vorwurfsvoll oder fordernd werden. Zwar ist die Behandlung leichter, je früher damit begonnen wird, doch in leichteren und mittelschweren Fällen einer Depression ist es besser, dem Patienten die Zeit zu geben, selbst den Wunsch nach Veränderung entwickeln zu lassen, als ihn zu etwas zwingen zu wollen.

Auch Hilfe für sich selbst annehmen

Wenn der Betroffene sich professioneller Hilfe verweigert, bedeutet das nicht, dass auch Sie untätig sein müssen. Vielen Angehörigen tut es gut, selbst aufgefangen zu werden und über die Sorgen um den Betroffenen zu sprechen. Daher können und sollten Sie Hilfe für sich selbst organisieren. Das können Gespräche mit der besten Freundin sein, der Besuch einer Gruppe für Angehörige von Menschen mit psychischen Erkrankungen oder auch ein Besuch beim Hausarzt oder einem Psychotherapeuten. Mehr Informationen, wo Sie als Angehörige Hilfe bekommen, erhalten Sie ab S. 64.

Hilfe bei Suizidgefahr: Wenn der Betroffene äußert, dass er lebensmüde ist, nicht mehr leben möchte oder sogar konkrete Wege skizziert, wie er sein Leben beenden möchte, dann müssen Sie schnellstmöglich reagieren. Wählen Sie den Notruf (Tel. 112)! Wie Sie sich auf einen solchen Fall vorbereiten können, erfahren Sie ab S. 109.

Der Weg zur richtigen Diagnose

Psychiater und Psychotherapeuten sind wichtige Ansprechpartner bei Depressionen. Die erste Adresse kann aber immer der Hausarzt sein.

Eine Diagnose zu haben, ist sowohl für den Betroffenen als auch für die Angehörigen wichtig. Das Wissen, dass dem Zustand des Betroffenen eine Krankheit zugrunde liegt und um welche es sich genau handelt, ändert die Sichtweise und meist auch den Umgang damit. Sinnvoll ist im ersten Schritt, den Hausarzt aufzusuchen. Die umfassenden diagnostischen Möglichkeiten, die der Hausarzt hat, inklusive der Option, an geeignete Fachärzte zu überweisen, stellt sicher, dass die korrekte Diagnose gefunden und die passende Behandlung eingeleitet wird.

Was kann der Hausarzt tun?

Verläuft die Erkrankung schwerer, wird der Hausarzt den Patienten an einen niedergelassenen Psychiater oder eine Klinik überweisen. Manchmal stehen auch die körperlichen Beschwerden (z. B. Schlafstörungen, Müdigkeit, Appetit- und Gewichtsverlust) im Vordergrund, sodass der Hausarzt weiterhin der Ansprechpartner bleibt. Das ist in Ordnung, denn Hausärzte kennen ihre Patienten häufig über einen längeren Zeitraum, wissen um die familiäre oder Lebenssituation und Vorerkrankungen. Für die Betreuung durch den Hausarzt spricht auch, dass Ihr Angehöriger möglicherweise mehr Vertrauen zu seinem Hausarzt hat als zu einem fremden Facharzt.

Der Hausarzt kann Ihren Angehörigen in der Zeit zwischen der Diagnose und dem Beginn einer Psychotherapie oder eines Klinikaufenthalts medizinisch begleiten. Denn unter Umständen kann es mehrere Monate dauern, bis ein Therapieplatz zur Verfügung steht. Diese Phase kann sowohl für die Betroffenen als auch für die Angehörigen schwierig sein. Ein vertrauensvoller Ansprechpartner wie der Hausarzt kann hier unterstützen. Weitere Tipps und Ideen, wie Sie diese Zeit möglichst gut gestalten können, erfahren Sie ab S. 127.

Zu guter Letzt hat der Termin beim Hausarzt für den Betroffenen noch einen weiteren Vorteil: Weder die Arzthelferin am Empfang noch die anderen Patienten im Wartezimmer wissen, warum man heute kommt – es könnte aufgrund eines Infekts, einer Impfung oder einer anderen Gesundheitsberatung sein – und das macht es manchen Betroffenen leichter.

Zweitmeinung kann nötig sein: Wenn nur ein Symptom beim Arzt Beachtung findet, sollten Sie aufmerksam werden. Wenn wirklich eine Depression vorliegt, führt die Konzentration auf ein einziges Symptom, zum Beispiel Schlafstörungen, nicht zu einer Verbesserung. Holen Sie daher, wenn Sie sich nicht sicher sind, ob der aufgesuchte Arzt das Ausmaß des Problems erkannt hat, eine zweite Meinung ein.

Wer stellt eine Diagnose?

Da verschiedene Ursachen für das Auftreten von depressiven Symptomen verantwortlich sein können, ist eine umfassende Anamnese und Diagnostik von großer Bedeutung. Der Hausarzt kann hier eine erste Einschätzung vornehmen. Zum einen lernen Allgemeinmediziner in ihrem Studium auch, wie psychische Erkrankungen erkannt werden können, zum anderen haben sie den ganzen Menschen im Blick.

Bis die Diagnose gesichert ist, spricht man von einem „depressiven Syndrom". Mithilfe von Blutuntersuchungen und bildgebenden Verfahren werden andere Ursachen für die Symptome ausgeschlossen, wie eine Schilddrüsenerkrankung, ein Tumor oder Nebenwirkungen von Medikamenten. Erst dann wird die Diagnose Depression gestellt. Aus diesem Grund ist es sehr wichtig, zuerst einen Arzt aufzusuchen und nicht die Abkürzung direkt zu einem psychologischen Psychotherapeuten zu wählen. Der ist zwar geschult darauf, Depressionen zu erkennen und zu behandeln, kann aber nicht die gesamte Diagnostik durchführen und auch keine medikamentöse Behandlung beginnen. Neben dem Hausarzt kommen folgende Ansprechpartner infrage:

- **Facharzt für Psychiatrie und Psychotherapie.** Die Fachkräfte für psychische Störungen und Erkrankungen sind Psychiater, also Ärzte mit einer Facharztausbildung für Psychiatrie und Psychotherapie. Psychiater sind aufgrund ihres Medizinstudiums und ihrer Facharztausbildung in der Lage, organische Ursachen für psychische Störungen zu erkennen oder auszuschließen. Sie erkennen im Gespräch mit dem Patienten (Exploration), wie das emotionale Erleben aussieht, ob Ängste, Denk- oder Wahrnehmungsstörungen vorliegen und ob die geschilderten Beschwerden und Ereignisse ins Bild einer Depression oder einer anderen psychischen Erkrankung passen. Meist führen die Psychiater auch eine körperliche Untersuchung und eine Labordiagnostik durch. Für eine bildgebende Untersuchung des Kopfes werden sie den Patienten an einen Radiologen verweisen. Auch können Psychiater Medikamente verschreiben und eine Krankschreibung vornehmen.

- **Ärztlicher Psychotherapeut.** Mediziner mit einer mehrjährigen Weiterbildung zum Psychotherapeuten (sogenannte Ärztliche Psychotherapeuten) legen den Schwerpunkt meist auf die Psychotherapie (z. B. kognitive Verhaltenstherapie). Sie würden für eine körperliche Untersuchung an den Hausarzt oder einen Internisten überweisen. Ärztliche Psychotherapeuten können ebenso Medikamente verschreiben und eine Krankschreibung ausstellen.
- **Psychologe oder psychologischer Psychotherapeut.** Psychologen haben ein Psychologie-Studium und gegebenenfalls noch eine Weiterbildung zum Psychotherapeuten absolviert. Wie bei den ärztlichen Psychotherapeuten liegt ihr Schwerpunkt auf der Psychotherapie. Psychologen können keine Medikamente verschreiben und auch keine Krankschreibung ausstellen.

Der Schweregrad der Depression

Anhand der Anzahl der Haupt- und Nebensymptome wird der Schweregrad eingeordnet. Als Hauptsymptome gelten Niedergeschlagenheit und Traurigkeit, Verlust von Interesse und Freude sowie Antriebslosigkeit und Energieverlust. Nebensymptome sind verminderte Konzentration und Selbstvertrauen, Gefühle von Schuld und Wertlosigkeit, Schlafstörungen, Gewichtsveränderungen und Suizidgedanken/-handlungen. Nach der internationalen Klassifikation der Krankheiten (ICD) müssen für die Diagnose mindestens zwei Haupt- und zwei Zusatzsymptome vorliegen. Je mehr Symptome, desto schwerer ist die Depression:

- **Leichte Depression.** Der Betroffene ist zwar von den Symptomen beeinträchtigt, kann aber oft die meisten Aktivitäten seines Alltags fortsetzen.
- **Mittelgradige Depression.** Der Betroffene kann aufgrund seiner Symptome seine alltäglichen Aktivitäten nur noch deutlich eingeschränkt fortsetzen, sie bereiten ihm meist Schwierigkeiten.
- **Schwere Depression.** Typisch sind zahlreiche quälende Symptome und Gefühle von Wertlosigkeit und Schuld. Der Betroffene hat häufig Gedanken an den Tod und empfindet das Leben als sinnlos. Suizidgedanken können vorkommen. Auch einige der somatischen Symptome liegen meist vor. Der Betroffene ist in der Regel nicht in der Lage, alltägliche Aktivitäten fortzusetzen.

Es liegt auf der Hand, dass eine solche Einteilung nur eine grobe Orientierung ermöglicht. Die Diagnose „schwere Depression" mag Ihnen Angst machen, doch auch schwere Depressionen sind gut behandelbar. Umgekehrt sollten Sie und Ihr Angehöriger eine „leichte Depression“ nicht auf die leichte Schulter nehmen. Dies bedeutet nicht, dass es sich nur um eine banale Erkrankung, kaum mehr als ein bisschen Niedergeschlagenheit oder gedrückte Stimmung, handeln würde. Damit die Diagnose „leichte Depression“ gestellt wird, müssen bereits zwei der Hauptsymptome über mindestens zwei Wochen vorliegen. Auch eine leichte Depression sollte daher unbedingt von einem Arzt behandelt werden.

Angehörigengespräche

Es kann sein, dass der Arzt oder Psychotherapeut die Einschätzung der nahen Angehörigen benötigt, um sich ein umfassendes Bild machen zu können. Denn der Betroffene schildert die Lage aus seiner, mitunter durch die Krankheit beeinflussten Sicht. Vielleicht fühlt es sich für Sie auch gut an, gehört zu werden. Denn viele Angehörige fühlen sich alleingelassen mit der depressiven Erkrankung eines nahestehenden Menschen. Sie wollen helfen, haben aber den Eindruck, dass sie nichts tun können, was die Situation für alle verbessert.

→ Um ein Gespräch bitten

Selbstverständlich können Sie um ein Gespräch mit dem Arzt oder dem Therapeuten bitten. Den Kontakt dafür sollte aber der Betroffene selbst herstellen. Er muss entscheiden, ob er das möchte. Hilfreich ist es, wenn Sie dem Betroffenen erklären, dass Sie gerne wüssten, wie die Therapie abläuft, welche Entwicklungen zu erwarten sind und wie Sie ihn unterstützen können.

Ob ein Angehörigengespräch zusammen mit dem Betroffenen oder allein zwischen dem Arzt und Ihnen stattfindet, ist ein Punkt, der besprochen werden sollte. Manche Patienten empfinden es als unangenehm, wenn sie an dem Gespräch nicht teilnehmen, weil das Gefühl entsteht, dass nicht mit ihnen, sondern über sie gesprochen wird. Andere wiederum stört das nicht. Falls es Ihnen wichtig ist, allein mit dem Arzt zu sprechen, versuchen Sie dem Betroffenen zu erklären, warum das so ist. Sorgen Sie sich beispielsweise über die Medikamente und Nebenwirkungen und möchten Ihre Beobachtungen oder Befürchtungen lieber nicht vor dem Betroffenen äußern, so erklären Sie ihm, dass es darum geht. Je ehrlicher Sie mit Ihren Wünschen und Sorgen umgehen, desto klarer zeigen Sie dem Betroffenen, dass Sie seine Erkrankung und seine Beschwerden ernst nehmen. Das ist eine wichtige Voraussetzung für einen vertrauensvollen Umgang.

Nicht alle Ärzte und Psychotherapeuten suchen den Kontakt zu den Angehörigen. Auch darauf sollten Sie sich einstellen. Möglicherweise passt aber ein Gespräch im Verlauf der Behandlung besser in das Therapiekonzept.

Depression ist eine Krankheit!

Eine Depression ist eine ernste psychische Erkrankung. Das zu verstehen ist auch für Sie besonders wichtig.

Eine Depression ist viel mehr als nur ein starkes Stimmungstief oder große Traurigkeit, wenngleich diese Symptome Hauptmerkmale sind. Sie ist eine Krankheit, die Seele und Körper betrifft. Wird man von einer Depression niedergedrückt (lat. deprimere – niederdrücken), so kann eine Vielzahl von Symptomen auftreten, die das Denken, Fühlen, Erleben und Handeln verändern und zu einer enormen Belastung wird.

Depressionen können, was die Schwere und die Art der Symptome und auch die begleitenden Umstände angeht, sehr unterschiedlich sein. Eine depressive Episode kann einmalig im Leben auftreten oder auch mehrfach. Zwischen den Episoden können Jahre bis Jahrzehnte liegen, in denen ein ganz normales Leben möglich ist. Daneben gibt es aber auch chronische Depressionen, die nie ganz weggehen. Doch bei allen Unterschieden im Krankheitsbild und zwischen den Menschen, die erkranken, gibt es eine wichtige Botschaft, die es zu verinnerlichen gilt: Depressionen sind grundsätzlich gut behandelbar. Eine Depression ist eine ernste und ernst zu nehmende Erkrankung, der nur mit medizinischer Hilfe beizukommen ist. Mit einer passenden Therapie kann sie jedoch gut behandelt werden. Je früher mit der Behandlung begonnen wird, desto besser. In vielen Fällen ist eine Kombination aus Medikamenten und einer Psychotherapie hilfreich. Tiefergehende Informationen zu den Therapiemöglichkeiten erhalten Sie ab S. 129.

Veränderungen im Gehirn

Doch was passiert im Körper, wenn ein vormals gesunder Mensch an einer Depression erkrankt? Wenngleich die exakten Zusammenhänge und Vorgänge bei der Entstehung der Krankheit noch nicht vollständig geklärt sind, weiß man inzwischen, dass bei depressiv Erkrankten die Botenstoffe Serotonin, Noradrenalin und Dopamin häufig nicht in ausreichender Menge zwischen den Nervenzellen vorhanden sind. Diese Botenstoffe haben unterschiedliche Funktionen im Körper, was auch erklären kann, warum bei einer Depression eine große Vielfalt an Symptomen auftreten kann. Ist einer oder sind mehrere der Neurotransmitter nicht in einer physiologisch notwendigen Menge vorhanden, gerät das System aus dem Gleichgewicht.

Eine Depression beruht jedoch nicht allein auf einer zu geringen Konzentration eines dieser Neurotransmitter. Untersuchungen des Gehirns von Menschen, die unter einer Depression leiden, und gesunden Menschen haben gezeigt, dass bei Ersteren unterschiedliche Strukturen im Gehirn ebenfalls verändert sein können, etwa der Mandelkern (Amygdala), der Thalamus und der Hippocampus. Erkenntnisse wie diese machen deutlich, dass eine Depression nicht nur „schlechte Laune" oder Traurigkeit ist, sondern eine manifeste Krankheit. Sie entsteht im Gehirn. Da das Gehirn die Kontrolle über alles – Stoffwechsel, Gedanken, Gefühle, Bewegungen, Schlaf usw. – in einem Menschen hat, kann sich die Krankheit an verschiedensten Stellen im Körper, also anhand von physischen Symptomen (siehe S. 13) und in veränderten Denkmustern, Empfindungen und Verhaltensweisen zeigen (siehe ab S. 11).

Auslöser von Depressionen

Früher versuchte man, die Art der Depression nach ihrer wahrscheinlichsten Entstehungsursache zu klassifizieren. Man unterschied zwischen einer endogenen (v. a. erblichen), neurotischen und reaktiven Ursache. Heute weiß man jedoch, dass die meisten Depressionserkrankungen durch das Zusammenspiel mehrerer Faktoren bedingt sind. Eine familiäre Veranlagung, Stoffwechsel- und Funktionsstörungen im Gehirn sowie Einflüsse der Persönlichkeitsentwicklung (psychosoziale Faktoren) können in unterschiedlicher Weise auf die Entstehung einer Depression einwirken. Beispielsweise können der frühe Verlust eines Elternteils, Störungen in der Eltern-Kind-Beziehung oder mangelndes Selbstwertgefühl zu größerer Verletzlichkeit später im Leben führen. Auch Verlusterlebnisse oder Traumata in der Kindheit (z. B. sexueller oder seelischer Missbrauch, Erleben von Katastrophen) können den Ausbruch einer Depression im Erwachsenenalter begünstigen.

Krisen- und Stresssituationen (z. B. die Trennung vom Partner, Fehlgeburt oder Tod eines Kindes oder einer geliebten Person, Verlust des Arbeitsplatzes, Erleben einer schweren Krankheit, Mobbing), aber auch andere, primär positive Ereignisse wie eine Heirat, die Geburt eines Kindes oder eine Beförderung können Auslöser für eine Depression darstellen.

Depressionen sind alles andere als selten: Jeder Fünfte erlebt mindestens einmal im Leben eine depressive Episode, weltweit sind zehnmal mehr Menschen an Depressionen erkrankt als an Krebs.

Häufige Faktoren, die bei der Entstehung und Auslösung einer Depression eine Rolle spielen, sind:

- **Stress.** Eine chronische körperliche Stressreaktion wird als bedeutender Auslöser für Depressionen gesehen. Daneben kann eine intensive Stresserfahrung, beispielsweise durch eine traumatische Erfahrung in der Kindheit, die körperliche Antwort auf akuten Stress beeinflussen, zum Beispiel beim Sprechen vor Zuschauern oder beim Arbeiten unter Druck. Die Menge an Stresshormonen ist bei diesen Personen häufig größer als bei Personen ohne Kindheitstrauma. Wissenschaftler glauben deswegen, dass frühe Traumata kleine Änderungen auf der Ebene der Gehirnzellen oder der Botenstoffe bewirken können, die bei erneutem Stress entscheidend sein können.
- **Schilddrüse.** Einen erheblichen Einfluss auf die Psyche haben die von der Schilddrüse produzierten Hormone. Sowohl eine Überfunktion als auch eine Unterfunktion der Schilddrüse geht mit psychischen oder körperlichen Symptomen einher, die auch bei einer Depression auftreten können (z. B. Schlafstörungen, Müdigkeit, Schwäche, ängstliches oder schreckhaftes Verhalten, starker Gewichtsverlust, Konzentrationsstörungen, depressive Verstimmungen). Deshalb ist es wichtig, entsprechende Untersuchungen bei Ihrem Angehörigen durchzuführen, was der Hausarzt oder Psychiater in der Regel automatisch veranlassen wird.
- **Weibliche Geschlechtshormone.** Auch weibliche Geschlechtshormone wie Östrogen und Progesteron beeinflussen die Psyche. In typischen Situationen, in denen die weiblichen Hormone sich umstellen, zum Beispiel in der Pubertät, während und nach der Schwangerschaft, in den Wechseljahren und auch im Monatszyklus, kann ein Ungleichgewicht zu Stimmungsschwankungen, Schlafstörungen, Reizbarkeit und anderen Symptomen führen, und Depressionen treten bei Frauen häufig in diesen Phasen der Veränderung auf.
- **Depression als Folge anderer Erkrankungen.** Schwere Erkrankungen können mit depressiven Symptomen oder einer Depression vergesellschaftet sein, z. B. bei einer degenerativen neurologischen Erkrankung wie Multiple Sklerose, Parkinson, Alzheimer oder Chorea Huntington, Hirntumoren, Enzephalitis, einem Schlaganfall, einer Herzerkrankung, einer Darmerkrankung, einigen Virusinfektionen oder einem Nährstoffmangel. Die Liste lässt sich noch weiter fortsetzen – allein aus diesem Grund ist unbedingt ratsam, nicht nur einen Psychotherapeuten, sondern auch einen Arzt aufzusuchen, der eine körperliche Untersuchung

durchführt (siehe S. 26). Sind die Symptome die Folge einer anderen Krankheit, so kann die Behandlung der Grunderkrankung dazu führen, dass sich die depressiven Symptome bessern. Liegt zum Beispiel eine Unterfunktion der Schilddrüse vor, führt die Behandlung mit Schilddrüsenhormonen dazu, dass die depressiven Symptome abklingen. Häufig ist die Depression jedoch als zusätzliche, eigenständige Erkrankung einzuordnen, sodass eine entsprechende leitliniengerechte Therapie der Depression durchgeführt werden sollte.

- **Depressive Symptome als Nebenwirkung von Medikamenten.** Eine Reihe von Medikamenten kann depressive Störungen und Symptome auslösen. Dazu gehören auch häufig verschriebene Medikamente, wie beispielsweise Steroidhormone, Blutdruck- und Herzmedikamente (z. B. Beta-Blocker), hormonelle Verhütungsmittel („Pille“ etc.) und viele weitere. Besonders bei der Einnahme mehrerer Medikamente steigt das Risiko, eine medikamentenbedingte Depression zu entwickeln. Sollte Ihr Angehöriger Medikamente einnehmen, sollte mit dem behandelnden Arzt über die Beobachtungen gesprochen werden. Werden bestimmte Medikamente als (wahrscheinliche) Ursache identifiziert, kann das Absetzen innerhalb von einigen Wochen oder Monaten dazu führen, dass sich die Depression zurückbildet. Medikamente sollten jedoch keinesfalls ohne Rücksprache mit dem Arzt abgesetzt werden.

Verstehen und helfen

Wochenbettdepressionen ernst nehmen. Bei etwa jeder zehnten Frau lösen Geburt und das Muttersein keine Glücksgefühle aus, sondern stellen den Beginn einer Depression dar. Da die Beschwerden meist in den ersten drei Monaten nach der Geburt einsetzen, spricht man von Wochenbettdepression oder postpartaler Depression. Besonders schlimm ist das für betroffene Frauen, weil sie merken, dass sie sich nicht über das Baby freuen können, den Erwartungen des Umfelds nicht gerecht werden können und sich daher als schlechte Mutter fühlen. Angehörige sollten Frauen, die in der Zeit nach der Geburt über einen Zeitraum von mindestens zwei Wochen niedergeschlagen und freudlos sind, dazu ermutigen, professionelle Hilfe in Anspruch zu nehmen. Eine erste Möglichkeit ist, das Gespräch mit der betreuenden Hebamme zu suchen.

Wenn kein Auslöser erkennbar ist

Verständlicherweise suchen Betroffene nach dem auslösenden Moment, der Krise, dem Trauma, allgemein der Ursache für die Depression. Auch Sie als Angehöriger möchten verstehen, warum der geliebte Mensch erkrankt ist, obwohl er doch vorher ganz anders war. Die verschiedenen möglichen Ursachen zeigen auch, dass es wichtig ist, nach konkreten Auslösern zu suchen, zumal sich einige der körperlichen Ursachen sogar sehr einfach behandeln lassen.

In vielen Fällen wird jedoch keine körperliche Ursache für die Depression gefunden. Ebenso wenig ist immer ein traumatisches (Kindheits-)Ereignis bekannt, das ursächlich sein könnte. Manche Depressionen treten ohne klar nachvollziehbaren Auslöser auf. Meist liegt es dann an einer Kombination aus erblichen und Umweltfaktoren, aus Entwicklungs- und Persönlichkeitsfaktoren und neurobiologischen Störungen. Dann sieht es so aus, als gäbe es keinen Grund, weil wahrscheinlich keiner der Parameter allein ausreichen würde, um die Krankheit auszulösen.

Auch wenn man sich wünscht, zu verstehen, warum der Angehörige die Krankheit bekommen hat, ist es nicht zielführend, sich auf die Suche nach einer eindeutigen Ursache zu versteifen. Vielmehr sollte der Fokus darauf gerichtet werden, die Krankheit als vorhanden zu akzeptieren und im Hier und Jetzt nach dem bestmöglichen Umgang damit zu suchen.

Verlauf in Phasen

Depressionen können nicht nur in unterschiedlicher Stärke bzw. Schwere auftreten, sondern unterscheiden sich auch dadurch, ob es eine einmalige Episode ist oder ob sie wiederkehrt. Unbehandelt dauert eine Erkrankungsphase meist zwischen sechs und zwölf Monaten. Durch eine professionelle Behandlung verkürzen sich sowohl die Dauer als auch die Schwere der Symptome.

Wird erstmalig eine Depression diagnostiziert, weiß weder der Erkrankte noch der Arzt, ob es sich um eine einmalige Phase handelt oder nicht. Weit häufiger als eine einzige Episode ist jedoch das wiederholte Auftreten. Etwa 60 Prozent erleben mindestens zwei Episoden. Interessanterweise können sich erneute Episoden deutlich von den vorangegangenen unterscheiden, sodass manche Erkrankte von der Art der Ausprägung selbst überrascht werden und die Beschwerden nicht gleich als eine neue depressive Phase erkennen. Häufiger ist es jedoch so, dass sich die Episoden ähneln. Während der Therapie erarbeiten Erkrankte, wie die Depression bei ihnen begonnen hat und auf welche frühen Anzeichen sie achten können, um bei einer erneuten Erkrankung schnell reagieren zu können.

Bei etwa jedem zehnten Erkrankten dauert die depressive Episode länger als zwei Jahre. In dieser Zeit kann die Intensität der Symptome schwanken, doch sie gehen nie ganz weg. Bei diesen Patienten spricht man von einer chronischen Depression.

Abgrenzung zur einer bipolaren Störung

Bei wiederkehrenden Formen der Depression wird zusätzlich zwischen unipolarer und bipolarer Ausprägung unterschieden. Während Betroffene einer unipolaren Depression nur ein Extrem kennen, wechseln sich bei bipolar Erkrankten die beschriebenen Phasen der Niedergeschlagenheit (siehe S. 13) mit Phasen großen Tatendrangs voller Übermut und Aktivität ab. Gebräuchlich ist auch noch der ältere Begriff „manisch-depressiv".

→ Manien können gefährlich werden

Während einer solchen manischen Phase empfinden sich Betroffene häufig nicht als leidend. Vielmehr werden die große zur Verfügung stehende Energie, die Kreativität, der Schaffensdrang und das geringe Schlafbedürfnis als angenehm empfunden. Es besteht aber die Gefahr, dass die Betroffenen in dieser Phase die Kontrolle über ihre Fähigkeiten und ihr Handeln verlieren und die Konsequenzen ihrer Taten nicht mehr einschätzen können. Riskante Verhaltensweisen und fatale Fehleinschätzungen sind nicht selten. So wird beispielsweise während manischer Phasen der Job gekündigt oder viel Geld ausgegeben.

Sollten Sie den Verdacht haben, dass Ihr Angehöriger nicht nur depressive, sondern auch manische Phasen erlebt, sollten Sie den Arzt oder Therapeuten darauf hinweisen (siehe S. 28). Denn Betroffene fühlen sich während ihrer Hochphase so gut und stark, dass sie häufig nicht einsichtig sind. Sie fühlen sich nicht krank und wollen daher keine Medikamente einnehmen bzw. setzen diese eigenmächtig ab. Eine Behandlung beider Extreme ist notwendig.

Gibt es einen biologischen Sinn der Depression?

Bei vielen Krankheiten, besonders bei schweren Erkrankungen, sucht man vergeblich nach dem biologischen Sinn, nach einer Erklärung dafür. Warum lässt ein Organismus zu, dass wuchernde Krebszellen ihn umbringen? Warum richten manche Krankheitserreger im Körper so schwere Schäden an, wo es ihnen doch eigentlich nur um die stetige Weiterverbreitung gehen müsste?

Auch bei Depressionen fragen sich Betroffene und Angehörige in ihrer Verzweiflung, was das denn alles soll, wofür das gut sein könnte und warum ausgerechnet man selbst bzw. der eigene Angehörige erkrankt. Die zerstörerische Art, mit der Depressionen das Leben beeinträchtigen können, scheint mindestens sinnlos, bestenfalls kontraproduktiv. Es gibt allerdings auch eine andere Betrachtungsweise, die vielleicht helfen kann, Depressionen zu verstehen:

Unterschiede zwischen Betroffenengruppen: Auch wenn jede Depression individuell ist, gibt es bei bestimmten Gruppen typische Besonderheiten. Bei Männern ist eine (leichtere) Depression oft schwerer zu erkennen, weil sie sich anders äußert (siehe S. 15), auch die Wochenbettdepression bei Frauen, die vor Kurzem ein Kind bekommen haben, ist ein Spezialfall (siehe S. 32). Depressionen bei Kindern und Jugendlichen sowie bei alten Menschen müssen ebenfalls in ihren Ursachen und Symptomen gesondert betrachtet werden.

→ Die Notbremse des Körpers

Psychotherapeuten sehen in der Depression eine Art Notbremse des Körpers. In den Situationen, die der Betroffene als Bedrohung erlebt, zieht er sich zurück und fährt einen Schutzschild um sich herum hoch.

Jede Depression ist anders

Die Vielfalt der möglichen Ursachen und Krankheitssymptome, die in beinahe beliebiger Kombination zusammentreffen können, zeigt, dass jede Depression ein eigenes Gesicht hat. Von Mensch zu Mensch können sich die Symptome in Schwere, Dauer, Zusammensetzung und Verlauf unterscheiden. Manche Erkrankte sind lethargisch und ohne jeden Antrieb, andere sind rastlos und extrem unruhig. Bei manchen führt die große Traurigkeit dazu, dass sie viel weinen, andere fühlen sich so gefühlsleer, dass sie nicht mal mehr weinen können. Manche leiden unter einem Morgentief, kommen kaum aus dem Bett, doch über den Tagesverlauf bessert sich das Wohlbefinden, anderen geht es am Abend besonders schlecht, wiederum andere spüren kaum Schwankungen über den Tag. Für Sie bedeutet das, dass Sie das Bild, das Sie von Menschen mit Depressionen haben, vielleicht überdenken müssen. Oft stellt man sich „den Depressiven“ traurig, weinend und im Bett liegend vor. Das kann so sein, ist aber in vielen Fällen anders – und trotzdem handelt es sich um eine Depression.

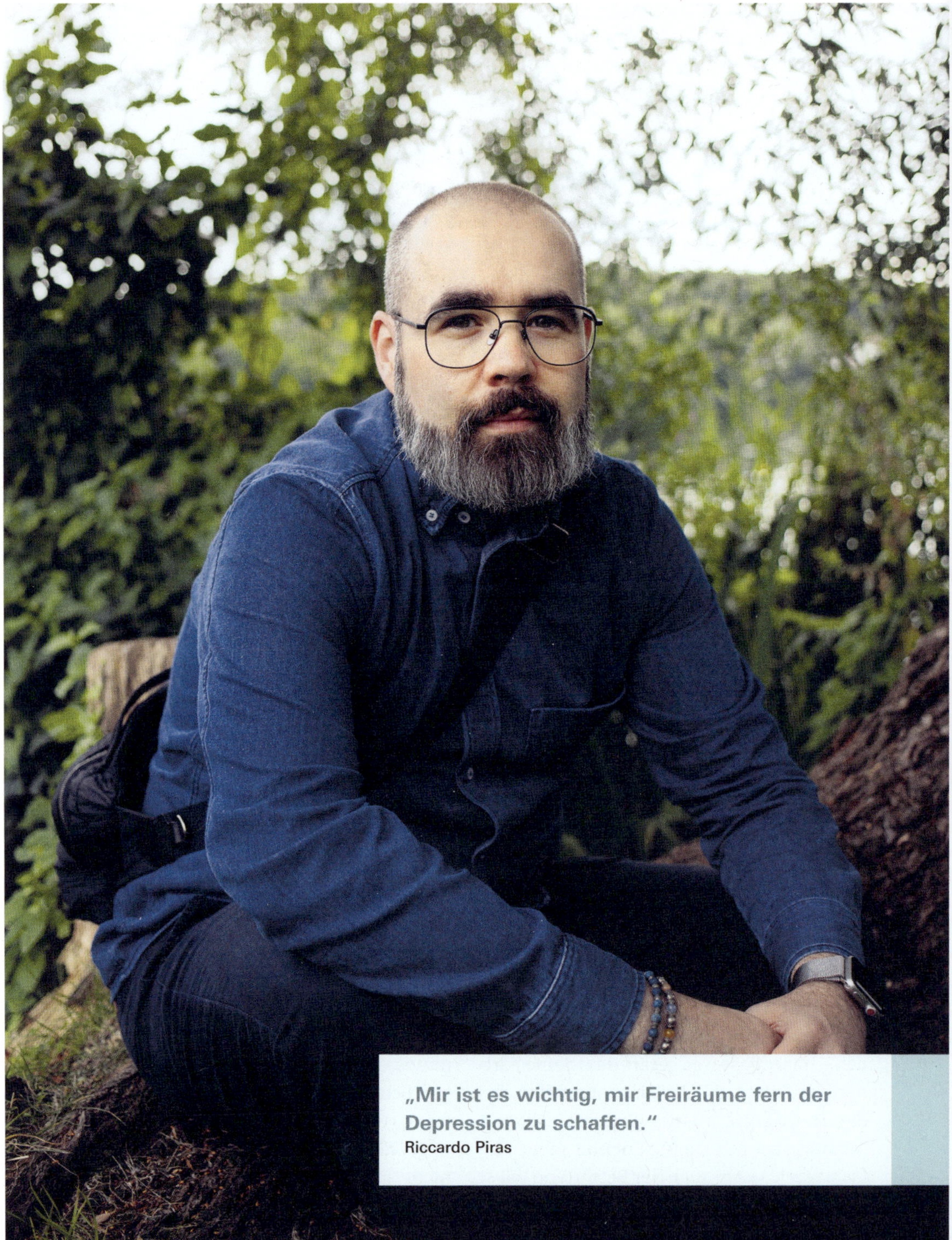

„Mir ist es wichtig, mir Freiräume fern der Depression zu schaffen."
Riccardo Piras

Was bedeutet die Diagnose für Sie?

Depressionen wirken weit ins Umfeld hinein. Während den Betroffenen die Fähigkeit zu fühlen verloren geht, erleben die Angehörigen eine belastende Achterbahn der Gefühle.

Aus nächster Nähe mitzuerleben, wie sich ein geliebter Mensch verändert und nicht mehr zugänglich ist, ist enorm belastend. Als Angehöriger haben Sie bemerkt, dass etwas anders war als zuvor. Vielleicht konnten Sie sich zunächst keinen Reim darauf machen, waren irritiert von dem Verhalten und suchten nach Gründen. „Habe ich etwas getan, das meine Partnerin verletzt hat?" „Was ist vorgefallen, das die Traurigkeit meines Bruders erklärt?" „Warum sagt mir meine Tochter nicht einfach, was los ist?" Auch der Betroffene selbst hat auf solche Fragen normalerweise keine Antworten. Denn es gehört zum Wesen der Krankheit, dass es keinen einfachen äußerlichen Grund gibt, der allein die extremen Auswirkungen auf Körper und Seele erklären könnte (siehe S. 13). Dazu kommen ganz praktische Dinge: Durch die Antriebslosigkeit und Müdigkeit bleiben in einem gemeinsamen Haushalt Dinge liegen, die eigentlich in den Aufgabenbereich des Betroffenen gefallen sind. Wäsche wird nicht mehr weggeräumt oder gewaschen, Briefe werden nicht mehr geöffnet, Rechnungen nicht mehr bezahlt, die Wohnung wird nicht mehr geputzt. Viele Angehörige übernehmen diese Aufgaben, um den Betroffenen zu entlasten und damit er sich erholen kann. Doch ist das gut so? Hilft das wirklich dem Betroffenen?

Wahrscheinlich wissen Sie aber auch nach der Diagnose nicht genau, wie Sie mit dem depressiv Erkrankten am besten umgehen sollen, was helfen könnte und was möglicherweise schadet. Leider ist von dem Betroffenen dazu oft nicht viel Konkretes zu erfahren. Während einer depressiven Phase kreisen seine Gedanken und Sorgen viel um ihn selbst. Für die Bedürfnisse anderer Personen ist wenig Raum. Ganz anders in diesem Buch, das die Bedürfnisse der Angehörigen in den Mittelpunkt stellt. Dabei soll das große Leid des Betroffenen keineswegs aus dem Blickfeld geraten. Doch gerade bei einer Krankheit wie einer Depression sind die nahestehenden Angehörigen und enge Freunde stark mitbetroffen, stärker als bei vielen anderen Erkrankungen.

Die Krankheit akzeptieren

Eine Depression ist anders als andere Krankheiten. Sie hat die Kraft, auch die Angehörigen in einen negativen Strudel zu ziehen.

Eine Depression ist schwer zu verstehen. Von außen ist nichts zu sehen, es ist oft kein Auslöser erkennbar, der das Verhalten des Betroffenen erklären würde. Und dennoch leidet er, Sie selbst können scheinbar nichts tun, um die Situation für ihn zu bessern. Vielleicht haben Sie zunehmend das Gefühl, ungerecht behandelt zu werden und selbst Opfer der Krankheit zu sein. Das Umfeld, sofern es von der Erkrankung weiß, zeigt häufig viel Mitgefühl mit dem Betroffenen, jeder versucht, ihn zu unterstützen und zu helfen. Oder das Umfeld kann mit der Diagnose nichts anfangen, zieht sich zurück oder denkt insgeheim, dass Sie sich zu wenig um den Betroffenen gekümmert hätten. Ihre eigene Situation gerät dabei möglicherweise in den Hintergrund. Die Folge kann, neben einer hohen Belastung und Erschöpfung, auch Groll sein – zuerst auf die Krankheit, nach und nach auch auf den Erkrankten.

Wenn Sie so empfinden, dann ist das gut nachvollziehbar. Eine Reihe Ihrer eigenen Probleme ist ja tatsächlich erst durch die Krankheit des anderen entstanden. Dennoch verbieten sich viele Angehörige diese Emotionen oder fühlen sich schlecht dabei. Es erscheint ihnen moralisch und emotional nicht richtig, sich zu beschweren. Schließlich ist man selbst gesund, während der andere doch tatsächlich krank ist. Also versucht man, sein schlechtes Gewissen zu beruhigen und noch mehr zu helfen – doch die Lage verbessert sich nicht. Gerade darin liegt eine Gefahr:

→ Hilflosigkeit und Selbstüberschätzung

Angehörige glauben häufig, die Krankheit in den Griff zu bekommen und die Situation kontrollieren zu können. Das funktioniert leider nicht. Die Hilflosigkeit kombiniert mit Selbstüberschätzung kann sehr belastend sein, es kommt immer wieder zu Misserfolgen und Enttäuschungen. Auf diese Weise können Sie dem Kranken nicht helfen, es kann sogar seine Situation verschlechtern und Sie selbst krank machen.

Wahrscheinlich lesen Sie dieses Buch, um zu erfahren, wie Sie mit der Gesamtsituation, Ihren teilweise widerstrebenden Gefühlen und dem Betroffenen umgehen sollen. Doch vor dem Handeln steht eine bedeutende, schwierige, aber sehr wichtige Aufgabe: die Krankheit Depression zu akzeptieren. Aber was bedeutet das für Sie nun genau?

Verstehen und helfen

Auch der Betroffene versteht nicht, was mit ihm geschieht. Er merkt nur, dass etwas mit ihm nicht stimmt, dass sich eine innere Leere und bleierne Müdigkeit ausbreiten. Wahrscheinlich kämpft er sogar dagegen an und versucht, den Alltag zumindest in einigen Bereichen aufrechtzuerhalten. Beispielsweise versucht er, den Arbeitsalltag noch so gut es geht zu absolvieren. Doch dann ist zu Hause keine Kraft mehr übrig für die Beziehung zum Partner, zu den Kindern oder Freunden. Unverständnis gerade der Menschen, die ihm am nächsten stehen, verstärkt dann das Gefühl des Versagens und der Hilflosigkeit.

Die Symptome als Teil der Krankheit erkennen

Vielleicht wehren Sie sich noch dagegen, anzuerkennen, dass der Betroffene nicht aus Unlust, Faulheit oder mit irgendeiner Absicht so handelt, wie er es tut. Vielleicht haben Sie an sich schon beobachtet, dass Sie den Zustand des Betroffenen kleinreden möchten. „Jeder hat mal eine schwere Zeit, da muss man sich zusammenreißen“ oder „Man kann doch wohl erwarten, dass sich der Betroffene ein bisschen mehr anstrengt.

So schlimm kann das doch gar nicht sein." Kennen Sie solche Gedanken? Das wäre nicht verwerflich, das Verhalten eines depressiv Erkrankten ist für andere schwer nachvollziehbar. Doch selbst wenn es schwerfällt, dies voll und ganz zu begreifen: Die typischen Symptome wie mangelnder Antrieb, ständige Müdigkeit und Erschöpfung, Niedergeschlagenheit und Hoffnungslosigkeit sind die Krankheit. Ein depressiv erkrankter Mensch kann nicht sagen: „Ich bin zwar gerade in einer depressiven Phase, aber ich komme da wieder raus, das wird wieder besser." Zur subjektiven Realität des Kranken gehört die Überzeugung, dass es keinen Ausweg gibt und dass es nie wieder besser werden wird.

Dass es sich beim Zustand Ihres Angehörigen um eine Depression handelt und dass dies eine Krankheit ist, wissen Sie wahrscheinlich schon länger. Aber im Vergleich zu anderen Erkrankungen ist das Bild so schwer greifbar. Was ist diese Depression? Symptome wie „Antriebslosigkeit" oder „Niedergeschlagenheit" sind zunächst nur abstrakte Begriffe. Umfangreiches Wissen zum Wesen der Krankheit, zu möglichen Ausprägungen, Folgen und Auswirkungen können dabei helfen, Ihre Sicht auf den Betroffenen zu verändern und den Einfluss der Krankheit auf Ihren Alltag zu erkennen. Wenn Sie verstehen, dass die Depression es unmöglich macht, den Betroffenen auf herkömmliche Art aufzumuntern, kann Ihnen das Enttäuschungen ersparen und Sie können die Energie in anderen Bereichen besser einsetzen. Sie sollten also lernen, die Krankheit wirklich zu verstehen, damit Sie selbst während dieser schweren Phase gesund bleiben und Ihren Angehörigen möglichst gut begleiten können.

Es kann helfen, sich vor Augen zu führen und darüber zu informieren, dass eine Depression tatsächlich nachweisbare Veränderungen im Gehirn bewirkt (siehe S. 29). Niemand sucht sich aus, depressiv zu sein, und niemand ist schuld daran, zu erkranken.

Die Belastung für die Beziehung akzeptieren

Wenn es gelingt, wirklich zu verstehen, dass das Verhalten des Betroffenen Teil der

---

Grau ist die Farbe der Depression. Depressiv Erkrankte sehen im Wortsinn schwarz oder zumindest grau. Sie können Kontraste nicht mehr so deutlich wahrnehmen und fühlen sich von gedeckten Farben mit Grautönen angezogen. Die Welt um sie herum verliert an Farbe und Fröhlichkeit.

„So schlimm ist das doch gar nicht!" Solche Aussagen helfen nicht. Ob jemand depressiv erkrankt, ist nicht davon abhängig, wie schlimm ein möglicher Auslöser ist – es muss nicht immer ein schweres Trauma sein, auch scheinbar „banale" Gründe können eine Depression auslösen. Und zum Teil findet man auch gar keinen Auslöser. Daher sind Aussagen wie „Wegen so einer Lappalie muss man doch nicht gleich so reagieren" oder „So was haben schon ganz andere durchgemacht" nicht hilfreich.

Krankheit ist, kann das eine große Erleichterung sein. Anstelle des Nichtwahrhabenwollens tritt nun die Akzeptanz der Diagnose. Wichtig ist dann Folgendes:

→ Sie brauchen Geduld

Nach der Diagnose möchten die meisten Angehörigen gern etwas tun. Sie wollen helfen, damit es dem Betroffenen besser geht und die Krankheit möglichst schnell überstanden sein wird. Alles soll so bald wie möglich wieder so sein wie früher. Doch leider ist es nicht so einfach. Die Behandlung einer Depression braucht Zeit – ebenso brauchen Sie Zeit, um einen Weg zu finden, gut damit umzugehen.

Angehörige und auch Freunde finden sich häufig in dem Zwiespalt wieder, einerseits helfen zu wollen, aber gleichzeitig der bedrückenden Stimmung entkommen zu wollen. Eine depressiv erkrankte Person in der näheren Umgebung ist eine schwere Belastungsprobe für eine Beziehung, egal, ob es sich um eine Paarbeziehung, eine Eltern-Kind-, Geschwisterbeziehung oder enge Freunde handelt. Nicht jede Erkrankung führt dazu, dass Beziehungen kaputtgehen. Aber es ist im Bereich des Möglichen, denn die Negativität, Schwere und Leere kann tief in eine Beziehung eindringen. Unter Umständen ist es wichtig, dass Sie sich selbst davor schützen (siehe S. 164).

Dem Wesen der Krankheit ins Auge blicken

Die Krankheit zu akzeptieren bedeutet vor allem, sich von unrealistischen Hoffnungen zu verabschieden:

- Vielleicht wird die Krankheit Sie und Ihren Angehörigen ein Leben lang immer wieder einmal begleiten.
- Vielleicht wird es nicht mehr so, wie es vor dem Beginn der Erkrankung war.

Verstehen und helfen

Teufelskreis der Schuldgefühle. Einige Angehörige von depressiv Erkrankten gehen auf Distanz, um sich selbst zu schützen, denn im Hintergrund nagt oft die Frage, ob der Grund für das Verhalten des Betroffenen nicht auch ein schlechtes Gewissen sein könnte. Vielleicht hat der Betroffene tatsächlich einen großen Fehler gemacht oder ist in irgendeinem Zusammenhang schuldig geworden? Schließlich hat er ja Schuldgefühle! Doch diese Schuldgefühle sind ein Symptom der Krankheit, das durch das Verhalten der Menschen im Umfeld dann unbeabsichtigt noch weiter verstärkt werden kann.

- Sie werden es nicht schaffen, den Erkrankten zu heilen, selbst wenn Sie sich noch so sehr anstrengen.
- Sie können trotz großer Liebe und Zuneigung professionelle Hilfe nicht ersetzen.
- Die Krankheit hält sich nicht an Vorgaben und Regeln und nimmt auch keine Rücksicht auf Ihre Bedürfnisse.
- Die Depression ist eine Krankheit, die gut behandelt werden kann – wenn man sie behandelt!

Das klingt für Sie wahrscheinlich sehr hart. Vielleicht erzeugen diese Aussagen Trotz und Sie möchten das Buch zur Seite legen. Oder es macht sich Trauer in Ihnen breit, weil Sie ahnen, dass das ein schwerer Weg werden könnte. Egal, welche Gefühle Sie gerade wahrnehmen, es wird Ihnen helfen, wenn Sie nicht die Augen vor der Realität verschließen. Lassen Sie diese Gefühle zu. Sie werden wahrscheinlich besser durch diese Krise kommen, wenn Sie diese akzeptieren und sich nicht gegen die Krankheit auflehnen, gegen sie kämpfen, sie zu ignorieren versuchen und dabei auf die falschen Mittel setzen. Dadurch verausgaben Sie sich, werden vielleicht selbst krank und könnten unter Umständen den Krankheitsverlauf Ihres Angehörigen sogar ungünstig beeinflussen.

Wenn es Ihnen gelingt, die zuvor genannten Tatsachen als gegeben anzunehmen, werden Sie viel Kraft sparen, die Sie in den nächsten Monaten an anderen Stellen dringend brauchen. Die Krankheit zu akzeptieren bedeutet aber nicht, gegenüber dem Betroffenen gleichgültig zu werden, ihn gar aufzugeben oder nur noch auf sich zu schauen. Ganz im Gegenteil: Indem Sie sich nicht falschen Hoffnungen hingeben, verringern Sie die Gefahr, in Aktionismus zu verfallen, den Betroffenen unter Druck zu setzen und damit selbst in den Zustand der Erschöpfung zu rutschen. Sie erhalten sich also Ihre Kraft, was auch Ihrem Angehörigen zugutekommt.

Was ist Teil der Krankheit, was der Persönlichkeit?

Wenn es sich um eine erste depressive Episode handelt, so sind beide – sowohl der Erkrankte als auch Sie – in einer neuen Situation. Der Betroffene zieht sich immer mehr zurück und nimmt an gemeinsamen Aktivitäten oder den Familienritualen nicht mehr teil. Sie wundern sich über sein Verhalten und reagieren zu Beginn vielleicht verärgert.

→ Nichts mehr wollen können

„Jetzt steh doch endlich mal auf! Du kannst doch nicht den ganzen Vormittag im Bett rumliegen!" „Warum ziehst du dich von uns zurück?" „Jetzt reiß dich mal zusammen, ich bin auch müde und kümmere mich trotzdem um die Kinder!" Diese verständlichen, aber sehr direkten, fordernden und vorwurfsvollen Ansprüche sind für den Erkrankten ein Problem: Denn er würde gern normal weitermachen, aber er kann nicht. Die Krankheit saugt die Energie ab. Körper und Geist können nichts mehr wollen.

Wenn Sie schon länger in engem Kontakt zu einem depressiv Erkrankten stehen, sind Sie sich vielleicht irgendwann nicht mehr sicher, ob es sich bei dem eventuell als egoistisch und rücksichtslos empfundenen Verhalten um eine Folge der Depression handelt oder um eine Charaktereigenschaft, die Sie bisher so nicht kannten oder denken übersehen zu haben. Hier kann es helfen, sich zu erinnern, wie der Betroffene vor seiner Erkrankung war. Ist die Eigenschaft oder das Verhalten untypisch oder unverhältnismäßig? Wenn Sie das bejahen, so handelt es sich wahrscheinlich um eine Folge der Krankheit. War der Betroffene früher immer sehr aufmerksam und aktiv und ist jetzt in allem träge und langsam, so ist das keine Absicht, sondern ein Symptom der Depression. Ebenso kann es sich mit Aggressivität verhalten. Auch das Fehlen von Freude und Begeisterungsfähigkeit gehören zur Krankheit.

Schwierig ist es für die meisten Angehörigen, die scheinbare Gleichgültigkeit und Ablehnung, die ihnen vonseiten des depressiv Erkrankten entgegenschlägt, nicht persönlich zu nehmen. Das Verhalten kränkt. Punkt. Doch es ist wichtig, sich immer wieder in Erinnerung zu rufen, dass es nicht die „Person" ist, die zu Ihnen spricht oder Sie abblitzen lässt, sondern die Krankheit, die durch die Person spricht. Wenn Sie sich das immer und immer wieder sagen, gelingt es Ihnen besser, eine Trennung zu schaffen zwischen der Person und der Krankheit. Es fällt Ihnen dann leichter zu erkennen, dass keine Absicht und kein böser Wille hinter dem Verhalten stecken. Es fällt auch leichter, die Ablehnung nicht persönlich zu nehmen. Das ist eine bedeutende Erkenntnis, denn dann kann es auch gelingen, sich nicht von dem vermeintlich „gemeinen" und „egoistischen" Verhalten provozieren zu lassen und wütend auf den Betroffenen zu sein. Dennoch muss man als Angehöriger nicht jedes Verhalten des Erkrankten hinnehmen und ihn entschuldigen. Für persönliche Verletzungen, verbale Angriffe oder Beschimpfungen ist der Betroffene trotz seiner Krankheit verantwortlich. Sprechen Sie ihn ruhig, aber klar darauf an, dass Ihre üblichen Umgangsformen auch weiterhin gelten.

Was ist Krankheit, was Gewohnheit?

Verhalten und Eigenschaften, die Sie vom Betroffenen nicht kennen, sind meist eine Folge der Depression. Dauert eine Depression jedoch schon sehr lange an (chronische Depression) oder kehren depressive Episoden immer wieder, so kann mit der Zeit depressives Verhalten auch zur Gewohnheit werden. Eine Unterscheidung zwischen Folge der Depression und einer Persönlichkeitseigenschaft wird dann schwieriger.

Ihre eigenen Erwartungen und die des Betroffenen

Die Depression wirft die Frage auf: Was erwarten Sie von sich selbst und vom Betroffenen? Und was braucht und erwartet Ihr erkrankter Angehöriger von Ihnen?

Auch wenn es Ihnen gerade vielleicht nicht so vorkommen mag, so sind die Angehörigen eines depressiv Erkrankten sehr wichtig. Sie sind nicht nur die Ersten, die die Veränderungen wahrnehmen und den Betroffenen darauf ansprechen können, sondern auch wichtige Bezugspersonen für alles, was nun passieren wird. Sie sind diejenigen, die den Betroffenen dabei unterstützen können, Hilfe anzunehmen und sich in Behandlung zu begeben. Angehörige können eine große Hilfe dabei sein, die Alltagsprobleme zu bewältigen und einen sicheren Rückzugsort zu bieten. Sie können Betroffene durch die Krankheit begleiten.

Das Wort „begleiten" ist an dieser Stelle bewusst gewählt, denn Angehörige müssen sich immer wieder vor Augen halten, dass sie den Erkrankten nicht therapieren können, ihn nicht heilen können und ihm nicht abnehmen können, die Krankheit und die Behandlung durchzustehen. Den Betroffenen ist auch nicht geholfen, wenn die Angehörigen stark mitleiden (Mitleid haben) und dadurch selbst in ihrer Handlungsfähigkeit eingeschränkt werden. Und Ihnen, dem Angehörigen, hilft es im Übrigen auch nicht. Es braucht nun ein Gleichgewicht aus Mitgefühl – nicht Mitleid – und Selbstfürsorge. Das ist kein Widerspruch, sondern geht Hand in Hand.

Warum Mitgefühl gesund ist und Mitleid krank macht

Die beiden Worte klingen ähnlich – Mitleid und Mitgefühl. Häufig werden sie auch synonym verwendet. Doch eigentlich sind sie das nicht. Das, was sie ausdrücken, ist sehr verschieden. Man kann mit jemandem „mitfühlen" und dabei die Situation einer anderen Person mit einem gewissen inneren Abstand nachvollziehen. Man kann sich hineinversetzen, ohne sich selbst in diese Lage zu versetzen.

Wer Mitgefühl hat, schafft es, das Problem eines anderen Menschen nicht als sein eigenes Problem anzunehmen. Hat man hingegen Mitleid, verbindet man sich emotional mit der Person und ihrem Leiden, lässt sich in ein Leiden hineinziehen und leidet im wahrsten Sinne des Wortes mit. Das ist ungesund. Man spürt den Schmerz, die Angst, die Hilflosigkeit so, als wäre man selbst diese Person.

→ Warum Menschen zu Recht kein Mitleid wollen

Wer mitleidet, versetzt sich zwar in die Lage des anderen, ist jedoch gleichzeitig auch erleichtert, dass es ihn nicht selbst betrifft. Bemitleidet man jemanden, so hinterlässt das oft ein ungutes Gefühl, denn Mitleid schafft eine Abstufung von „oben nach unten". Der eine (man selbst) ist stark, der andere schwach, die eine kann etwas nicht, ich kann es (zum Glück) besser. Obwohl man sich dabei zunächst emotional an den anderen bindet, fördert Mitleid auch die Abgrenzung oder Distanzierung.

Wer mit-leidet, kann nicht mehr helfen oder unterstützen. Um jemandem, der sich in einer schwierigen Lage befindet, zum Beispiel an einer Depression erkrankt ist, zur Seite stehen zu können, muss man die eigene Person abgrenzen können vom Leid des anderen. Man muss nicht mitleiden, sondern mitfühlen. Diese Haltung ist nicht egoistisch oder kaltherzig, sondern ermöglicht es, schwierige Momente auszuhalten, Mut zu spenden, den Kopf nicht zu verlieren – und denk- und handlungsfähig zu bleiben. Stress, Ängste, Schmerzen, Hoffnungslosigkeit – all diese Empfindungen schränken den eigenen Denk- und Handlungshorizont ein. Man spricht dann auch vom Tunnelblick. Jemand, der mitfühlt, nimmt Anteil, hält die schwere Situation mit aus und würdigt, wie die betroffene Person damit umgeht, ohne gleich etwas tun zu müssen, sich abwenden zu wollen oder den anderen mit Floskeln zu ersticken.

Das Dilemma der Angehörigen

Angehörige möchten dem Betroffenen unbedingt helfen, mit ihm mitfühlen und für ihn da sein. Doch mit steigender Belastung wird das immer schwieriger. Stellen Sie sich eine Waage vor, in deren einer Waagschale das Mitgefühl, in der anderen der Stress und die Belastung liegen. Spüren Sie wenig Stress und sind mit sich im Reinen, dann haben Sie ausreichend Kraft, um Mitgefühl in die Waagschale zu werfen und damit einen anderen Menschen zu unterstützen. Steigen Ihr Stresslevel und die Alltagsbelastungen an, wird die Stress-Schale der Waage schwerer und die Möglichkeit, etwas Mitgefühl abzuzwacken, sinkt.

Das Prinzip des Mitfühlens rational zu verstehen ist daher eine Sache, es im Alltag zu beachten und umzusetzen, eine ganz andere. Einen depressiv erkrankten Menschen zu begleiten, ist häufig zugleich Fürsorge und Bürde. Dementsprechend kann daraus eine engere Beziehung, aber auch Leid entstehen und Angehörige an ihre Grenzen bringen.

Angehörige von depressiv Erkrankten befinden sich konstant in einer Zwickmühle:

- Sie stehen dem Erkrankten nahe – möchten aber die depressive Stimmung nicht um sich haben.
- Depressiv Erkrankte bitten oder fordern Unterstützung – lehnen aber scheinbar alle Vorschläge ab.
- Sie möchten dem Erkrankten Freiraum zur Genesung lassen – nehmen ihm aber immer mehr Verantwortung ab.
- Sie möchten etwas für sich tun – haben aber ein schlechtes Gewissen dabei.
- Sie möchten helfen – können aber gefühlt nichts tun.

In dieser Situation fühlen Sie sich zunehmend hilfloser. Um die Waage wieder ins Gleichgewicht zu bringen, Ihre Hilflosigkeit zu verringern und Ihnen die Möglichkeit zu eröffnen, den Betroffenen wieder unterstützen zu können, ist es wichtig, mehr auf sich selbst zu achten. Wie das gelingen kann, erfahren Sie ab S. 156. Versuchen Sie, die Behandlung des Betroffenen in professionelle Hände zu legen, damit Sie nur noch in Ihrer jeweiligen Rolle – als Partnerin oder Partner, Bruder oder Schwester, Elternteil, Kind oder Freund – handeln müssen.

Was Angehörige von sich selbst erwarten

Angehörige werden in das Zusammenleben mit einem Menschen, der an Depressionen erkrankt ist, hineingeworfen, ohne Vorwarnung und ohne gefragt worden zu sein, ob sie dazu bereit sind. Zu Beginn müssen sie mit der Unsicherheit umgehen, was den Zustand des Betroffenen angeht. Gibt es eine Diagnose, bringt das zuerst eine gewisse Erleichterung, weil das Problem nun einen Namen hat. Der Wunsch, zu helfen, wird häufig sehr stark. Angehörige überlegen sich, wie sie dem Erkrankten eine Freude machen können, und haben viele Ideen, um ihn aus seinem Tief zu befreien. Viele erwarten von sich, einen Plan für die Heilung aufzustellen und dafür zu sorgen, dass er auch eingehalten wird.

Auch aus dem Umfeld, sofern es Bescheid weiß, erfährt der Betroffene Anteilnahme und Unterstützungsangebote. Leider sind gut gemeinte Ideen – Essen im Lieblingsrestaurant, eine Wellnessmassage oder ein verlängertes Wochenende im Grünen – bei einer Depression nutzlos. Häufig mischt sich Mitleid hinein und Angehörige versuchen, mit noch mehr Unterstützung gegenzusteuern. Sie geraten selbst in einen Strudel, denn sie wollen stark sein. Manche Menschen meinen zu wissen, was zu tun ist, und möchten die Situation möglichst schnell hinter sich lassen. Auf diesem Weg verdrängen Angehörige mitunter ihr eigenes Belastungsniveau. Sie übernehmen im Haushalt die Aufgaben des Betroffenen sowie sonstige Familienaufgaben, damit der Erkrankte sich erholen kann. Daneben müssen sie selbst im Beruf Leistung bringen und kümmern sich um die sozialen Kontakte.

Warum die Belastung oft weiter zunimmt

Nicht selten verbinden Menschen Depressionen noch mit einem Makel und eigenem Verschulden, sodass möglicherweise in der restlichen Familie oder im Freundeskreis verschwiegen wird, dass ein nahestehender Mensch an Depressionen erkrankt ist. Die Last auf den Schultern der Angehörigen wächst und wächst. Zugleich möchten sie sich nicht eingestehen, wie groß die Belastung bereits ist, denn sie sind ja die Gesunden, die stark sein müssen. Wenn dann der Erkrankte noch so „undankbar“ ist, die Hilfe und Unterstützung nicht anzunehmen oder sogar deutlich abzulehnen, steigen Hilflosigkeit und Groll im Inneren. Aus dem ersten Gefühl der Erleichterung über eine Diagnose wird bald Frust und Enttäuschung

---

Die Angst, dass der Betroffene sich etwas antun könnte, ist besonders belastend. Wenn Angehörige dies befürchten, betrachten sie es oft als ihre Aufgabe, auf den Kranken aufzupassen. Schlimmstenfalls fürchten sie, ihn allein zu lassen, und richten ihren ganzen Alltag danach aus. Wie Sie mit einer solchen Situation umgehen, erfahren Sie ab S. 109.

darüber, dass die Unterstützung, die man anbietet, nicht zu einer schnellen Besserung führt. Immer häufiger fällt es schwer, Mitgefühl für den Betroffenen zu spüren und auf seine Situation Rücksicht zu nehmen. Vielmehr fordert man laut oder leise, dass der Betroffene sich endlich mal zusammenreißen möge und nicht nur an sich denke.

→ Das Gefühl, übersehen zu werden

Einige Angehörige empfinden es als ungerecht, dass sie selbst nahezu Unmögliches leisten, aber alles Interesse aus dem Umfeld, von Ärzten oder Therapeuten nur dem Betroffenen gilt. Sie fühlen sich übersehen und an den Rand gedrängt, obwohl sie sich so stark einsetzen. Das schmerzt. Gleichzeitig möchten sie natürlich trotz allem nicht klagen, denn sie sind ja wenigstens gesund.

Sicher möchten Sie Mitgefühl zeigen, Sie möchten wahrscheinlich immer für den Betroffenen da sein und alles dafür tun, dass es ihm bald wieder besser geht. Und doch nagt immer öfter die Frage an Ihnen, wer eigentlich mehr leidet – der depressiv Erkrankte oder Sie selbst.

Grenzen der eigenen Verantwortung und Möglichkeiten erkennen

Auf diese Weise geraten viele Angehörige unbewusst in einen Strudel, aus dem sie sich nur schwer wieder befreien können. Doch es ist möglich! Eine Voraussetzung dafür ist, dass die Grenzen der eigenen Verantwortung und der eigenen Möglichkeiten erkannt und respektiert werden. Machen Sie sich dazu immer wieder bewusst:

- Sie können den Betroffenen nicht heilen.
- Sie sind nicht Arzt oder Therapeut des Betroffenen.
- Sie sind Partner oder Partnerin, Freund, Schwester, Mutter, Sohn – und genau in dieser Funktion für den Betroffenen wichtig.
- Sie können dem Betroffenen nicht alles abnehmen, ohne sich zu überlasten.
- Sie haben nicht unendlich viel Kraft und Energie, die Sie dem Betroffenen geben können.
- Sie sind in einer sehr schwierigen Situation. Sie dürfen (und sollten) Hilfe in Anspruch nehmen.
- Sie dürfen Nein sagen.
- Sie können und müssen nicht immer stark sein.

In all der Unsicherheit ist es notwendig, die innere Ruhe zu bewahren oder wiederzuerlangen. Das Gefühl des Getriebenseins und der Frustration muss einem Gefühl der Kontrolle weichen. Dazu ist es wichtig, zu verstehen, was die ganze Situation mit Ihnen selbst macht. Folgende Fragen können Ihnen dabei helfen, einen Schritt zurückzutreten und den Strudel zu verlangsamen:

- Was macht die Situation, einen depressiv Erkrankten im näheren Umfeld zu haben, mit mir?
- Welche Gefühle entstehen dadurch?
- Warum helfe ich?
- Auf welche Weise versuche ich zu helfen?
- Was bewirkt meine Hilfe?
- Wie geht es mir dabei?
- Wie würde ich gern mit der Krankheit umgehen?
- Was fehlt (welche Fähigkeiten, Voraussetzungen logistischer, familiärer oder finanzieller Art), damit ich meine Unterstützung so gestalten und dosieren kann, wie ich mir das wünsche?
- Was fehlt mir persönlich in meinem Alltag (z. B. freie Zeit, Treffen mit Freundinnen, Zeit oder Energie für Sport und/ oder Kultur, der „normale" Austausch mit dem Erkrankten, Anerkennung, Zuspruch)?

Nehmen Sie sich Zeit, diese Fragen zu beantworten. Trauen Sie sich, ehrliche Antworten zu geben. Sie müssen sie niemandem zeigen, sich nicht vor jemandem dafür rechtfertigen.

→ Ein Stärkelogbuch anlegen

Nutzen Sie ein Notizbuch oder Heft, um die Antworten auf die Fragen oder Ihre Gedanken dazu aufzuschreiben. So können Sie immer wieder nachlesen, wie es Ihnen zu welchem Zeitpunkt ging und was sich im Laufe der Zeit verändert. Sie können darin auch die weiteren Antworten, Ideen und Merksätze aus diesem Ratgeber notieren. Das Niederschreiben, auch wenn es nur Stichpunkte sind, kann Sie auf Ihrem Weg begleiten.

Ihre Gefühle und Wünsche sind wichtig – genauso wichtig wie das Wohlergehen des depressiv Erkrankten. Versuchen Sie zu spüren, ob sich bei Ihnen sofort der Wunsch rührt, etwas tun zu wollen. Die Frage „Was soll ich tun?" oder die Aussage „Ich weiß nicht, was ich tun soll" sind typisch dafür. Dabei geht es gar nicht darum, dass Sie etwas tun müssten! Sie können in vielen Situationen gar nichts „tun". Sie können dann vielleicht für den Betroffenen da sein und mit ihm fühlen, die schwere Situation gemeinsam mit ihm aushalten. Damit helfen Sie mehr als mit vielen Taten.

Sich selbst in den Blick nehmen

Um für den Erkrankten da sein zu können, ohne dabei selbst in die Erschöpfung zu rutschen, brauchen Sie ein gutes und stabiles Fundament. Damit Sie nicht den Kontakt zu Ihrer eigenen Basis verlieren, sollten Sie zukünftig den Blick (immer wieder) verstärkt auf sich selbst lenken. Ihre Gefühle, Empfindungen, Werte und Überzeugungen sind nicht nur wichtig, sie sind Ihr Leitsystem, das Ihnen hilft, gesund zu bleiben.

Durch die große Belastung, die Angehörige von depressiv Erkrankten Tag für Tag erleben, geht häufig das Gefühl für die eigenen Bedürfnisse verloren. Man spürt nicht mehr, dass sich etwas „falsch" anfühlt, weil man nur noch funktioniert. Der Blick und das Handeln sind so auf „Überleben" fixiert, dass vieles andere dabei auf der Strecke bleibt – vor allem Sie selbst! Wann haben Sie zuletzt etwas nur für sich getan? In Ruhe ein Buch gelesen, in der Badewanne gelegen und ein Hörbuch gehört? Wann waren Sie zuletzt mit Freunden im Kino, im Fitnessstudio oder beim Sport ...?

Regt sich bei Ihnen Widerstand? Denken Sie vielleicht: „Das ist doch egoistisch! Wie kann ich an mich denken und schöne Sachen unternehmen, wenn es meinem Angehörigen so schlecht geht?" Oder auch: „Ich kann sie/ihn doch nicht alleine lassen." Doch dies ist ein sehr wichtiger Punkt, den Sie unbedingt beherzigen sollten:

→ Sie dürfen etwas für sich tun!

Auf sich selbst und die eigene Gesundheit zu achten, ist nicht egoistisch! Nur wenn Sie gesund sind, können Sie Ihren Angehörigen unterstützen. Damit Sie gesund bleiben, brauchen Sie Kraft. Nur Sie selbst wissen, wo Ihre Kraftquellen liegen und wie Sie diese auffüllen können. Manche Menschen brauchen dazu Bewegung, andere Ruhe und Entspannung, manche „tanken" draußen auf, andere brauchen Treffen mit Freunden. Ganz egal, was sich für Sie in der Vergangenheit bewährt hat – das sollten Sie wiederaufnehmen. Mehr dazu, wie Sie Ihre Kraftquellen finden, erfahren Sie auf S. 51.

Vielen Angehörigen passiert es, dass sie immer stärker in die Betreuer- und auch Überwacherrolle hineinrutschen. Das ist gut nachvollziehbar, denn Sie machen sich Sorgen, der Betroffene wird (scheinbar) unselbstständiger und kann manche Dinge offenbar nicht mehr selbst erledigen. Da ist es naheliegend, dass Sie die Aufgaben übernehmen und gleichzeitig versuchen zu kontrollieren, ob andere Absprachen eingehalten werden. Die Nebenwirkung einer solchen Entwicklung ist aber, dass in Ihrem Verhältnis ein deutliches Gefälle entsteht zwischen stark und schwach, fähig und unfähig, gesund und krank. Das wird die Situation des depressiv Erkrankten und die Beziehung zwischen Ihnen nicht positiv verändern. Vielmehr bestärkt es den Betroffenen sogar in seiner Wahrnehmung, dass er nichts kann und nichts wert ist.

Was ist Ihnen selbst wichtig?

Setzen Sie sich einmal damit auseinander, was Sie wirklich wollen und was Ihnen wichtig ist. Versuchen Sie dabei, Ihre Wünsche und Gedanken nicht zu bewerten und nicht von vornherein als unerreichbar abzutun.

Nehmen Sie Ihr Stärkelogbuch zur Hand und beschäftigen Sie sich bei Ihrer Analyse mit folgenden Bereichen Ihres Lebens:

- **Gesundheit.** Sind Sie so gesund, wie Sie es gerne wären? Was möchten Sie ändern?
- **Eigenes Konsumverhalten.** Konsumieren Sie mehr Alkohol, Zigaretten oder andere Suchtmittel, als Sie möchten? Suchen Sie im Konsum eine Ersatzbefriedigung?
- **Job/Arbeit.** Sind Sie mit Ihrer beruflichen Situation zufrieden? Welche Veränderungen würden Sie sich wünschen?
- **Familie.** Wie wünschen Sie sich das Familienleben? Was möchten Sie im Familienleben verändern? Wie ist die Atmosphäre in der Familie?
- **Partnerschaft.** Was ist Ihnen an Ihrer Partnerschaft wichtig? Was soll sich ändern? Sind Sie sexuell zufrieden?
- **Beziehung zum depressiv Erkrankten.** Welche Wünsche haben Sie an die Beziehung zum Betroffenen? Möchten Sie Ihr Verhalten gegenüber dem Betroffenen ändern? Möchten Sie unabhängiger von den Aktivitäten des Betroffenen sein? Wie könnte das aussehen? Was wünschen Sie sich vom Betroffenen? Möchten Sie die Beziehung erhalten und verbessern? Möchten Sie die Beziehung beenden?
- **Privatleben.** Haben Sie Hobbys, die Sie gerne machen? Möchten Sie etwas anderes/Neues ausprobieren oder eine alte Leidenschaft wiederaufnehmen? Pflegen Sie Ihre Freundschaften und sozialen Kontakte? Möchten Sie Unternehmungen machen, die Ihnen guttun? Welche könnten das sein?
- **Finanzielle Situation.** Wie ist die finanzielle Situation? Sind Sie finanziell abhängig oder weitgehend unabhängig? Was für finanzielle Ziele möchten Sie sich setzen?
- **Persönlichkeit.** Sind Sie der Mensch, der Sie gerne sein möchten? Haben Sie sich verändert? Spüren Sie noch Lebensfreude? Möchten Sie sich verändern? Wie gehen Sie mit anderen Menschen in Ihrem Umfeld um?
- **Gesamtsituation.** Wie zufrieden oder unzufrieden sind Sie wirklich mit der Situation?

Nur Sie kennen Ihre Situation und können sie einschätzen. Die Liste an Wünschen, wird bei jeder Person anders aussehen. Vielleicht sind Sie in einigen Bereichen zufrieden und es sind keine Veränderungen nötig. Diese Fragen können Ihnen als Hilfestellung dienen, die aktuelle Situation besser zu begreifen und sich bewusst zu werden, an welchen Stellen Sie sich Veränderung wünschen.

Wenn Sie in mehreren Bereichen Verbesserungsbedarf sehen, heißt das nicht, dass Sie Fehler gemacht haben. Durch die Beschäftigung mit der eigenen Situation üben Sie vielmehr, bewusster wahrzunehmen, wie es Ihnen geht. Das kann eine Weile dauern, denn je nachdem, wie stark und wie lange Sie durch die Beziehung zu einem Menschen, der an Depressionen leidet, beansprucht sind, können Hoffnungslosigkeit, Resignation oder auch Unlust unüberwindbar erscheinen und Ihren Blick auf die Zukunft stark beeinflussen. Vielleicht merken Sie auch, dass Sie bei vielen Fragen denken: „Auch wenn ich mir das wünsche, es passiert doch eh nicht", beispielsweise bei der Frage, was Sie sich vom Erkrankten wünschen. Doch nehmen Sie sich die Zeit, frei von den üblichen Schranken im Kopf einfach mal zu überlegen und zu erspüren, welche Wünsche Sie haben.

Wenn Sie sich dazu entscheiden, an Ihrem jetzigen Zustand etwas zu ändern, so wird das vielleicht nicht einfach werden. Dennoch werden Sie spüren, wie gut es tut, aus der Fremdbestimmung in die Selbstbestimmung zu kommen.

→ Umdenken und umfühlen

Die Krankheit Ihres Angehörigen fordert von Ihnen Veränderungen in Ihrem Denken, in Ihrem Fühlen und im Umgang mit sich selbst und dem Erkrankten. Nur wenn Sie sich selbst auch im Blick haben und gut für sich sorgen, werden Sie von den Veränderungen nicht überrollt. Wenn Sie aktiv Ihre Wünsche und Ziele definieren, schützen Sie sich davor.

Nochmals soll betont werden, dass Sie keinesfalls egoistisch sind oder Ihnen deswegen die erkrankte Person egal wäre, wenn Sie sich mit dem befassen, was Ihnen selbst wichtig ist. Wie Sie Ihren Wünschen näherkommen können, erfahren Sie ab S. 156.

Was dürfen Sie vom depressiv Erkrankten erwarten?

Selbst wenn viele es sich selbst nicht eingestehen wollen, so haben Angehörige auch an den Erkrankten Erwartungen. Das ist an sich vollkommen in Ordnung. Problematisch wird es, wenn man einerseits die Erwartungen an sich selbst zu hoch setzt (z. B. indem man versucht, den Betroffenen zu therapieren) und dem Betroffenen andererseits nicht mitteilt, was man von ihm erwartet. Das kann passieren, weil man ihn damit nicht belasten will und denkt, dass man damit zusätzlichen Druck auf ihn ausüben würde. Der Grund kann aber auch sein, dass man sich nicht traut, Erwartungen klar zu formulieren, weil man glaubt, das stünde einem gar nicht zu. Doch, das tut es! Ob Ihre Erwartungen letzten Endes auch erfüllt werden, steht auf einem anderen Blatt, aber es ist vollkommen legitim, dass Sie auch vom Betroffenen gewisse Dinge erwarten.

Häufige Erwartungen von Angehörigen sind, dass der Betroffene versucht, seine Gesundung voranzutreiben, oder dass er sich bemüht, am Alltagsleben nach seinen Möglichkeiten teilzunehmen. Angehörige dürfen je nach Beziehung zum Betroffenen auch erwarten, in die Therapie miteinbezogen und darüber informiert zu werden, was gemacht wird. Gleichzeitig sollten sie aber auch immer im Hinterkopf haben, dass die Depression dazu führt, dass der Betroffene sich überwiegend bis ausschließlich mit sich und seinen Gedanken beschäftigt und vielleicht an diese Dinge gar nicht denkt. Darum ist es angebracht, dass Angehörige ihre Erwartungen immer wieder äußern.

Das tun, was die Krankheit zulässt

Weder für Ihr Wohlbefinden noch für das des depressiv Erkrankten ist es hilfreich, wenn Sie ihm alle seine Aufgaben und Verpflichtungen, zum Beispiel in der Familie oder im Haushalt, abnehmen. Gleichzeitig können Sie nicht davon ausgehen, dass der Betroffene weiterhin alles wie bisher übernehmen kann. Es kann eine Gratwanderung sein, das richtige Maß zu finden. Um eine angemessene Auswahl an Aufgaben oder Aktivitäten zu treffen, die dem Betroffenen Erfolgserlebnisse ermöglicht, ihn aber nicht überfordert, sprechen Sie mit ihm darüber.

Auf jeden Fall muss die Krankheit als solche berücksichtigt werden. Wer krank ist, darf auch die Rolle eines Kranken innehaben. Allerdings bedeutet Kranksein nicht – egal, ob bei einer Infektion oder einer Depression –, dass man einen Freibrief für die totale Lethargie erhält. Vielmehr liegt es in der Verantwortung des Erkrankten, sich darum zu bemühen, wieder gesund zu werden. Das ist auch die vorrangige Aufgabe des depressiv Erkrankten. Dazu gehört insbesondere auch, weiter (im Rahmen der Möglichkeiten) aktiv zu bleiben. Denn je inaktiver eine depressive Person wird, desto schwerer wird die Depression.

Verstehen und helfen

Informationen werden helfen. Dass es hilfreich ist, wenn Angehörige über die Therapie Bescheid wissen und erfahren, was beispielsweise durch die Einnahme von Medikamenten zu erwarten ist, zeigt sich immer dann, wenn aufgrund von Unsicherheit oder zu wenig Wissen über die Wirkungsweisen große Vorbehalte gegenüber der Einnahme von Antidepressiva bestehen. Für die konsequente Einnahme kann die Unterstützung durch die Angehörigen hilfreich sein.

Welche Sonderregeln ein Angehöriger mit Depressionen zu Hause bekommt, ist in jeder Familie und jeder Konstellation verschieden. Um herauszufinden, was der Betroffene sich zutraut, besprechen und überlegen Sie gemeinsam, wie der Alltag neu organisiert werden kann. Mehr dazu erfahren Sie ab S. 71. Hier zunächst ein paar Anregungen für das Gespräch:

- „Welche Aufgaben sind dir im Moment zu viel? Was soll vorübergehend von einem anderen Familienmitglied übernommen werden?"

- „Welche Aufgaben kannst du noch übernehmen?"
- „Es wäre eine Hilfe für mich/uns, wenn du folgende Dinge machen könntest."
- „Möchtest du, dass ich dich bei bestimmten Sachen unterstütze, zum Beispiel gemeinsam einen Tagesplan aufzustellen oder regelmäßig die Medikamente einzunehmen?"
- „Wie kann ich dich dabei unterstützen, dass du bestimmte Dinge tun kannst?"
- „Bitte sag mir Bescheid, wenn du es an einem Tag nicht schaffst. Dann finden wir gemeinsam eine Lösung."

Wenn der Betroffene es selbst nicht schafft, die Tätigkeiten zu benennen, die er machen kann, unterstützen Sie, indem Sie konkrete Vorschläge machen.

- „Jeden Tag morgens aufstehen, duschen und frühstücken ist mir für dich wichtig."
- „Ich finde es wichtig, dass du am gemeinsamen Abendessen mit mir und den Kindern teilnimmst."
- „Du könntest das Altglas zum Container bringen."
- „Du könntest morgens zum Bäcker gehen und Brötchen holen."
- „Du könntest einmal am Tag mit dem Hund Gassi gehen."
- „Du solltest jeden Tag 15 Minuten spazieren gehen."

Schließen Sie eine Art Vertrag

Sie können gemeinsam mit dem Betroffenen aufschreiben, welche Regeln und Aufgaben Sie vereinbart haben. Dazu reicht ein einfacher Zettel, den Sie an den Kühlschrank kleben.

Sollten Sie merken, dass die Absprachen nicht eingehalten werden können, so ist von Ihnen Flexibilität und Kreativität gefragt. Versuchen Sie, den Betroffenen nicht dafür zu verurteilen, wenn er sich nicht an den Plan hält. Vielleicht ist es ihm nicht (mehr) möglich. „Ich merke, dass unser Plan nicht (mehr) funktioniert. Sind dir die Aufgaben zu viel? Brauchst du Hilfe bei bestimmten Tätigkeiten? Es ist nicht schlimm, wenn das heute nicht geht. Sollen wir dir etwas abnehmen? Was kannst du dafür stattdessen machen?" Mit solchen Fragen können Sie, ohne Vorwürfe zu machen, anbieten, die Vereinbarung anzupassen. Eventuell ist es ohnehin empfehlenswert, die Aufgaben in regelmäßigen Abständen miteinander zu prüfen. Sind die Anforderungen noch angemessen? Sind es zu viele oder zu wenig Aufgaben? Sind die Aufgaben zu einfach oder zu komplex?

Mit diesem Vorgehen zeigen Sie dem Betroffenen deutlich, dass Sie ihn und seinen Zustand ernst nehmen und anerkennen, dass er krank ist. Das ist wichtig, weil depressiv Erkrankte ohnehin ständig mit sich hadern, sich wie Versager fühlen, bei allem denken, etwas falsch zu machen und kein gutes Haar an sich selbst lassen können. In-

Verstehen und helfen

Für Freunde: Dranbleiben. Freunde und Kollegen wissen oft nicht, wie sie sich verhalten sollen, und ziehen sich nach und nach zurück. Betroffene finden das sehr schade, selbst wenn sie es nicht ausdrücken können. Bleiben Sie in Kontakt, auch wenn es sich einseitig anfühlt. Nehmen Sie es nicht persönlich, wenn keine Antwort auf Ihre Nachricht kommt, und melden Sie sich trotzdem immer wieder. Betroffene nehmen das wahr. Kontakthalten während der Depression ist eine Voraussetzung dafür, dass die Freundschaft später wieder aufgenommen wird.

dem Sie dem Betroffenen auf Augenhöhe begegnen und ihn immer wieder dazu ermutigen, auch (kleinere) Aufgaben zu übernehmen, die ihn in seinem Zustand zwar fordern, aber nicht überfordern, unterstützen Sie ihn auch dabei, einen halbwegs geregelten Alltag aufrechtzuerhalten. An dieser Stelle endet aber dann auch Ihr Einfluss. Umsetzen muss der depressiv Erkrankte es selbst.

Was wünscht sich der Erkrankte von Ihnen?

So wie jeder Angehörige individuelle Wünsche, Bedürfnisse und Vorstellungen hat, so ist es natürlich auch bei depressiv Erkrankten. Daher wird nicht alles gleichermaßen von jedem Betroffenen gewünscht. Hier ist es wiederum wichtig, mit dem Betroffenen zu sprechen: „Was wünschst du dir von mir?“ oder „Wie/Wobei kann ich dich unterstützen?“ sind Möglichkeiten, vom Betroffenen auch konkrete Informationen zu bekommen, welche Hilfe gewünscht wird. Es gibt jedoch typische Wünsche, die viele Betroffene äußern, wenn sie nach ihren Erwartungen an ihre Angehörigen gefragt werden:

- keine platten Ratschläge und scheinbar einfache Lösungen
- immer wieder die Information und Bestätigung, dass es sich um eine Krankheit handelt, die gut behandelt werden kann
- immer wieder die Hoffnung vermitteln, dass es wieder besser werden wird
- Unterstützung im Alltag
- einfach da sein

Wie Sie diese Wünsche umsetzen und konkret mit Leben füllen können, erfahren Sie ab S. 82.

Sätze, die nicht helfen

Es gibt einige typische Sätze, die einem schnell über die Lippen gehen, aber die Situation nur schlimmer machen. Achten Sie bewusst darauf, diese zu vermeiden.

Satz, den Sie vermeiden sollten	Was er beim depressiv Erkrankten bewirkt	Warum dieser Satz nicht empathisch ist
„Warum bist du traurig? Es gibt doch gar keinen Grund dazu."	Ich bin falsch, weil ich keinen Grund vorweisen kann – dabei wüsste ich ihn doch selbst gerne!	Das fragen sich Betroffene selbst ständig. Sie finden einfach keine Antwort darauf und fühlen sich deswegen schuldig.
„Dir geht es doch gut. Anderen Menschen geht es viel schlechter als dir (und die verhalten sich auch nicht so)."	Es ist mir peinlich und unangenehm, dass ich mich so fühle.	Niemand kann von außen wissen, wie schlecht es dem Betroffenen geht. Dass die äußeren Umstände (Job, Familie, soziales Umfeld) gut erscheinen, hat nichts mit dem persönlichen Erleben zu tun.
„Reiß dich doch mal zusammen!"	Niemand versteht, wie es mir wirklich geht. Wenn ich anders könnte, würde ich es doch selbst tun.	Bei einer Krankheit kann man sich nicht „zusammenreißen", um die Symptome zu bessern. „Reiß dich mal zusammen, dann geht auch dein Fieber weg!" – das würde niemand sagen.
„Mach doch mal etwas, das dich glücklich macht!"	Die Dinge, die mich früher glücklich gemacht haben, erzeugen keine schönen Gefühle mehr in mir. Ich bin falsch.	Depressiv Erkrankte können kein Glück mehr empfinden. Das ist so, als würden Sie einem Blinden sagen, er solle doch wieder sehen.
„Triff doch mal wieder deine Freunde, dann kommst du auf bessere Gedanken!"	Ich kann mir nicht vorstellen, dass jemand mit mir Zeit verbringen möchte. Ich möchte meine Freunde nicht mit mir belasten.	Eine Depression zerstört das Selbstwertgefühl des Erkrankten. Er fühlt sich nicht mehr liebenswert und möchte niemandem zur Last fallen.

Satz, den Sie vermeiden sollten	Was er beim depressiv Erkrankten bewirkt	Warum dieser Satz nicht empathisch ist
„Früher warst du ganz anders. Mit dir kann man gar keinen Spaß mehr haben."	Ich habe es ja schon immer gewusst, dass mich niemand mag. Ich ziehe mich besser zurück, dann gehe ich niemandem auf die Nerven.	Die Kernaussage aus Sicht des Betroffenen: „So, wie du jetzt bist, mag ich dich nicht." Das ist sehr verletzend. Der Betroffene hätte selbst gerne die Person von früher zurück.
„Denk doch mal positiv und sieh nicht immer alles nur negativ!" „Lach doch mal wieder!"	Es ist doch auch alles nur negativ. Ich weiß gar nicht, wie ich das anders sehen soll. Aber offenbar bin ich nicht in Ordnung, wenn ich nicht lache und gut gelaunt bin. Ich werde überhaupt nicht verstanden.	Der Erkrankte kann sich nicht aussuchen, wie er etwas wahrnimmt. Es gibt nur die negative Sichtweise. Das Wissen, dass einem etwas früher Freude gemacht hätte, jetzt aber das Gefühl dazu einfach nicht vorhanden ist, ist für die Betroffenen an sich schon eine große Belastung.
„Mach doch mal ein Wellness-Wochenende oder Urlaub."	Ich schaffe es nicht mal, mich zu erholen. Ich kann wirklich gar nichts.	Depressiv Erkrankte erholen sich nicht im Urlaub oder bei Wellness-Anwendungen. Dass selbst das nicht funktioniert, setzt sie noch stärker unter Druck.
„Das ist doch nicht so schlimm."	Doch, es ist schlimm und es wird nie wieder besser. Niemand versteht, wie es mir geht. Besser ist, ich ziehe mich weiter zurück und belaste mein Umfeld nicht mit mir.	Niemand außer dem Betroffenen weiß, wie schlimm sich der Zustand anfühlt. Durch eine solche Aussage fühlt man sich sehr unverstanden.
„Ich lass dich dann besser in Ruhe, ich kann dir ja eh nicht helfen."	Klar, dass niemand mit mir etwas zu tun haben will, so wie ich bin. Ich bin komplett alleine und werde immer alleine bleiben.	Das geringe Selbstwertgefühl verhindert, dass der Betroffene Einspruch erhebt. Dabei hat er große Angst, alleine zu sein, und braucht jemanden, der einfach dableibt, auch wenn er nichts machen kann.

Kindern die Depression erklären

Die Depression eines Elternteils kann Kinder ängstigen. Altersgerechte Erklärungen können eine große Hilfe sein.

Wenn ein Elternteil depressiv ist, möchten Sie das Kind instinktiv beschützen und ihm Belastungen ersparen. Doch Kinder bekommen sehr viel mit, auch wenn es nicht ausgesprochen wird. Sie nehmen die Veränderungen wahr. Auch wenn die Wäscheberge höher werden, es nur noch Nudeln mit Tomatensoße zu essen gibt oder statt der üblichen Brotzeit für die Schule nur noch Geld für den Kiosk oder Müsliriegel mitgegeben wird, fällt das Kindern auf. Ohne Erklärungen ordnen sie das falsch ein. Sie gehen in der Regel davon aus, dass sie schuld an den Veränderungen sind. Um Kindern diese Sorge zu nehmen, ist es wichtig, altersgerecht mit ihnen über die Erkrankung zu sprechen.

Mit jüngeren Kindern sprechen

Bei Kindergarten- und Grundschulkindern sollten Sie weitgehend auf Erklärungen zur Ursache der Erkrankung verzichten. Beschreiben Sie besser, wie sich die Krankheit äußert, zum Beispiel: „Papa hat eine Krankheit, die macht, dass er traurig ist und im Moment nicht so lange mit dir spielen kann. Er bekommt von seinem Arzt eine Behandlung und das hilft ihm, dass das Traurigsein bald wieder weggeht." Hilfreich ist es auch, kind- und altersgerechte Bilder zu verwenden: der Rucksack mit schweren Steinen, den der betroffene Elternteil tragen muss, der Unterschied zwischen Sonnen- und Regentagen oder Kuschel- und Alleinetagen oder ein für die eigene Situation passendes Tierbild.

Älteren Kindern die Krankheit erklären

Kindern ab etwa zehn Jahren kann man hingegen schon erklären, dass Mama oder Papa eine Krankheit hat, die Depression heißt und die dazu führt, dass man müde, lustlos und traurig ist, vielleicht auch viel weinen muss und Schonung und Zeit braucht, um wieder gesund zu werden. Vielleicht können Sie es Ihrem Kind auch verständlicher machen, indem Sie es an eine eigene Krankheit erinnern, bei der es ihm nicht gut ging und es im Bett liegen wollte. Fragen Sie Ihr Kind auch, welche Veränderungen es selbst schon wahrgenommen hat, und helfen Sie dabei, diese einzuordnen oder zu erklären. Unterstützen können dabei Bücher, in denen Depressionen oder psychische Erkrankungen für Kinder aufbereitet werden (siehe S. 60).

Kindern Ängste und Schuldgefühle nehmen

Wenn sich ein Elternteil plötzlich anders verhält, gehen Kinder automatisch davon aus, dass sie der Grund dafür sein müssen. Wenn es dem Elternteil schlecht geht, fühlen sich Kinder schuldig. Daher ist es von großer Bedeutung, dies wahrzunehmen und Kindern die Schuldgefühle zu nehmen.

Generell sollten Sie sich bewusst machen, dass es für Kinder immer beängstigend ist, wenn sich an ihrem schützenden Umfeld etwas ändert. Sie benötigen klare Strukturen, Regeln und Verlässlichkeit. Wenn diese ins Wanken geraten, sei es durch eine Depression, eine andere Erkrankung eines Elternteils, Trennung der Eltern oder aus anderen Gründen, macht ihnen das Angst. Kindern in dieser Situation Sicherheit zu vermitteln, ist eine wichtige Aufgabe der Eltern. Folgende Botschaften sollten dem Kind unbedingt vermittelt werden:

- „Ich bin für dich da!"
- „Du bist nicht schuld!"
- „Es geht vorbei!"
- „Der erkrankte Elternteil hat dich trotzdem noch lieb!"

Auch wenn ein Elternteil depressiv erkrankt ist, versuchen Eltern das Bestmögliche, um ihre Kinder gut zu betreuen. Der Betroffene möchte häufig seine Kinder um sich haben, kann aber die Verantwortung nicht allein übernehmen. Auch für den gesunden Elternteil wird die Belastung manchmal einfach zu viel. Dann sollte gemeinsam überlegt werden, wie die Situation für alle entspannt werden kann. Kann das Kind länger in der Kita oder im Hort bleiben? Können andere Eltern einspringen, zu denen das Kind nachmittags gehen kann? Können Großeltern, Nachbarn oder Babysitter die Betreuung übernehmen? Hier ist Kreativität gefragt und Scham fehl am Platz.

→ Routinen entwickeln

Wenn das Kind mit dem Erkrankten zu Hause ist, hilft es, Routinen für diese Zeit zu etablieren. Dabei können Sie unterstützen. Feste Spiel-, Essens-, Draußen-, Vorlese- und Bettgehzeiten helfen dem Betroffenen. Besondere Ereignisse wie die Übernachtungsparty oder anstrengende Ausflüge sollte er hingegen möglichst vermeiden. Das sollten besser Sie übernehmen oder, falls Sie ebenfalls belastet sind, verschieben, bis die depressive Episode vorüber ist.

Sie sollten jede mögliche Hilfe und Entlastung nutzen. Dennoch sollten Sie den Kindern vermitteln, dass sie keine Last sind und geliebt werden. Denn Kinder spüren, dass viel Aufmerksamkeit von ihnen abgezogen wird. Einige versuchen intuitiv, nicht zusätzlich zur Last zu fallen, was das Risiko erhöht, dass ihre Bedürfnisse übersehen werden. Andere Kinder werden eher auffällig, lauter, aggressiver, rebellischer, um die

Rückmeldung von den Eltern zu bekommen: „Wir sehen dich, du bist wichtig."

Wenn Sie das Verhalten Ihres Kindes besorgt, sprechen Sie mit dem Kinderarzt oder dem Sozialpsychiatrischen Dienst (siehe S. 124). Über das Jugendamt kann die sogenannte Familienhilfe beantragt werden. Dabei geht es nicht darum, dem Erkrankten das Sorgerecht zu entziehen oder Eltern ihr Kind wegzunehmen! Ziel ist es vielmehr, Wege zu finden, um Sie und Ihren Angehörigen zu entlasten.

Bücher über Depressionen bei einem Elternteil

Hilfe für ein Gespräch mit den Kindern

Ab 3 Jahren	**Was ist bloß mit Mama los?** Wenn Eltern in seelische Krisen geraten. Mit Kindern über Angst, Depression, Stress und Trauma sprechen von Karen Glistrup, Knut Krüger
Ab 4 Jahren	**Als Mama nur noch traurig war** – Wenn ein Elternteil an Depression erkrankt von Anja Möbest, Barbara Korthues
	Hasenmama, die Heulsuse und die beste Möhrensuppe der Welt von Ulla Worringer
Ab 6 Jahren	**Papas Seele hat Schnupfen** von Claudia Gliemann, Nadia Faichney (Depressionen bei Männern)
8 bis 12 Jahre	**Annikas andere Welt** – Das Bilder-Erzählbuch für Kinder psychisch kranker Eltern von Sigrun Eder, Petra Rebhandl-Schartner, Evi Gasser
	Wenn Deine Mutter oder Dein Vater in psychiatrische Behandlung muss … Mit wem kannst Du dann eigentlich reden? vom Dachverband Psychosozialer Hilfsvereinigungen, www.psychiatrie.de/dachverband/materialien/kinderbroschueren
12 bis 18 Jahre	**Wenn Deine Mutter oder Dein Vater psychische Probleme hat** vom Dachverband Psychosozialer Hilfsvereinigungen, www.psychiatrie.de/dachverband/materialien/kinderbroschueren
13 bis 16 Jahre	**Das Gegenteil von fröhlich** – Jugendroman von Katrin Stehle

Wer soll von der Depression erfahren?

In vielen Familien ist das ein heikles Thema. Häufig gilt aber: Geteiltes Leid ist halbes Leid.

Depressionen sind nichts, wofür man sich schämen muss. Weder hat der Betroffene Schuld daran, dass er erkrankt ist, noch tragen Sie als Angehöriger Verantwortung für die Erkrankung eines nahestehenden Menschen. Einige Menschen haben keine Schwierigkeiten damit, mit anderen über die Krankheit zu sprechen. Wenn Sie zu dieser Gruppe gehören, können Sie sich glücklich schätzen. Doch wenn Sie zu denjenigen gehören, denen es schwerfällt, darüber zu sprechen – und so geht es nach wie vor vielen Menschen –, dann sind die nächsten Seiten wichtig für Sie.

Zwar werden Menschen mit psychischen Erkrankungen nicht mehr in dem Maße stigmatisiert, wie das in der Vergangenheit der Fall war. Viel Aufklärung, Informationen in der Öffentlichkeit und Prominente, die sich „outen", haben dazu beigetragen, diese sehr häufige Erkrankung aus der Scham-Ecke zu holen. Trotzdem haftet einer psychischen Erkrankung, wie die Depression eine ist, etwas Unheimliches an. Man sieht sie nicht, es gibt kein einfaches Rezept dagegen, sie beeinflusst die Beziehung zum Betroffenen, Dauer und Prognose der Erkrankung sind unklar. Es gibt also vielleicht so etwas wie eine natürliche Abneigung gegen Depressionen. Wenn es sich vermeiden lässt, möchte man damit nichts zu tun haben. Und kann man psychische Probleme nicht auch „herbeireden"? Also besser nicht zu viele Berührungspunkte schaffen! Eine solche Einstellung ist verständlich. Allerdings macht sie das Leben für Betroffene und Angehörige nicht leichter, sondern – sogar im Gegenteil – deutlich schwerer.

Verheimlichen kostet Kraft

Die Krankheit vor dem Umfeld, der Familie, den Freunden und Kollegen zu verheimlichen, ist sehr anstrengend. Denn es braucht viel Aufmerksamkeit, Mitdenken und Kontrolle, damit einem nichts aus Versehen rausrutscht. Wahrscheinlich bleibt die Veränderung, die sich beim Betroffenen durch die Krankheit oder auch bei Ihnen durch die Betreuung oder das Zusammenleben mit ihm zwangsläufig ergibt, im näheren Umfeld dennoch nicht unbemerkt. Wenn Sie sich um einen Menschen mit Depressionen kümmern und das nach außen verheimlichen, werden Sie plötzlich weniger Zeit für

Verstehen und helfen

Wissen gibt Sicherheit. Wenn es Ihnen schwerfällt, mit anderen über die Erkrankung Ihres Angehörigen zu sprechen, kann es helfen, sich zunächst noch weiter zu informieren. Je mehr Sie über Depressionen, deren Merkmale, die Dauer, Therapiemöglichkeiten und den Umgang mit dem Erkrankten wissen und je mehr Sie den individuellen Zustand Ihres Angehörigen verstehen, desto selbstsicherer können Sie auftreten und desto besser können Sie auch andere aufklären. Auch wenn Sie das umfangreiche Wissen nicht gleich umsetzen können, so fügt es sich in Ihrem Inneren zu einem Bild zusammen und hilft Ihnen dabei, Kraft für den weiteren Weg zu sammeln.

Ihr Umfeld haben. Möglicherweise sind Sie auch schon zu belastet, um „normale" Freizeitaktivitäten zu bestreiten, und ziehen sich zurück. Oder Sie meiden andere Menschen, um nicht Gefahr zu laufen, doch etwas über die Erkrankung zu erzählen. Im schlimmsten Fall finden es Ihre Mitmenschen heraus, sind verletzt, weil Sie unehrlich zu Ihnen waren.

Aber wie macht man es dann am besten? Nicht jeden geht die Gesundheit oder Krankheit von anderen Menschen etwas an. Doch zuerst eine Beobachtung, die viele Betroffene und deren Angehörige berichten:

→ Die meisten wollen helfen

Viele Menschen reagieren nicht mit Ablehnung. Nicht alle wissen, wie sie mit einem Depressionspatienten umgehen sollten, aber sie zeigen Interesse und sind bereit zu lernen. Viele wollen helfen und unterstützen.

Den Wunsch des Betroffenen respektieren

Die Depression ist eine sehr persönliche Angelegenheit Ihres Angehörigen. Daher sollten Sie möglichst früh mit ihm darüber sprechen, wie Sie gegenüber Ihrem Umfeld mit seiner Erkrankung umgehen wollen. Fragen Sie ihn, was er denkt. Viele depressiv Erkrankte haben einen hohen Redebedarf, andere wiederum ziehen sich zurück. Doch auch Letztere würden meist gern reden, schaffen es aber nicht. Da Depressive sich häufig schlecht fühlen, weil sie ihr Umfeld nicht belasten möchten, kann es entlastend sein, wenn das Umfeld Bescheid weiß und nicht auf dem Samen der Ungewissheit Gerüchte wachsen. Wenn der Betroffene unsicher ist, ob er möchte, dass das Umfeld miteinbezogen wird, können Sie folgende Punkte ansprechen:

- **Hoheit über die Informationen.** Wenn Sie und der Betroffene entscheiden, wem Sie wie viel erzählen, behalten Sie die Kontrolle über das, was erzählt wird. Der Entstehung von Gerüchten, die zusätzlich belastend sein können, wird vorgebeugt.

- **Kraft sparen für Betreuung und Genesung.** Das Verheimlichen einer schweren Krankheit kostet viel Kraft – sowohl den Betroffenen als auch die Angehörigen. Wenn Sie offen mit der Situation umgehen, sparen Sie sich wertvolle Kraft, die Sie für die Unterstützung des Betroffenen brauchen und er selbst für die Genesung.
- **Lügen machen krank.** Aus dem Verheimlichen wird nach und nach ein immer größeres Konstrukt aus Unwahrheiten und Lügen. Lügen löst körperlich messbaren Stress aus und führt zu Schuldgefühlen. Das können weder der Betroffene noch Sie in der Situation zusätzlich aushalten.
- **Zusätzliche Ansprechpartner und Helfer finden.** Je nach Schwere der depressiven Episode braucht der Betroffene teilweise intensive Unterstützung. Das kann eine Person allein nicht, zumindest nicht über einen längeren Zeitraum leisten, ohne dabei die eigene Gesundheit zu riskieren. Nur indem Sie andere Menschen einweihen, können Sie auf Unterstützung hoffen oder direkt darum bitten.
- **Krank zu sein ist nicht verwerflich.** Niemand muss sich für eine Krankheit entschuldigen oder schämen – weder für eine Grippe noch für eine Depression.

Falls der Betroffene bereit ist, seine Krankheit im Umfeld kundzutun, sollten Sie zum einen noch klären, wer aus seiner Sicht informiert werden soll/darf, und auch versuchen herauszufinden, ob er es selbst erzählen möchte oder ob Sie das tun sollen. Hilfreich ist es, wenn enge Familienangehörige oder andere enge Bezugspersonen eingeweiht sind.

Vertrauenspersonen für Sie hinzuziehen

Selbst wenn der Betroffene (noch) nicht möchte, dass seine Erkrankung öffentlich wird, bleibt es Ihnen freigestellt, mit Ihren engen Vertrauenspersonen darüber zu sprechen. Dabei müssen Sie kein schlechtes Gewissen haben oder das Gefühl, den Betroffenen zu verraten. Überlegen Sie sich aber im Vorfeld, wem Sie wie detailliert von der Erkrankung erzählen möchten. Gerade dann, wenn der Betroffene selbst Wert darauf legt, dass seine Erkrankung nicht bekannt wird, sollten Sie nur Menschen ins Vertrauen ziehen, auf deren Verschwiegenheit Sie sich verlassen können. Das können zum Beispiel Ihre besten Freunde sein. Mit einer besten Freundin oder einem besten Freund spricht man schließlich auch über Probleme in einer Partnerschaft, obwohl das der Partner vielleicht nicht gut findet.

Denkt man an Depressionen, hat man meist traurige, in sich zurückgezogene Menschen vor Augen. Doch ein depressiv Erkrankter muss nicht den ganzen Tag schlecht drauf sein. Erkrankte können durchaus auch einmal entspannt wirken. Freunde oder Kollegen, die den Betroffenen nicht jeden Tag sehen, können dann manchmal nicht glauben, dass er unter Depressionen leidet. Dazu kommt, dass viele Betroffene nach außen so lange wie möglich ihren normalen Alltag aufrechterhalten. Daher kann der Beginn einer Depression längere Zeit verheimlicht werden. Irgendwann geht das meist nicht mehr.

Für Sie ist es wichtig, dass Sie Ansprechpartner haben, bei denen Sie sich Ihre Ängste, Sorgen und Belastungen von der Seele reden können. Daher ist Offenheit eine gute Strategie. Sie brauchen unbedingt Menschen, die Sie bestärken, die Sie emotional auffangen, bei denen Sie auch Ihren Frust ablassen können und die Sie vielleicht auch mit praktischer Hilfe unterstützen können. Sie werden merken, wie gut es tut, die Depression Ihres Angehörigen nicht mehr verbergen zu müssen.

Mehr Hilfe für Angehörige

Nicht immer reichen die Gespräche mit guten Freunden, der Schwester, dem Bruder oder den Eltern aus, um sich über die Krankheitsdauer des Depressiven selbst ausreichend gehört zu fühlen. Scheuen Sie sich nicht, selbst Unterstützung zu suchen. In Selbsthilfegruppen für Angehörige können Sie auf Menschen treffen, die Ähnliches durchmachen oder durchgemacht haben. Zu erleben, dass man mit seinen Problemen und Gefühlen nicht allein ist, und die Unterstützung von anderen Menschen zu erfahren, die Ihre Situation verstehen können, ist für viele Angehörige entlastend.

→ Professionelle Hilfe

Daneben kann es auch hilfreich sein, selbst professionelle Hilfe in Anspruch zu nehmen. Das ist nicht verwerflich. Sie können sich an Ihren Hausarzt wenden und ihm von Ihrer Situation erzählen. Auch eine Psychotherapie kann unter Umständen infrage kommen. Weitere Informationen, welche Hilfemöglichkeiten, es für Sie gibt, finden Sie auf S. 65.

Checkliste

Soforthilfe in akuten Krisen

Wenn Sie nicht wissen, wem Sie von Ihren Sorgen erzählen sollen, aber dringenden Gesprächsbedarf haben, können Sie sich an folgende Stellen werden:

- ☐ **TelefonSeelsorge:** Hier erhalten Sie rund um die Uhr Beratung telefonisch, per E-Mail, im Chat oder persönlich vor Ort: www.telefon seelsorge.de, 0800/111 01 11 oder 0800/111 02 22.
- ☐ **Online-Forum:** Die Stiftung Deutsche Depressionshilfe bietet ein Online-Forum für Betroffene und Angehörige, um Kontakte zu finden und Erfahrungen auszutauschen. www.deutsche-depressionshilfe.de/depression-infos-und-hilfe/wo-finde-ich-hilfe/online-foren
- ☐ **Info-Telefon Depression:** Wer lieber einen direkten Ansprechpartner möchte, kann ein weiteres Angebot der Stiftung Deutsche Depressionshilfe nutzen. Hier bietet sie auch telefonische Information und Beratung an: 0800/334 45 33.
- ☐ **SeeleFon:** Der Bundesverband der Angehörigen psychisch Kranker bietet bundesweite Telefon- und E-Mail-Beratung unter 0228/71 00 24 24 und seele fon@psychiatrie.de.
- ☐ **Psychiatrischer Notdienst:** In jeder Region stehen psychiatrische Notdienste für Krisen zur Verfügung. Sie finden die zuständige Nummer im Internet mit dem Suchbegriff „Psychiatrischer Notdienst" und Ihrem Ort. Die Ansprechpartner helfen telefonisch oder vor Ort.

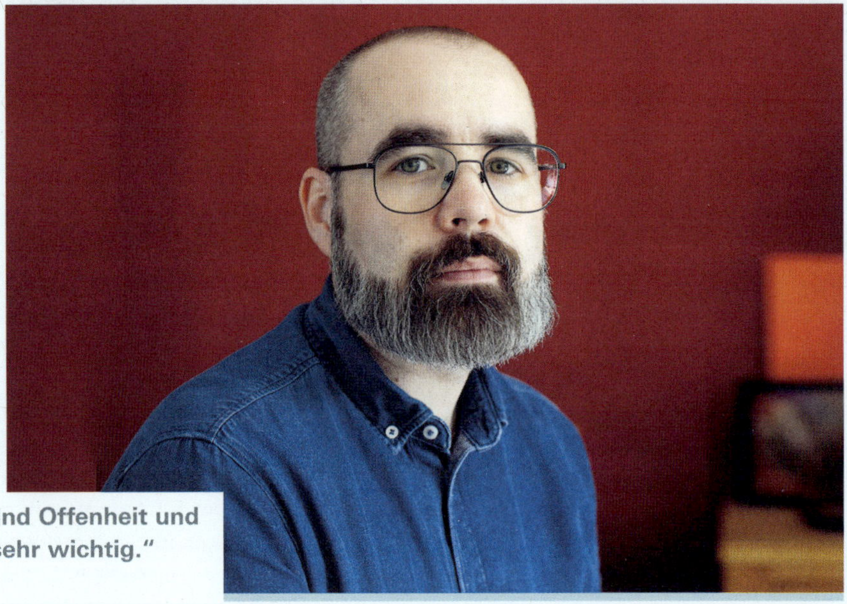

„Für mich sind Offenheit und Ehrlichkeit sehr wichtig.“
Riccardo Piras

„Ich erwarte, dass ihr mich unterstützt!“

Die Geschichte von Riccardo Piras

Als Riccardo Piras mit seinem Partner 2011 zusammenkommt, weiß er nichts von dessen Depressionen. Eine erste Ahnung bekommt er, als sie ein Jahr später zusammenziehen und er Bücher zum Thema im Regal sieht. Doch er macht sich keine weiteren Gedanken darüber, bis etwa im Februar 2013 sein Partner ihm abends erzählt, dass es ihm sehr schlecht gehe, er den ganzen Tag herumgefahren sei, professionelle Hilfe benötige und am nächsten Tag in eine psychiatrische Klinik gehen werde. „Für mich ist an diesem Tag eine Welt zusammengebrochen. Ich hatte ihm das nicht angemerkt. Er hat auch nicht die klassischen Symptome gezeigt“, erinnert sich Riccardo. Am nächsten Tag begleitet er ihn in die Klinik, wo der Lebensgefährte stationär aufgenommen wird. „Zu diesem Zeitpunkt wusste ich nicht, wie es weitergeht. Ich wusste nicht, wie lange er in der Klinik bleiben muss. Ich dachte auch, es wäre eher ein Burn-out, weil er so viel gearbeitet hat.“

Die dunkle Seite der Krankheit

Als der Partner nach sechs Wochen aus der Klinik kommt, ist er medikamentös eingestellt, macht eine Psychotherapie und es geht im besser. „Aber die Nebenwirkungen der Medikamente haben ihn genervt.“ Ungefähr zwei Jahre später setzt er sie ab. Etwa ein Jahr geht es gut, dann treten Schlafstörungen auf und das Gedankenkarussell dreht sich. Die vertraute Psychologin ist nicht mehr in der Praxis und eine weitere Gesprächstherapie bei einer neuen Therapeutin bringt nicht die erhoffte Besserung. Irgendwann bekommt Riccardo ein komisches Bauchgefühl. Er kann es nicht näher beschreiben, aber er merkt, dass etwas nicht

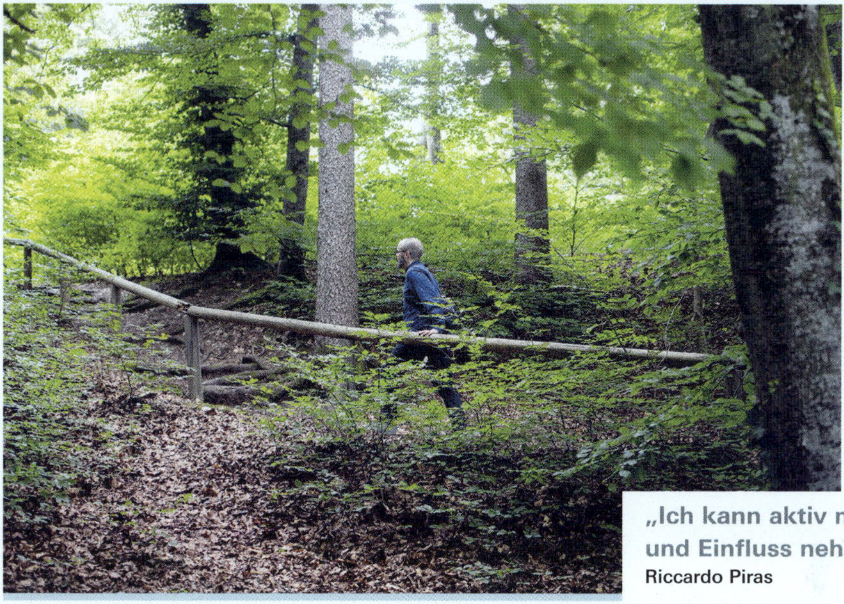

„Ich kann aktiv mitgestalten und Einfluss nehmen."
Riccardo Piras

stimmt. An einem Tag, an dem er schon morgens eine seltsame Ahnung hat, schreibt er eine WhatsApp-Nachricht, die unbeantwortet bleibt, der Partner ist auch telefonisch nicht erreichbar. Zu Hause merkt er, dass das Auto weg ist. Voller Angst kontaktiert er die Psychologin, die auch keine Informationen hat. Irgendwann erreicht er seinen Partner auf dem Handy. „Er hat mir gesagt, dass er Tabletten genommen hat und auf welchem Parkplatz er steht." Der Partner kommt auf die Intensivstation und überlebt. Für Riccardo wird zum ersten Mal richtig klar, dass sein Lebensgefährte ein schwerwiegendes Problem hat: „Bis dahin dachte ich, dass er einfach nur seine Medikamente nehmen muss und es dann wieder gut wird. Und natürlich war ich sehr enttäuscht, dass er mir nichts gesagt hat."

„Ich musste für zwei denken."

Riccardo beginnt, sich mit der Krankheit Depression auseinanderzusetzen. Er liest viel darüber und entscheidet sich dafür, seinen Partner zu begleiten. „Allerdings hatte ich ihm auch gesagt, dass ich gehe, wenn er nochmals versucht, sich umzubringen." Sein Partner hat sich zum Ziel gesetzt, medikamentenfrei zu leben. „Doch dafür muss man ja andere Strategien haben, wie man mit den Symptomen umgeht, was man alternativ macht und was einem hilft", erzählt er. Er schlägt seinem Partner während einer depressiven Episode vor, ein Tagebuch mit Aktivitäten zu führen, die er sich vornimmt für einen Tag. „Das hat dann auch recht gut funktioniert, aber für mich war es großer Stress. Ich musste für zwei denken. Was kann er unternehmen, wenn er alleine zu Hause ist? Was können wir zusammen unternehmen?"

Für Riccardo wurde die Begleitung seines Partners eine immer größere Herausforderung. „Eine Person nach einem Suizidversuch kann sich nicht selbst helfen und kann den Kampf nicht alleine kämpfen. Sie

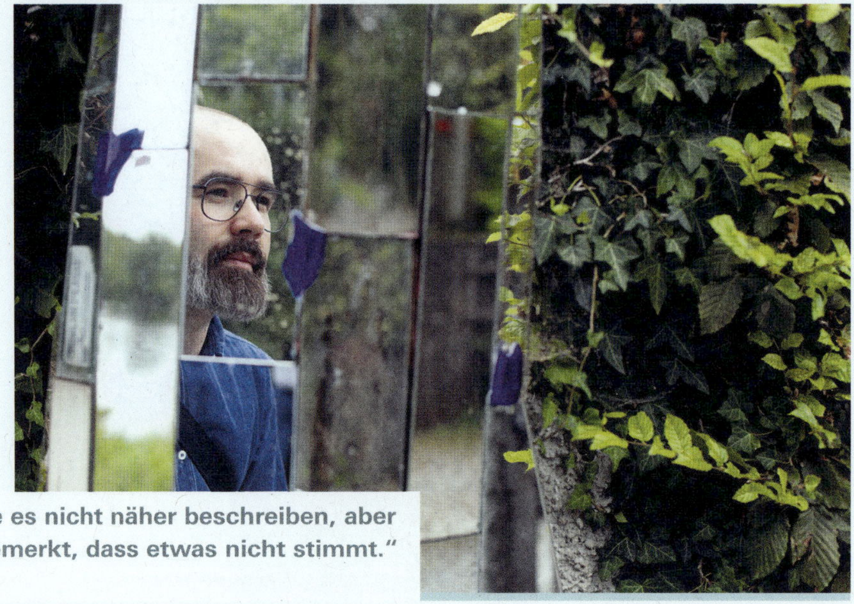

„Ich konnte es nicht näher beschreiben, aber ich habe gemerkt, dass etwas nicht stimmt."
Riccardo Piras

braucht jemanden, der vieles abnimmt, wofür der Antrieb fehlt. Mein Partner brauchte jemanden, der die Therapeuten durchtelefoniert, mit Ärzten spricht und ihm Vorschläge macht. Doch ich habe im Verlauf der weiteren Krisen erkannt, dass ich das nicht alleine leisten kann, ohne mich zu überlasten!" Im Gegensatz zur Anfangszeit ist Riccardo inzwischen besser in die Familie seines Partners integriert. Er spricht mit den Eltern und der Schwester und fordert sie aktiv auf: „Ich erwarte, dass ihr mich unterstützt! Ich bin bereit, ihn zu begleiten, aber ihr müsst mich unterstützen, auch wenn es unangenehm und anstrengend ist." Er bekommt die Unterstützung.

Absprachen und Pragmatismus

Riccardo hat verstanden, dass er sich Zeit für sich selbst nehmen muss. Er unternimmt Dinge mit Freunden und fährt alleine in den Urlaub. „Natürlich habe ich immer Angst, dass er sich wieder etwas antun könnte, aber ich weiß auch, dass ich nie die Sicherheit haben werde, dass es nicht mehr passiert. Ich kann aber aktiv mitgestalten und Einfluss nehmen, wie es weitergeht." Damit meint er, dass er einerseits gelernt hat, sich bei Ärzten und Therapeuten Gehör zu verschaffen und sich nicht mit der ersten Antwort zufriedenzugeben, sondern auch hartnäckig nachzufragen. Andererseits haben sein Partner und er Absprachen getroffen, etwa, dass WhatsApp-Nachrichten beantwortet werden müssen, dass Veränderungen bei der Medikation nicht ohne ärztliche Kontrolle erfolgen und dass er davon erfährt. Zudem bindet er die Familie ein und es gibt Absprachen mit dem Hausarzt und dem Neurologen, sodass sie ihn informieren würden, wenn ihnen etwas auffällt. Trotzdem ist es Riccardo wichtig, dass er seinen Partner nicht kontrolliert oder überwacht. „Das möchte ich nicht. Schließlich vertraue ich meinem Partner auch. Ich sehe das eher pragmatisch: Ich bin derjenige, der ihm

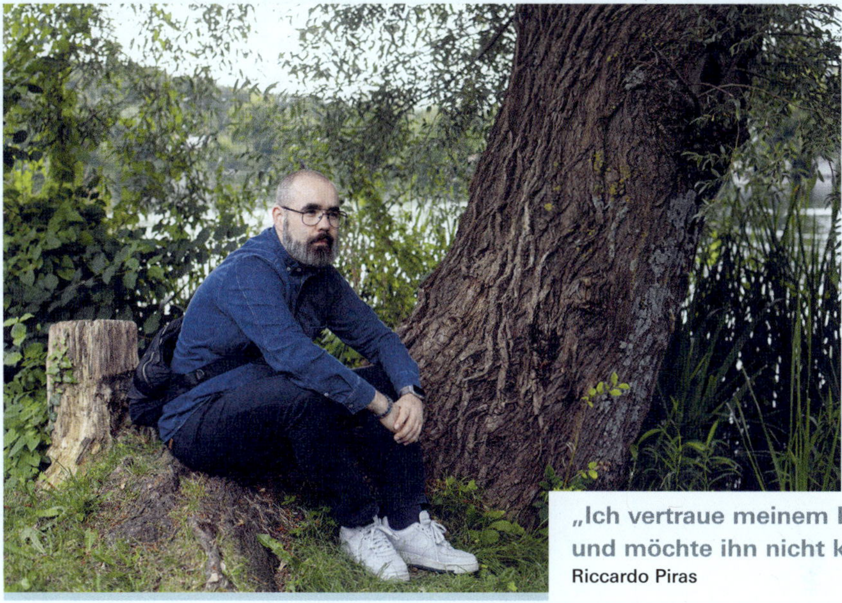

„Ich vertraue meinem Partner auch und möchte ihn nicht kontrollieren."
Riccardo Piras

hilft, und erwarte dafür Zugang zu allen wichtigen Informationen." Sein Partner, das weiß er, ist dankbar für die Unterstützung. „Für mich sind Offenheit und Ehrlichkeit sehr wichtig. Ich hinterfrage daher, was sich mein Partner davon verspricht, wenn er etwa ein Medikament nicht mehr nehmen möchte, sage ihm aber auch, was das bei mir auslöst. Beispielsweise, dass ich Angst habe, dass er sich etwas antut, wenn er Medikamente reduziert oder absetzt."

„Es ist in Ordnung, sich Hilfe zu suchen."

Riccardo beschreibt seine Rolle als eine Entwicklung, bei der er anfangs nur begleitete und nun immer mehr aktiv ist. Er weiß, welche Anlaufstationen es für Betroffene und Angehörige gibt, in welche Klinik sein Partner nach dem Verteilungsschlüssel muss und dass er schon mit der Suche nach einem Therapieplatz bei einem Psychotherapeuten beginnen muss, wenn sein Partner gerade mit dem Klinikaufenthalt beginnt, damit die Wartezeit nicht zu lang ist. Aber auch, wie er für sich und sein Wohlbefinden sorgt, hat er gelernt: „Mir ist es wichtig, mir Freiräume fern der Depression zu schaffen. Es ist in Ordnung, wenn ich nicht jeden Besuchstermin in der Klinik wahrnehme, wenn ich es nicht schaffe. Und es ist in Ordnung, sich selbst Hilfe zu suchen."

Riccardo wünscht sich, dass Familien und Partner stärker in die Behandlung einbezogen werden. „Man muss schon sehr hartnäckig sein, damit man involviert wird. Dabei haben die nahen Angehörigen einen wichtigen Einfluss auf den Erkrankten." Um andere Angehörige zu unterstützen, engagiert er sich ehrenamtlich beim „Bündnis gegen Depression" in München. „Dort gibt es Gruppen für Betroffene und Angehörige und man erhält Hilfestellungen bei seinen Problemen. Ich halte das für eine tolle Sache und möchte gerne etwas von meinen Erfahrungen und meinem Wissen weitergeben."

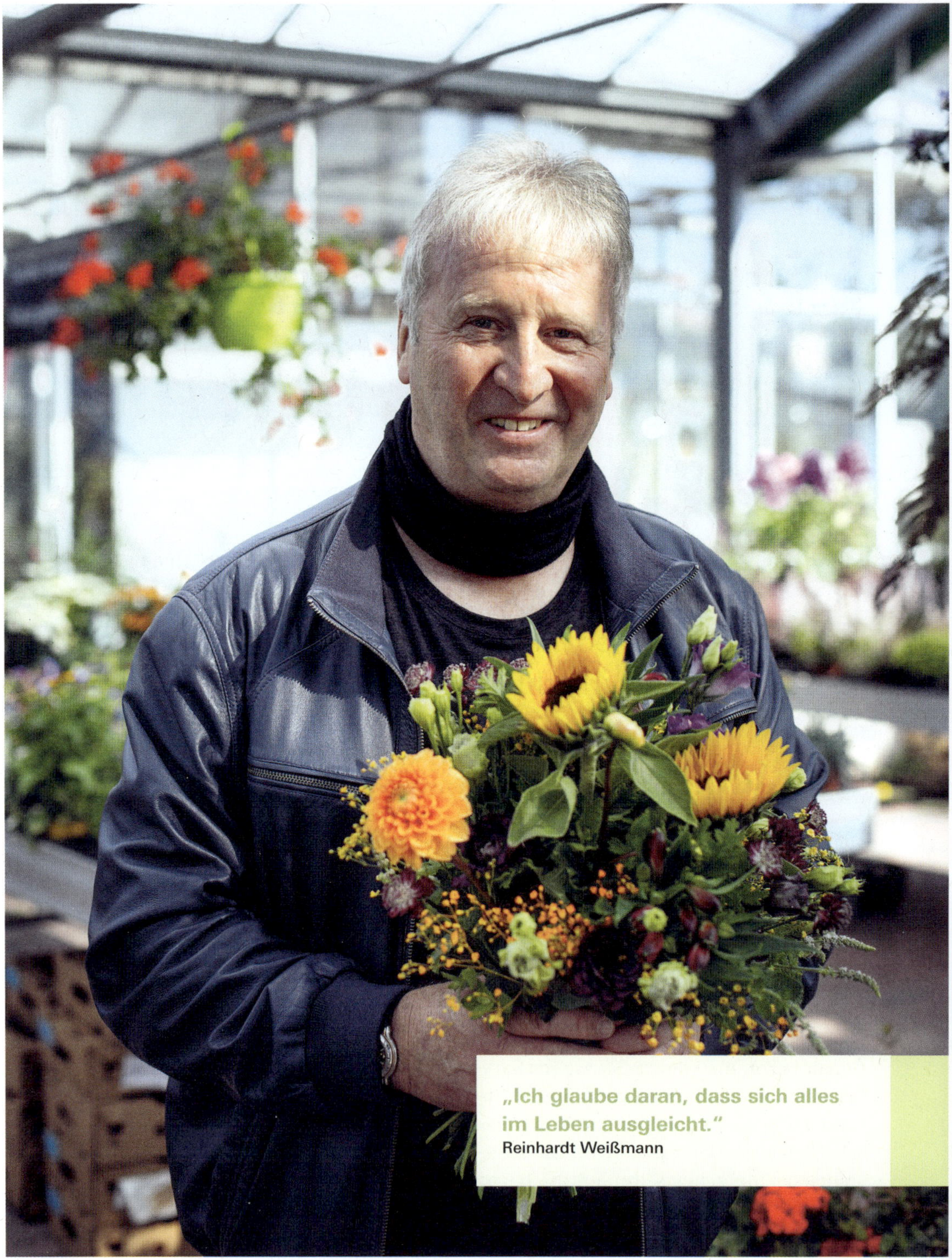

„Ich glaube daran, dass sich alles im Leben ausgleicht."
Reinhardt Weißmann

Einen neuen Alltag gestalten

Es gibt nicht den einen richtigen Umgang mit einer Depression. Doch es gibt Bausteine, die Ihnen und auch Ihrem Angehörigen den Alltag erleichtern.

Wie gut es gelingt, den Alltag mit der depressiven Erkrankung zu bewältigen, ist individuell sehr verschieden. Von Bedeutung ist neben der Schwere der Depression und der Art der Symptome natürlich auch Ihre Persönlichkeit und die Ihres erkrankten Angehörigen. Doch auch Ihre aktuelle Situation spielt eine Rolle. Ist Ihre Familie beispielsweise finanziell darauf angewiesen, dass der Betroffene weiterhin sein Gehalt bekommt, werden Sie wahrscheinlich gestresster reagieren. Auch andere Zusammenhänge wirken sich darauf aus, wie sehr Sie von der Depression des Ihnen nahestehenden Menschen selbst betroffen sind und wie stark es Sie beeinträchtigt. Aus diesem Grund gibt es nicht den einen richtigen Weg, der für alle Angehörigen gleichermaßen funktioniert.

Dennoch gibt es Handlungsempfehlungen, die in vielen Fällen hilfreich sind, da sich die Verhaltensweisen der Erkrankten selbst, aber auch die Reaktionen der Angehörigen auf dieses Verhalten häufig ähneln. So gibt es Informationen, Tipps und Hilfestellungen, welche Unterstützungsangebote und -versuche förderlich sein können und welche eher kontraproduktiv sind. Auch eine neue Kommunikation ist eine sehr wichtige Grundlage.

Miteinander reden

Die Art, wie Sie mit Ihrem Angehörigen sprechen, kann viel dazu beitragen, dass ein gegenseitiges Verständnis entsteht und Sie einen gemeinsamen Weg durch die Krankheit finden.

Ein zentraler Punkt im Umgang mit depressiv Erkrankten ist die Kommunikation. So wie die Symptomkombination individuell ist, so ist es auch der Redebedarf des Betroffenen. Manche suchen viel Kontakt und möchten reden, während andere sich ganz zurückziehen und kaum zugänglich sind. Auch tagesabhängige Schwankungen sind nicht selten. Daher ist es nicht möglich, einfache und allgemeine Aussagen zu machen, wie viel oder wenig ein depressiv Erkrankter reden möchte. Wichtig ist aber, dass Sie es gemeinsam versuchen.

→ Gespräche sind wichtig

Selbst wenn es nach außen hin so aussieht, als möchte der Betroffene einfach nur allein sein, sind Gespräche wichtig. Zum einen für Sie, um zu erfahren, wie es dem Betroffenen geht, ob sich sein Zustand verschlechtert oder verbessert, aber auch für den Erkrankten, der dadurch möglicherweise aus den negativen Gedankenspiralen (vorübergehend) herauskommen kann (siehe S. 77).

Dabei geht es nicht nur darum, über „Probleme" zu sprechen, sondern zum Beispiel auch um Absprachen im Alltag. Es wäre falsch, einen Depressiven nur noch in Watte packen zu wollen und ihn komplett aus dem (Familien-)Alltag herauszuhalten, um ihn zu schonen. Sehr wahrscheinlich ist, dass die Absprachen aufwendiger sind, länger dauern und man auch Dinge ansprechen muss, die früher einfach so funktioniert haben. Aber all das ist wichtig, um den Betroffenen weiter aktiv zu halten. Mehr darüber, wie es gelingen kann, dass der Betroffene weiterhin konkrete Aufgaben übernimmt, erfahren Sie ab S. 53.

Wenn Kommunikation zur Herausforderung wird

Je nachdem, wie lange Ihr Angehöriger bereits erkrankt ist oder wie viele Episoden Sie bereits miteinander erlebt haben, haben Sie vielleicht schon unterschiedliche Strategien in der Kommunikation mehr oder weniger bewusst ausprobiert: Möglicherweise haben Sie den Erkrankten phasenweise mit Samthandschuhen angefasst und ihm immer zugestimmt, Sie haben konfrontative Aussagen vermieden. Oder Sie haben einen herausfordernden Unterton anklingen lassen, Sie haben Druck ausgeübt oder dem Betroffenen genau gesagt, was er tun soll. Vielleicht gab es auch Situationen, in denen der Betroffene Ihre Wut zu spüren bekam, weil Ihnen der Geduldsfaden gerissen ist.

In der Tat kann die Kommunikation mit einem depressiv Erkrankten sehr schwierig sein. Hinzu kommt, dass der Unterschied zur Art und Weise, wie Sie vor der Krankheit miteinander geredet haben und wie Sie miteinander umgegangen sind, extrem groß sein kann. Schon allein diese Veränderung kann für Sie Stress bedeuten. Auch für den Erkrankten bedeutet es Stress, selbst wenn es nach außen manchmal so wirkt, als wäre ihm alles egal. Die Situation kann für beide Seiten einfacher werden, wenn Sie besser verstehen, wie es dem Betroffenen in seinem Inneren geht (siehe S. 13).

Es kann sein, dass es Ihnen in den Momenten, in denen Sie mehr über die Empfindungen, Sorgen und Ängste des Erkrankten erfahren möchten, nicht gelingt, mit ihm darüber zu sprechen. Vielleicht ist es heute nicht möglich und auch nicht morgen, aber vielleicht übermorgen. Die Kommunikation mit einer depressiv Erkrankten Person folgt anderen Regeln.

Grundlagen guter Kommunikation

Ein typisches Prinzip in der Kommunikation besagt: „Wie man in den Wald hineinruft, so schallt es heraus.“ Das trifft auch auf die Kommunikation mit einem depressiv Erkrankten zu, selbst wenn es vielleicht zunächst nicht so erscheint, da oft kaum eine Reaktion auf Ihre Bemühungen erkennbar ist. Die Art und Weise, wie Sie mit dem Betroffenen sprechen, hat dennoch einen Einfluss darauf, wie Ihre Botschaften ankommen und er darauf reagiert.

In den vorherigen Kapiteln ging es darum, den Betroffenen besser zu verstehen und sein Befinden zu akzeptieren. Das ist die Grundlage für Ihren Umgang miteinander. Doch gute Kommunikation folgt gewissen Regeln. Wenn wir mit Menschen kommunizieren, die wir mögen, die freundlich gestimmt sind oder von denen wir Hilfe

Verstehen und helfen

Druck machen oder in Ruhe lassen? Beide Extreme sind kontraproduktiv. Mit Druck und Vehemenz erreicht man meist nicht die gewünschte Auskunft. Zu großer Druck kann vielmehr den Rückzug noch verstärken, weil der Betroffene sich unverstanden fühlt. Ein weitgehendes „In-Ruhe-lassen“ kann für den einen oder anderen Tag sinnvoll sein, lässt aber den Betroffenen mit seinen negativen Gedanken allein. Warum das vermieden werden sollte, erfahren Sie auf S. 109.

oder Unterstützung benötigen, befolgen wir diese Regeln automatisch:

1. Wir gehen positiv aufeinander zu.
2. Wir beginnen Sätze mit „ich" (statt mit „du").
3. Wir zeigen, dass wir das Gegenüber verstehen.
4. Wir zeigen, dass wir gemeinsam für ein Gelingen der Kommunikation verantwortlich sind.

Wenn es in einer zwischenmenschlichen Beziehung zu Schwierigkeiten kommt, wird eine um die andere Regel außer Kraft gesetzt. Während es vorher selbstverständlich und einfach war, in der Kommunikation Nähe herzustellen, gehen Menschen in schwierigen und stressigen Situationen eher auf Abstand. Doch Interaktion zwischen Menschen folgt einem Prinzip:

→ Kommunikation funktioniert wie ein Spiegel

Geht man zugewandt und in guter Stimmung auf jemanden zu, so reagiert das Gegenüber wahrscheinlich auch in dieser Art und Weise – und umgekehrt. Ist man genervt oder in einer negativen Stimmung, so ist man nicht mehr gewillt, sich in die Lage des Gegenübers hineinzuversetzen. Man schafft Distanz.

In der Kommunikation mit einem depressiv Erkrankten muss man manche Dinge noch stärker beachten als üblich. Menschen mit Depressionen hadern ständig mit ihrem Selbstwert und ihrem Können, sie beziehen alles, was passiert, was gesagt wird, auf sich und deuten es negativ und sie suchen die Schuld immer bei sich. Es ist daher besonders wichtig, dass Sie auf Ihre Worte und Botschaften achten, aber auch auf nonverbale Signale.

Körpersprache bewusst einsetzen und deuten

Ebenso wie Wortwahl und Tonfall wirken sich auch Mimik und Körpersprache auf die Stimmung aus. Wer sich aufrichtet und sich groß macht, fühlt sich stärker als jemand, der sich klein zusammenkauert. Wer lächelt, ist automatisch besser gelaunt, geht positiver auf andere zu und erntet meist auch eine positive Reaktion, und wer jemandem mit verschränkten Armen gegenübersitzt, signalisiert Distanz. Bei Menschen, die aktuell eine Depression haben, funktioniert das allerdings nicht so zuverlässig wie bei den meisten Gesunden. Sie lassen sich oft nicht durch ein Lächeln aufheitern – zumindest nicht sichtbar.

Doch selbst wenn die Reaktion auf Ihre Ansprache oder Zuwendung nicht so ausfällt, wie Sie das gewohnt sind oder wie Sie es sich vorstellen, bedeutet das nicht, dass der Betroffene es nicht registrieren würde. Sie können also versuchen, über Ihre Körpersprache eine angenehmere Atmosphäre herzustellen, beispielsweise so:

- Begeben Sie sich auf dieselbe Höhe wie Ihr Angehöriger und schauen Sie nicht von oben auf ihn herab.
- Achten Sie auf den Abstand zum Betroffenen. Eine Armlänge Entfernung zum Gegenüber beschreibt die Grenze zum persönlichen Bereich. Sind Sie zu nah dran oder zu weit weg, kann das die Kommunikation beeinflussen.
- Begegnen Sie Ihrem Angehörigen mit einer offenen Körperhaltung. Vermeiden Sie, die Arme vor dem Körper zu verschränken.
- Stehen oder sitzen Sie entspannt. Nervöse Bewegungen oder Handlungen zeigen Unsicherheit, während Ruhe und Gelassenheit auf die Umgebung abfärben.
- Suchen Sie Blickkontakt, aber vermeiden Sie, den Betroffenen dauerhaft zu fixieren oder ständig wegzuschauen.

Reagieren Sie auch auf die Körpersprache des Betroffenen. Jemand, der sich klein macht, die Schultern hängen lässt und mit seinem Auftreten ausdrückt, dass er lieber unsichtbar oder gar nicht mehr da wäre, kann Mitgefühl hervorrufen. Auf Dauer kann das aber auch wütend machen, weil man als Gesunder erwartet, dass der andere sich gegen schlechte Gefühle wehrt, dass er sich nach außen hin sichtbar bemüht, wieder auf die Beine zu kommen. Für Sie ist es gerade dann wichtig, dass Sie sich immer wieder erinnern, dass es kein böser Wille ist, wenn der Betroffene nicht „angemessen" reagiert, und dass es auch nicht gegen Sie persönlich gerichtet ist (siehe S. 150).

Verstehen und helfen

Die Körpersprache des Betroffenen ist eingeschränkt. Die Depression kann verhindern, dass Ihr Angehöriger so reagiert, wie Sie es intuitiv erwarten. Wenn er etwa Ihr Lächeln nicht erwidert oder Ihre Gesten im Gespräch nicht spiegelt, wirkt das auf Sie irritierend und kann Ihre Versuche, ein Gespräch in Gang zu bringen, bremsen. Es kann helfen, sich diesen Einfluss der Erkrankung auf die Körpersprache bewusst zu machen, um damit besser umgehen zu können.

„Ich" statt „du" – wie Botschaften besser ankommen

Die Art, wie Aussagen formuliert werden, hat einen großen Einfluss auf das Gelingen oder Nichtgelingen der Kommunikation. Es lohnt sich daher, wenn Sie nicht nur auf den Inhalt Ihrer Botschaften, sondern auch auf Ihre Wortwahl achten. Damit Ihre Botschaften beim Erkrankten ankommen, ohne dass er sich unter Druck gesetzt und gestresst fühlt, können Sie auf eines der wichtigsten Prinzipien guter Kommunikation zurückgreifen: die Ich-Botschaft. Sie beginnen Ihre Aussagen also mit „ich" und nicht mit „du".

Eine Du-Botschaft wird in einer angespannten Beziehung schnell zu einem Vorwurf. Eine solche Aussage ist meist eng mit einer negativen Botschaft verbunden. Beginnen Sie Ihre Sätze hingegen mit „ich", so zeigt das, dass Sie ein Gefühl oder eine Meinung äußern. Dadurch fühlt sich das Gegenüber nicht automatisch angegriffen.

Natürlich kommt man nicht ganz ohne das Wort „du" aus, wenn es um etwas geht,

Beispiele für Ich- und Du-Botschaften

„Ich" oder „du"? Das scheint nur ein banaler Unterschied in der Wortwahl zu sein, doch dieser wirkt sich stark darauf aus, wie eine Aussage vom Gegenüber aufgefasst wird. Folgende Beispiele verdeutlichen das.

Du-Botschaft – negativ	Ich-Botschaft – positiv
„Du bist den ganzen Tag nur am Jammern."	„Ich merke, dass du schlecht drauf bist. Bei einer Depression sieht man oft schwarz. Das wird wieder vorbeigehen."
„Kannst du dich nicht einmal an das halten, was wir ausgemacht haben?"	„Ich weiß, dass du einen schweren Tag hast, aber es wäre mir sehr wichtig, dass du dich bemühst, unsere Absprachen einzuhalten."
„Wenn du nicht gleich losgehst, verpasst du schon wieder deinen Arzttermin und es geht dir weiterhin schlecht."	„Ich sehe, dass es dir schwerfällt, dich aufzuraffen, aber der Termin beim Arzt ist wichtig, damit es dir besser geht."
„Du bist eine Belastung für mich."	„Die Situation ist eine Belastung für mich." „Die Krankheit ist auch für mich belastend, du als Person bist es aber nicht."
„Du bist so egoistisch. Dir ist scheinbar egal, wie es mir geht."	„Ich merke, dass du im Moment keinen Kopf für meine Probleme hast. Das kommt durch die Depression. Ich weiß, dass dir nicht egal ist, wie es mir geht."
„Du machst uns alle kaputt!"	„Ich kann / Wir können nicht mehr."

das jemand getan oder nicht getan hat. Doch der Ton macht die Musik und auch eine Aussage, die ein „du“ enthält, kann insgesamt als Ich-Botschaft formuliert werden.

Mit dem Erkrankten ins Gespräch kommen

Die meisten depressiv Erkrankten möchten reden – manche können es aber nicht. Dennoch täte es ihnen eventuell gut. Die Frage ist also, wie es gelingen kann, ein Gespräch zu ermöglichen, wenn der Erkrankte dazu nicht in der Lage ist. Wie allgemein im Zusammenhang mit Depressionen kann auch hier schon wenig zu viel sein. Aufforderungen wie „Ich komme vorbei und dann reden wir mal“ oder „Es wird dir besser gehen, wenn du dir deine Probleme von der Seele redest“ sind gut gemeint, doch sie bringen eine Erwartungshaltung zum Ausdruck, durch die sich der Betroffene eher unter Druck gesetzt fühlt und sich zurückzieht. Dann ist nichts gewonnen. Erfolgversprechender ist es, den Erkrankten das Tempo und den Umfang eines Austauschs selbst bestimmen zu lassen. Sie können dafür die Plattform bereitstellen, indem Sie den depressiv Erkrankten immer wieder wissen lassen, dass er bei Ihnen ein offenes Ohr findet: „Wenn du mal reden möchtest, höre ich dir gerne zu.“

Es kann auch passieren, dass der Betroffene das Angebot nie annehmen möchte. Das müssen Sie als Angehöriger leider akzeptieren, auch wenn Sie denken, dass ein Gespräch hilfreich wäre. Versuchen Sie, sich nicht darauf zu versteifen, dass solche Gespräche für die Besserung des Angehörigen unbedingt notwendig wären. Sie sind es nicht unbedingt. Bei einer behandlungsbedürftigen Depression wird es im Rahmen der Therapie viele Gespräche geben. Psychotherapeuten sind geschult darin, mit Ablehnung und Widerstand umzugehen.

Vielleicht ist es auch so, dass Sie sich Gespräche mit dem Betroffenen für sich wünschen, weil Sie verstehen wollen, warum es dem Betroffenen so schlecht geht und wo-

---

Raus in die Natur! Ungezwungener ist der Umgang miteinander, wenn Sie zusammen in der Natur unterwegs sind, beispielsweise bei einem Spaziergang im Park oder durch den Wald. Da ist es für beide leichter auszuhalten, wenn nichts gesagt wird, als wenn man sich am Tisch gegenübersitzt. Schweigend nebeneinanderzugehen kann sogar sehr verbindend sein. Vielleicht entsteht aus der entspannten Situation ein Gespräch. Und wenn nicht heute, dann vielleicht beim nächsten Mal.

her das kommt. Dieser Wunsch ist verständlich, doch diese Antworten kennen Betroffene leider meist selbst nicht. Möglicherweise müssen Sie sich damit abfinden, dass ein Gespräch über die Depression nicht stattfinden wird. Versuchen Sie dann, Ihre Erwartung, die Sie in ein solches Gespräch setzen, zu verringern. Denn der Betroffene spürt sonst Ihre unbewusst fordernde Haltung – und geht auf Distanz. Wenn es Sie aber immer weiter umtreibt und Sie weiterhin mehr wissen möchten, um das Verhalten Ihres Angehörigen zu verstehen, nutzen Sie das Angebot der Psychoedukation (siehe S. 130).

Das Gespräch konstruktiv führen und beenden

Sollte sich der Betroffene mit einem Gesprächswunsch an Sie wenden, ist das erfreulich. Dennoch sollten Sie auch jetzt versuchen, Ihre Erwartungen an das Gespräch nicht zu hoch anzusetzen. Ein solches Gespräch wird wahrscheinlich auch für Sie anstrengend sein und das Leid des Betroffenen ist schwer zu ertragen. Daneben kann ein Gespräch in Kombination mit den depressionstypischen Konzentrationsschwierigkeiten dazu führen, dass der Betroffene länger für Antworten braucht, schneller erschöpft ist und dann doch nicht mehr reden möchte oder sich zwischendurch erholen muss. Geben Sie ihm daher ausreichend Zeit zum Nachdenken, lassen Sie Gesprächspausen zu und drängen Sie nicht auf den Fortgang des Gesprächs oder die Beendigung eines begonnenen Gedankens.

Wenn ein Gespräch beginnt, sich im Kreis zu drehen, oder wenn der Betroffene sich immer weiter zurückzieht, beenden Sie das Gespräch für den Moment. Mit Beharrlichkeit kommen Sie nicht weiter. Machen Sie lieber einen Vorschlag, wie es weitergehen könnte:

- „Gerade kommen wir zu keinem Ergebnis. Vielleicht sollten wir morgen noch mal darüber sprechen."
- „Ich merke, dass du gerade nicht darüber sprechen kannst / willst. Das ist in Ordnung. Ich kann das heute allein entscheiden."
- „Möchtest du hören, wie ich über diese Sache denke?"
- „Schade, dass es dir heute nicht möglich ist, mich zu unserer Einladung zu begleiten. Wenn es für dich in Ordnung ist, gehe ich trotzdem hin und du kannst dich ausruhen."

Wie geht es dem Betroffenen?

Angehörige merken meist sehr schnell, ob der Betroffene einen guten oder schlechteren Tag hat. Sie kennen ihn gut und nehmen kleine Signale schnell wahr. Häufig läuft das unbewusst ab und sie können nicht genau sagen, woher sie wissen, wie es dem Betroffenen heute geht. Hat der Betroffene einen guten Tag, sind die Symptome weniger stark ausgeprägt, er ist etwas lockerer, weniger niedergeschlagen, redet mehr und lacht vielleicht sogar. An schlechteren Tagen hingegen fehlen diese kleinen entspannten Anzeichen bei Ihrem Angehörigen. Die Körperhaltung ist dann stärker in sich zusammengesunken, er lächelt nicht zurück oder vermeidet Augenkontakt.

Alltagsgespräche führen

Alltagsgespräche sind weiterhin wichtig, selbst wenn sie manchmal auch schwierig sein können. Wenn Sie aus Frust oder auch aus Rücksichtnahme aufhören, miteinander zu sprechen, verlieren Sie den Kontakt zum depressiv Erkrankten.

Der private und berufliche Alltag zusammen mit den Belastungen bringen es mit sich, dass Sie selbstverständlich nicht immer ruhig und gelassen sind oder bleiben können. Schnell rutscht vielleicht ein Vorwurf heraus oder die Geduld ist am Ende, weil man den Eindruck hat, immer wieder dasselbe sagen zu müssen. Dennoch ist es für Ihr Wohlbefinden und für den Austausch mit dem Betroffenen wichtig, dass Gespräche unter Stress vermieden werden. Wenn Sie aufgebracht sind, genervt sind oder sich über etwas ärgern, kann ein Gespräch mit einem depressiv Erkrankten anders verlaufen als erhofft.

Ein paar Tricks können helfen, dass Sie sich wieder etwas beruhigen, bevor Sie das Gespräch suchen:

- Nehmen Sie sich einen Moment Zeit, um tief durchzuatmen und den Groll zu verringern.
- Lockern Sie Ihre Muskeln. Schütteln Sie Arme und Beine oder klopfen Sie sie mit Ihren Händen mehrmals ab.
- Recken und strecken Sie sich.
- Achten Sie auf Ihren Kiefer. Wer angespannt ist, presst häufig die Zähne aufeinander. Lösen Sie bewusst die Spannung und machen Sie Grimassen, um das Gesicht zu lockern.
- Gehen Sie schnell die Treppen rauf und runter.

Wenn Sie merken, dass die Anspannung nachgelassen hat, können Sie den Betroffenen mit Ihrem Anliegen ansprechen. Stellen Sie fest, dass es Ihnen immer schlechter oder gar nicht mehr gelingt, die Grundanspannung zu reduzieren und entspannt und zugewandt auf den Betroffenen zuzugehen, ist das ein deutliches Zeichen dafür, dass Sie selbst stark belastet, vielleicht sogar überlastet sind mit der Situation und der Verantwortung. Denken Sie daran, auch für Sie gibt es viele Unterstützungsangebote (siehe S. 64).

Bei Schuldgefühlen und Krisen beruhigen

Depressiv erkrankte Menschen haben häufig (unberechtigte) Schuldgefühle, große Selbstzweifel und fühlen sich wert- und nutzlos. Alles, was von außen an sie herangetragen wird und ihr negatives Bild stärkt, wird aufgesogen wie Wasser von einem trockenen Schwamm. Dabei kann es sich um

Mit einem depressiv Erkrankten zu diskutieren führt zu nichts und regt Angehörige häufig auf. Denn Betroffene sehen in allem das Schlechte und lassen andere Sichtweisen oder Argumente nicht gelten. Beim Versuch, positivere Aspekte herauszustellen, fühlen sie sich unverstanden und im Stich gelassen. Um die eigene Position zu untermauern, wird immer mehr Negatives gefunden. Diskussionen können das Klagen sogar verstärken.

eigentlich banale Dinge handeln, die unter normalen Umständen kaum thematisiert würden. Ging beim Ausräumen der Spülmaschine ein Teller zu Bruch, wurde beim Einkauf der Geldbeutel zu Hause vergessen, tritt ein Problem mit dem Handy auf? Selbst solche Kleinigkeiten können ausreichen, dass der Betroffene sich darin bestätigt sieht, alles falsch zu machen. Problematisch daran ist, dass das dazu führt, dass es Betroffenen noch schlechter geht, sie sich noch schlechter und wertloser fühlen – oder eventuell mehr klagen oder unangemessene Dinge unterstellen.

Für Angehörige ist es in solchen Situationen schwer, den richtigen Ton zu treffen. Nicht, weil sie etwas Unpassendes sagen würden, sondern weil der Betroffene nur nach Bestätigung für seine Wertlosigkeit sucht. Sinnvoll ist es, den Betroffenen daran zu erinnern, dass die Art, wie er derartige Ereignisse bewertet, eine Auswirkung der Depression ist. Jedem kann etwas kaputtgehen, jeder vergisst mal etwas, das ist ganz normal. Doch die Empfindung des Versagens ist ein Symptom der Depression. Dieses Empfinden wird zurückgehen, wenn die Depression besser wird.

Konflikte vermeiden und entschärfen

Das Gefühl, eine Belastung für die Angehörigen zu sein, führt immer weiter in die negative Spirale der Depression. Aus diesem Grund haben Sie wahrscheinlich den Anspruch an sich selbst, nicht mit unbedachten Aussagen zu dieser Negativspirale beizutragen. Wie bereits erwähnt, sollten Sie Ihre Beobachtungen und Sorgen mit Ich-Botschaften mitteilen. Versuchen Sie, wenn Sie das Verhalten Ihres Angehörigen wütend macht und provoziert, mehrfach tief durchzuatmen oder eventuell sogar eine Runde um den Block zu gehen, bevor Sie Dinge sagen, die den Betroffenen weiter in seinem negativen Bild von sich selbst bestärken.

Zugegeben, in vielen Situationen ist das (zu) viel verlangt. Es wird Momente geben, in denen es Ihnen schwerfällt, ausreichend Rücksicht zu nehmen. Auch Sie leiden unter der Situation und kommen immer wieder auch emotional an Ihre Grenzen. Nicht immer schafft man es dann, trotzdem ruhig zu bleiben und beispielsweise auf eine vorwurfsvolle Aussage zu verzichten, die den Betroffenen verletzt. Dass sich eine Situation hin und wieder auf diese Weise zuspitzt, gehört dazu und Sie sollten sich deswegen nicht schuldig fühlen.

→ Konflikte vermeiden – aber nicht alles ertragen

Vielleicht haben Sie den Eindruck gewonnen, Sie dürften mit dem Betroffenen nicht mehr streiten, ihm keine Widerworte mehr geben und müssten vieles, um das Wohl des Betroffenen zu stabilisieren, hinnehmen, was Sie früher nicht toleriert hätten. Doch Sie müssen sich nicht alles gefallen lassen, bloß weil der Betroffene krank ist. Vielmehr dürfen und sollen Sie auch klar machen, wo Ihre Grenzen sind – nur die Art und Weise sollte möglichst wertschätzend und nicht verletzend sein.

Sollte es daher doch hin und wieder passieren, dass Sie wütend und vorwurfsvoll reagieren und der Betroffene sich daraufhin verschließt, beenden Sie das Gespräch und gönnen Sie sich eine Auszeit. Für den Moment können Sie nichts tun. Wenn etwas Zeit verstrichen ist und Sie beide sich beruhigen konnten, können Sie versuchen, wieder Kontakt aufzunehmen. Ehrlichkeit ist der beste Ratgeber. Erklären Sie dem Betroffenen in Form von Ich-Botschaften, dass die Situation (nicht er!) für Sie sehr anstrengend ist, dass die Krankheit (nicht er!) auch an Ihren Nerven zerrt, dass Sie durch die Krankheit und die Arbeit, den Haushalt oder die Kinderbetreuung überlastet sind. Verzichten Sie möglichst darauf, Aussagen oder Verhaltensweisen des Betroffenen als Entschuldigung zu verwenden: „Wenn ich von dir auch nie eine Antwort bekomme, ist es doch klar, dass ich wütend werde" oder ähnliche Aussagen werden die Situation wieder verschärfen.

Es kann aber auch sein, dass Sie sich manchmal insgeheim vom Betroffenen wünschen, er würde nicht ständig nachgeben und die Schuld bei sich suchen, sondern einfach mal selbstbewusst seinen Standpunkt vertreten – vielleicht wollen Sie gerade diese Haltung aus ihm herauskitzeln oder sogar herausfordern. Das wird allerdings höchstwahrscheinlich vergeblich sein und Konflikte für beide Seiten nur schlimmer machen. Die Depression verhindert, dass der Betroffene auf „gesunde Art" für sich einstehen kann. Auch hier kann es helfen, wenn Sie sich vor Augen führen, dass dies ein Symptom der Krankheit ist. Wenn die Depression überwunden ist, werden auch Konfliktgespräche wieder auf Augenhöhe stattfinden können!

Was dem Betroffenen im Alltag helfen kann

Wenn Sie wissen, wie Sie den Betroffenen im Alltag unterstützen können, können Sie dazu beitragen, ihm den Umgang mit der Depression zu erleichtern.

Erlebt Ihr Angehöriger zum ersten Mal eine depressive Episode, so weiß er selbst noch nicht, was da mit ihm passiert und wie ihm am besten geholfen werden kann. Die Situation ist auch für ihn neu, vielleicht sind ihm die Details des Krankheitsbildes weitgehend unbekannt. Ebenso geht es Ihnen und anderen Angehörigen und Freunden. Es gibt jedoch vielfältige Erfahrungen und Untersuchungen dazu, welche Verhaltensweisen von Angehörigen günstig sind und welche eher nicht.

In diesem Kapitel erhalten Sie konkrete Hinweise und Tipps, wie Sie den Betroffenen unterstützen können. Sie erfahren also, wie Sie das Leben mit der Krankheit für Sie beide so erträglich wie möglich machen und Ihren Betroffenen auf seinem Weg zur Genesung begleiten können.

→ Sie können den Erkrankten nicht heilen

Diese Tatsache sollten Sie verinnerlichen. Stellen Sie sich vor, Ihr Angehöriger hätte sich seinen Arm gebrochen. In diesem Fall wäre Ihnen klar, dass Sie nichts tun können, damit der Knochen schneller zusammenwächst. Ähnlich ist es bei der Depression: Sie können die Genesung nicht durch nette Gesten beschleunigen oder dem Erkrankten etwas von der Krankheit abnehmen. Dieses Wissen ist sehr wichtig für Ihren Umgang mit dem Betroffenen, der Situation und auch mit Ihrer eigenen Person. Was Sie speziell für sich machen können, um selbst gesund zu bleiben, erfahren Sie ab S. 156.

Sich gemeinsam über die Depression informieren

In einem ersten Schritt können Sie gemeinsam mit dem Betroffenen nach Informationen suchen. Wissen über die Krankheit nimmt Ihnen beiden das Gefühl des Ausgeliefertseins. So können Sie auch eventuell – zumindest vorübergehend – den Teufelskreis der negativen Gedanken unterbrechen.

Achten Sie darauf, dass Sie dem Betroffenen nicht zu viel auf einmal zu lesen geben. Denn ein typisches Symptom der Depression sind Konzentrationsstörungen. Daher kann es sein, dass zu viele Informationen Ihren Angehörigen überfordern. Das könnte für ihn frustrierend sein, umso mehr, wenn er vor seiner Erkrankung ein eifriger Leser war und nun mit der durch die Depression eingeschränkten Konzentrationsfähigkeit konfrontiert wird.

Informieren Sie sich gemeinsam in Etappen. Beginnen Sie damit, wie sich Depressionen äußern und was man tun soll, wenn man eine Depression vermutet. Bestätigung hilft dabei, den eigenen Zustand zu reflektieren und besser zu beurteilen.

Zu Arztbesuchen ermutigen

Bestärken Sie Ihren Angehörigen darin, professionelle Hilfe in Anspruch zu nehmen. Das gilt für den ersten Besuch beim Arzt (siehe S. 21), aber auch für alle weiteren Arzttermine, die folgen werden. Sagen Sie klar, wenn Sie Veränderungen beobachten und sich Sorgen machen. Betonen Sie, dass Sie Mitgefühl und Verständnis für den Zustand des Erkrankten haben, aber dass professionelle Unterstützung dringend notwendig ist. Falls Sie der Ansicht sind, dass ein zusätzlicher Arzttermin notwendig ist, erklären Sie dem Betroffenen, dass Sie einen weiteren Termin für wichtig halten und erklären Sie warum. Bieten Sie gegebenenfalls Unterstützung bei der Terminvereinbarung an. „Ich kann dir gerne helfen, einen kurzfristigen Termin zu vereinbaren, wenn du möchtest." Wichtig ist, dass der Betroffene sich beim Arzt oder Therapeuten gut aufgehoben fühlt. Fühlt er sich dort unwohl, helfen Sie dabei, einen anderen Arzt oder Therapeuten zu finden.

Stress vermeiden

Stress ist ein Antreiber der Depression. Stress lässt sich dadurch verringern, dass man sich verstanden fühlt, aber auch dadurch, dass Überforderung und Misserfolge möglichst verhindert werden. Sie können dazu beitragen, indem Sie während der depressiven Episode beispielsweise Folgendes beachten:

- Welche Dinge oder Aktivitäten bedeuten für den Betroffenen Stress? Sprechen Sie mit ihm darüber.
- Vermeiden Sie Aktivitäten, die viel Vorbereitung erfordern, wie eine große Feier, eine weite Reise, lange Fahrzeiten.
- Einige Aktivitäten, die dem Betroffenen früher Freude gemacht haben, können nun Stress bedeuten, zum Beispiel Überraschungsbesuche, Wochenendtrips, ungewohnte Umgebungen.
- Auch Alltagsaktivitäten können jetzt als belastend empfunden werden, zum Beispiel die trubeligen Kinder abends ins Bett bringen, den Wocheneinkauf erledigen und vieles mehr.

Was genau dem Betroffenen zu viel ist, ist individuell ganz unterschiedlich. Daher sollten Sie auf jeden Fall das Gespräch suchen und gemeinsam versuchen herauszufinden, was Stressoren in solchen Episoden sein können. Ansonsten kann es passieren, dass Sie ihm in vorauseilender Fürsorge Aufgaben abnehmen, die ihm eigentlich guttun würden.

Positives Selbstbild unterstützen

Betroffene sehen sich selbst als wertlos und schuldig an. In ihren Augen ist es daher logisch, dass sie keine Therapie oder Aufmerksamkeit verdient haben. Angehörige können dem entgegenwirken, indem sie immer wieder betonen, dass der Betroffene ein wertvoller Mensch ist, dass er liebenswert ist, dass er tolle Fähigkeiten hat und vor allem, dass er es wert ist, dass ihm geholfen wird.

Die negative Gedankenwelt der Depression drückt den Betroffenen nieder. Aus diesem Grund schafft er es nicht, sich selbst die notwendigen positiven Gedanken zu machen und zuversichtlich zu sein. Sie können hier auch dadurch unterstützen, dass Sie – ebenfalls wiederholt – betonen, dass es sich um eine Krankheit handelt. Machen Sie deutlich, dass Sie an den Betroffenen glauben, dass Sie gemeinsam besser mit der Krankheit zurechtkommen, dass die Therapie helfen wird und dass Dinge vorübergehend anders geregelt werden müssen. Für den Betroffenen kann es eine Entlastung sein, wenn er weiß, dass es während einer Depression normal ist, sich nicht gut zu fühlen, und dass es vielen Menschen, die an einer Depression erkrankt sind, schwerfällt, darüber zu reden.

Verstehen und helfen

Wiederholung hilft. Für Sie ist es vermutlich selbstverständlich, dass Ihr Angehöriger Hilfe verdient hat, dass er wertvoll und liebeswert ist. Gerade deshalb kann es für Sie jedoch auch frustrierend sein, diese Tatsachen ständig wiederholen zu müssen. Bringt das wirklich etwas? Ja, tut es. Denn es gehört zur Krankheit, dass diese Dinge für den Betroffenen alles andere als selbstverständlich sind. Es hilft, wenn er es immer wieder aus Ihrem Mund hört. Viele Betroffene berichten nach dem Abklingen der Depression, dass es sehr aufbauend war, immer wieder zu hören, dass die Angehörigen und der behandelnde Arzt daran geglaubt hat, dass es bald besser gehen wird und dies auch immer wieder gesagt wurde.

Tagesablauf strukturieren

Aufgrund seiner Depression ist Ihr Angehöriger möglicherweise krankgeschrieben und seine üblichen Aufgaben in der Familie und im Haushalt werden von anderen Familienmitgliedern übernommen, um ihn zu entlasten. Das kann sinnvoll und auch notwendig sein. Der Nachteil ist jedoch, dass es dann schnell dazu kommt, dass Ihr Angehöriger den ganzen Tag nichts zu tun hat. Das fördert das Grübeln und treibt das negative Gedankenkarussell an. Ein Gesunder wäre in der Lage, den Tag mit sinnvollen Beschäftigungen zu füllen oder die viele Freizeit ganz einfach zu genießen. Aber gerade das ist bei einer depressiven Erkrankung nahezu unmöglich.

Unterstützen Sie Ihren Angehörigen daher dabei, eine regelmäßige Tagesstruktur festzulegen, an der er sich entlanghangeln kann. Häufig werden im Rahmen der Behandlung gemeinsam mit den Therapeuten sogenannte Wochenpläne erstellt, die für jeden Tag und jede Stunde Pflichtaktivitäten und angenehme Dinge festlegen. Das ist besonders wichtig, wenn ein Betroffener nicht (teil-)stationär behandelt werden möchte und relevant depressiv ist. Daher ist es hilfreich, ein Gerüst für den Tag zu entwickeln. Aufstehen, Körperhygiene und Mahlzeiten sollten immer zur gleichen Tageszeit stattfinden. Besprechen Sie mit ihm, welche Aufgaben für ihn machbar sind, und unterstützen Sie ihn bei der Erstellung des Wochenplans. Ist eine Tätigkeit zu umfangreich, kann sie in kleinere Schritte unterteilt werden. Ein Beispiel für einen Wochenplan finden Sie auf S. 86/87.

→ Für Entlastung sorgen

Falls Ihr Angehöriger an einer leichten Depression leidet, kann er möglicherweise weiterhin seine Aufgaben zu Hause erfüllen und/oder zur Arbeit gehen. Dann kann es jedoch sein, dass ihm drohende Überforderung und Erschöpfung zu schaffen machen. Auch dann kann eine feste Struktur helfen: Entwickeln Sie in Absprache mit dem behandelnden Arzt oder Psychotherapeuten gemeinsam eine Strategie, wie das Leben für den Betroffenen vereinfacht werden kann, zu Hause und/oder bei der Arbeit, beispielsweise indem andere Familienmitglieder Aufgaben im Haushalt übernehmen oder indem er sich am Arbeitsplatz auf Routineaufgaben konzentriert und komplexe Projekte erst mal verschiebt.

Sport und Bewegung fördern

Sport und Bewegung entziehen der Depression ihre Macht. Zahlreiche Studien belegen, dass Sport bei milden bis moderaten Depressionen genauso gut wirkt wie Antidepressiva. Es ist also sehr sinnvoll, wenn der Betroffene weiterhin Sport treibt oder, falls er das bisher nicht getan hat, damit anfängt. Leider bereitet hier häufig die Antriebslosigkeit Schwierigkeiten. Doch wenn Sie sich gemeinsam mit dem behandelnden Arzt oder Psychotherapeuten für mehr Be-

	Montag	Dienstag	Mittwoch
6.00–7.00	Aufstehen und duschen	Aufstehen und duschen	Aufstehen und duschen
7.00–8.00	Frühstück	Frühstück	Frühstück
8.00–9.00	Tochter in Kindergarten bringen	Tochter in Kindergarten bringen	Tochter in Kindergarten bringen
9.00–10.00	Arbeit	Arbeit	Arbeit
10.00–11.00			
11.00–12.00			
12.00–13.00			
13.00–4.00			
14.00–15.00			
15.00–16.00	Tochter abholen	Cappuccino trinken im Bioladen	Tochter abholen
16.00–17.00	Spielplatz	Yogastunde	Spielen zu Hause
17.00–18.00	Abendessen vorbereiten mit Ehemann		Abendessen vorbereiten mit Ehemann
18.00–19.00	Gemeinsames Abendessen mit Familie	Gemeinsames Abendessen mit Familie	Gemeinsames Abendessen mit Familie
19.00–20.00	Spülmaschine einräumen, Waschmaschine anstellen	Tochter ins Bett bringen	Haushalt: Spülmaschine einräumen, Garten gießen
20.00–21.00	Nachrichten anschauen	Lesen	Film anschauen
21.00–22.00	Ins Bett gehen/Schlafen	Ins Bett gehen/Schlafen	
22.00–23.00			Ins Bett gehen/Schlafen

Donnerstag	Freitag	Samstag	Sonntag
Aufstehen und duschen	Aufstehen und duschen		
Frühstück	Frühstück	Aufstehen und duschen	Aufstehen und duschen
Tochter in Kindergarten bringen	Tochter in Kindergarten bringen	Frühstück	Frühstück
Arbeit	Arbeit	Wocheneinkauf und Imbiss	Gemeinsamer Spaziergang am See, Enten füttern
		Lesen im Garten	Gaststätte am See
			Hörbuch hören
Termin Psychotherapie	Tochter abholen	Planschbecken im Garten aufstellen	
Spaziergang im Park	Spielplatz und nebenan Pizza mitnehmen		Mit Tochter basteln
Treffen mit Freundin: Sushi essen gehen		Grillen bei befreundeter Familie	
	Gemeinsames Abendessen mit Familie		Gemeinsames Abendessen mit Familie
Tochter ins Bett bringen	Spülmaschine einräumen, Waschmaschine anstellen		Spülmaschine einräumen, Garten gießen
Auf Terrasse sitzen	Scrabble spielen		Tatort anschauen
Ins Bett gehen/Schlafen	Ins Bett gehen/Schlafen	Tochter ins Bett bringen	
		Ins Bett gehen/Schlafen	Ins Bett gehen/Schlafen

wegung einsetzen, ist das sehr sinnvoll eingesetzte Energie, denn Sport hat einen direkten Effekt. Versuchen Sie es zum Beispiel auf folgende Weise:

- **Sport in Gruppen.** Hilfreich ist es, wenn der Betroffene Sport in Gruppen oder im Verein macht, weil der Kontakt zu anderen zusätzlich motiviert und die festen Termine Verbindlichkeit schaffen.
- **Frühere Aktivitäten wiederaufnehmen.** Sie können auch darauf hinarbeiten, dass der Betroffene frühere sportliche Aktivitäten wiederaufnimmt. Das fällt eventuell leichter, als eine neue Sportart zu erlernen.
- **Hinfahren und Abholen.** Wenn Sie den Betroffenen zum Sport hinfahren und wieder abholen, ist die Hürde, sich aufzuraffen, für ihn geringer.
- **Gemeinsam Sport treiben.** Sie können auch gemeinsam aktiv sein – das hat den großen Vorteil, dass auch Sie selbst davon profitieren.

Angebote machen – ohne Druck

Aktivität ist eines der besten Mittel gegen die Depression. Daher ist es wichtig, dem Betroffenen Aktivitäten anzubieten. Je nach Zustand ist es für ihn jedoch manchmal oder auch fast immer nicht möglich, sich aufzuraffen und mitzumachen. Solche Zurückweisungen sind schmerzhaft für Sie, doch es ist wichtig zu wissen, dass Sie nicht persönlich gemeint sind. Es liegt nicht daran, dass der Betroffene nichts mit Ihnen unternehmen möchte. Es ist die Krankheit, die es verhindert. Daher sollten Sie trotz regelmäßiger Ablehnung immer weiter fortfahren, Angebote zu machen. Zugleich sollten Sie dem Betroffenen vermitteln, dass er nicht zusagen muss, damit er keinen Druck verspürt.

→ Sie brauchen Geduld

Im Umgang mit depressiv erkrankten Menschen kann Geduld viele Situationen entspannen. Rechnen Sie damit, dass Dinge länger dauern können als früher, und gehen Sie zugewandt und verständnisvoll auf den Betroffenen zu, bei Bedarf immer wieder.

Einfach da sein

Betroffene wünschen sich von Angehörigen unter anderem, dass diese „einfach da sind". Aber was heißt das genau? „Da sein" kann räumlich oder emotional gemeint sein. Emotional ist damit das offene Ohr gemeint, das Betroffene manchmal brauchen – oder auch ein offenes Herz und die Bestätigung, dass die Situation gerade schwer ist. Das kann auch bedeuten, dass es dem Betroffenen gerade schwerfällt, zu reden, dass er sich aber trotzdem Ihre Gegenwart und Aufmerksamkeit wünscht. Machen Sie sich dann klar, dass auch gemeinsames Schweigen eine wichtige Form der Unterstützung sein kann.

„Da sein“ kann aber auch im räumlichen Sinne zu verstehen sein. Denn manche depressiv Erkrankte können nur schwer allein sein und bleiben, wollen aber dennoch nicht im Mittelpunkt stehen. Dann hilft es, wenn Angehörige einfach zu Hause sind. Das ist aber nicht immer möglich. Falls Sie arbeiten müssen oder einfach mal selbst eine Auszeit brauchen, müssen Sie deswegen kein schlechtes Gewissen haben. Sie können mit dem Betroffenen besprechen, ob es auch in Ordnung ist, wenn er in dieser Zeit alleine bleibt oder wenn jemand anderes da ist, beispielsweise eine Freundin, der Vater, die Schwester oder Nachbarn. Voraussetzung dafür ist natürlich, dass Sie diese Menschen ins Vertrauen ziehen, was für Sie und auch für den Betroffenen eine große Entlastung bedeuten kann. Wie das Umfeld einbezogen werden sollte, erfahren Sie ab S. 61.

Haben Sie das Gefühl, dass Alleinsein für den Betroffenen nicht mehr nur unangenehm ist, sondern Angst oder Panik auslöst, sollten Sie mit ihm und dem betreuenden Arzt oder Therapeuten darüber sprechen. Dann ist möglicherweise ein Aufenthalt in einer Tagesklinik oder auch ein stationärer Aufenthalt notwendig. Machen Sie sich bewusst, dass Sie den Betroffenen damit nicht „abschieben“, sondern ihm die Hilfe zukommen lassen, die er benötigt. Erinnern Sie sich ebenfalls immer wieder daran, dass Sie den Betroffenen nicht therapieren können und auch nicht die Verantwortung für ihn tragen können.

Gute-Zeiten-Schachtel oder Depressionstagebuch anlegen

Depressiv Erkrankte können sich häufig nicht vorstellen, dass es jemals wieder besser werden könnte und dass es in ihrem Leben Gutes gibt. Manchen Erkrankten hilft es, wenn sie eine Schachtel anlegen, in die sie Erinnerungen an das gute Leben geben, zum Beispiel Fotos, Briefe, Urlaubserinnerungen, Konzerttickets der Lieblingsband usw. Sie können Ihren Angehörigen beim Anlegen dieser Schachtel unterstützen. Immer wieder in die Schachtel zu schauen hilft ihm dabei, Hoffnung zu schöpfen und daran zu glauben, dass es wieder aufwärtsgehen kann.

Alternativ oder ergänzend kann Ihr Angehöriger eine Liste mit Aktivitäten und Dingen anlegen, die gut tun und Spaß machen, oder ein Depressionstagebuch führen. Damit kein großer Druck entsteht, sollte klar sein, dass es keine langen Einträge braucht. Es reicht, mit einem Symbol zu vermerken, wie man sich fühlt, welche Fortschritte man macht, wofür man dankbar ist. Da Betroffene schöne Momente selbst oft nicht mehr erkennen oder wahrnehmen, können Sie Ihren Angehörigen gezielt darauf aufmerksam machen, dass gerade etwas Schönes passiert ist.

Die Therapie unterstützen

Sich auf die Therapie einzulassen, fällt Betroffenen leichter, wenn die Angehörigen auch hinter der Therapie stehen. Sie können den Betroffenen unterstützen, beispielsweise indem Sie Fragen stellen, Informationen einholen und den Arzt über Beobachtungen hinsichtlich des Betroffenen informieren. Fragen Sie den Arzt oder Therapeuten auch ganz konkret, wie Sie dazu beitragen können, dass Ihr Angehöriger wieder gesund wird.

Im Rahmen der medikamentösen Therapie ist ebenfalls die Unterstützung durch die Angehörigen wichtig. Bestehen Ängste oder Vorbehalte gegenüber der Einnahme, werden Angehörige den Betroffenen eher abraten davon, die Medikamente einzunehmen. Daher sollten Sie sich darüber informieren, wie die Medikamente wirken. Ein paar grundlegende Dinge hierzu erfahren Sie auf S. 134.

Auf Augenhöhe bleiben

So wichtig es ist, im Gespräch zu bleiben und sich gegenseitig immer wieder daran zu erinnern, dass die Depression vorübergehen wird und dass es wieder besser wird, manchmal ist die Kommunikation mit dem Betroffenen wie eine Einbahnstraße. Damit umzugehen, ist eine Herausforderung. Dennoch ist es wichtig zu versuchen, den Betroffenen weiterhin als gleichwertigen Partner und auf Augenhöhe zu behandeln und nicht über seinen Kopf hinweg Entscheidungen zu fällen, die ihn betreffen. Das bedeutet auch, dass Sie Überengagement vermeiden sollten. Das mag schwer sein, ist aber für Sie beide wichtig.

→ Zu viel helfen – ein Teufelskreis

Angehörige laufen oft Gefahr, zu viel zu helfen. Doch nicht alle Aufgaben sollten vorauseilend abgenommen werden. Untätigkeit führt immer weiter zum Rückzug, vermindert den Antrieb weiter, nimmt die Möglichkeit, selbst etwas zu bewirken, und verstärkt die Depression. Das wiederum führt dazu, dass Angehörige immer mehr Aufgaben übernehmen müssen und sich immer stärker belastet fühlen.

Hinterfragen Sie immer wieder, was der Betroffene selbst erledigen kann. Wenn Sie merken, dass etwas zu schwer ist oder zu viel Kraft kostet, bieten Sie Unterstützung an, bevor Sie selbst die Aufgabe komplett übernehmen. Zu viel gut gemeintes Engagement durch die Angehörigen führt häufig zu einer Form der Überwachung und Bevormundung, was in den meisten Beziehungen nicht förderlich ist. Haben Sie stattdessen auch Vertrauen in den Betroffenen. Ermuntern Sie ihn zur Selbstständigkeit und Aktivität.

Erwarten Sie nicht zu viel von sich

Wenn Sie die vorher beschriebenen Vorschläge berücksichtigen oder zumindest einige davon, dann wird der Umgang mit Ihrem depressiv erkrankten Angehörigen für Sie und für ihn wahrscheinlich leichter wer-

Verstehen und helfen

Depressiv Erkrankte benötigen konkrete Aussagen. Sagen Sie dem Betroffenen genau, was er tun soll. Sätze wie „Hilf doch mal mehr im Haushalt mit" funktionieren nicht. Übertragen Sie dem Betroffenen konkrete Aufgaben, zum Beispiel mit dem Hund 20 Minuten spazieren gehen oder beim Bäcker Brot kaufen. Am besten erstellen Sie gemeinsam eine Liste mit möglichen Aufgaben und Steigerungen bzw. Erleichterungen (mehr dazu auf S. 53).

den. Allerdings sollten Sie Ihre Erwartungen an sich selbst dabei nicht zu hoch ansetzen. Auch Sie sind ein Mensch mit eigenen Sorgen, Wünschen, Gedanken und Ideen, aber auch Empfindlichkeiten, Charaktereigenschaften und Ansprüchen (siehe S. 44). Sie dürfen nicht von sich verlangen, von nun in jeder Situation, wie nervenaufreibend sie auch sein mag, die Ruhe in Person zu sein, immer besonnen und positiv zu reagieren und nie mehr aus der Haut zu fahren. Das schafft niemand und das darf auch niemand von Ihnen erwarten!

Das Zusammenleben oder der enge Kontakt mit einer depressiv erkrankten Person ist herausfordernd und anstrengend und es kann Sie an die Grenzen Ihrer Kräfte bringen, Sie, im schlimmsten Fall, körperlich oder psychisch krank machen. Damit das nicht passiert, sollten Sie sich selbst nicht aus dem Blick verlieren. Rücken Sie sich stattdessen wieder stärker ins Zentrum Ihrer Aufmerksamkeit. Das ist nicht egoistisch. Damit helfen Sie indirekt auch Ihrem Angehörigen. Wie Ihnen das gelingen kann, erfahren Sie im Kapitel „Die eigenen Grenzen wahrnehmen" ab S. 149.

Umgang mit den akuten Symptomen

Die Depression belastet Ihren gemeinsamen Alltag stark. Es hilft, sich diese Auswirkungen bewusst zu machen, um ihnen gezielt zu begegnen.

Manche Symptome, Eigenschaften oder Verhaltensweisen, die für eine Depression typisch sind, können die Angehörigen ratlos machen. Ohne Vorwissen ist es dann schwer, zu entscheiden, wie man am besten damit umgeht, was dem Betroffenen hilft und was im Gegenteil sogar schaden könnte. Hinzu kommt, dass der Umgang mit der Krankheit gerade aufgrund dieser Symptome auch für die Angehörigen zunehmend belastend ist. Nicht zuletzt deshalb ist es wichtig, sich darüber zu informieren und besser zu verstehen, wie man richtig reagieren und Einfluss nehmen kann, aber auch, wie man sich, wenn nötig, innerlich abgrenzen kann.

Antriebslosigkeit, Freudlosigkeit und Interessensverlust

Antriebslosigkeit, Freudlosigkeit und Interessensverlust gehören zu den Hauptsymptomen einer Depression. Sie sind auch für den Fortgang der Erkrankung entscheidend. Wer sich zu nichts mehr aufraffen kann und alle Interessen vernachlässigt, erlebt immer weniger. Der Alltag wird immer eintöniger und langweiliger und besonders schöne Momente und positive Erlebnisse bleiben aus. Es gibt daher auch nichts mehr, was von den negativen Gedankenkreiseln ablenkt. So kann ein Verharren in Antriebslosigkeit und der Verlust der Interessen die Depression verstärken, während Aktivität und Erlebnisse wichtig für die Motivation und Zuversicht sind.

Gesunde Menschen können sich meist nicht vorstellen, dass man so wenig Antrieb haben kann. Es ist daher nachvollziehbar, dass Sie manchmal einfach nicht verstehen, warum der Betroffene sich nicht ein bisschen zusammenreißen kann. Doch er ist dazu tatsächlich nicht in der Lage. Wichtig ist, diese Wahrnehmung ernst zu nehmen und dem Betroffenen zu glauben, wenn er sagt, dass er etwas nicht kann.

Wenn es Ihnen schwerfällt, auf das lethargische Verhalten des Betroffenen oder den leidenden Blick in der jeweiligen Situation mit Nachsicht und Verständnis zu reagieren, kann es helfen, dies in einem ruhigen Moment einmal durchzuspielen. Notieren Sie sich in Ihr Stärkelogbuch (S. 49) Situationen, in denen Sie leicht die Geduld verlieren oder gern verständnisvoller reagieren würden. Beispielsweise kann es sein, dass der Betroffene nicht wie vereinbart für das Abendessen eingekauft hat. Wie könnten Sie mit ihm darüber sprechen, ohne ihm Vorwürfe zu machen oder genervt zu sein? Denken Sie daran, vor allem Ich-Botschaften zu verwenden und Hilfe anzubieten. Sie könnten zum Beispiel folgende Sätze aufschreiben:

- „Es scheint für dich im Moment wirklich schwer zu sein, dich aufzuraffen. Das sehe ich. Ich stelle mir vor, dass es sich schlimm anfühlen muss, so wenig Energie zu haben. Ich würde mich freuen, wenn wir jetzt eine Lösung finden könnten. Schaffst du es jetzt, zum Supermarkt zu gehen? Oder sollen wir zusammen gehen?"
- „Komm, wir teilen es auf. Du gehst zum Gemüsestand und besorgst Obst und Gemüse und ich hole im Supermarkt den Rest."

Durch die ständige Belastung und die Enttäuschung, weil vieles nicht klappt wie besprochen, kann es passieren, dass auch Sie selbst eine immer negativere Sichtweise entwickeln. Dann sehen Sie vielleicht nicht mehr die einzelnen guten Momente oder Bereiche, in denen es Verbesserungen gibt. Denken Sie daher auch einmal darüber nach, in welchen Situationen sich der Betroffene vielleicht bemüht hat, die Antriebslosigkeit zu überwinden. Fällt Ihnen etwas ein? Das können Kleinigkeiten sein, zum Beispiel wenn er hilft, die Einkäufe aufzuräumen, die Wäsche abhängt, einen Arzttermin vereinbart, nach draußen geht, den Kindern vorliest oder sie in den Kindergarten bringt. Wie könnten Sie dem Betroffenen jetzt oder zukünftig zeigen, dass Sie seine Bemühungen bemerkt haben? Machen Sie sich auch dazu Notizen in Ihrem Stärkelogbuch. Etwas aufzuschreiben macht es für Sie greifbarer. Wenn Sie es schaffen, dem Betroffenen eine positive Rückmeldung zu geben, weil Sie sich über sein Verhalten oder seine Aktivität gefreut haben, so erfährt er, dass er wertgeschätzt wird.

Verstehen und helfen

Körperpflege für das Wohlbefinden. Erkrankte haben manchmal nicht mehr den Antrieb, sich regelmäßig zu pflegen. Doch ungewaschene Haare, ungeschnittene Fingernägel und strenger Geruch stören nicht nur die Angehörigen, sondern wirken sich auch auf das Wohlbefinden des Betroffenen negativ aus. Mit festen, klar vereinbarten und schriftlich festgehaltenen Regeln können Sie dem Betroffenen dabei helfen, dass die Körperpflege weiterhin gelingt.

Gedanken und mögliche Reaktionen bei Antriebslosigkeit

Sich nicht aufraffen zu können, kann die Spirale nach unten beschleunigen. Die folgenden Beispiele veranschaulichen diesen Mechanismus und zeigen auf, wie Sie darauf reagieren können.

Was der Betroffene spürt oder tut	Welche Folgen die Gedanken oder das Verhalten haben	Wie Sie dem begegnen können
„Es geht mir nicht gut."	Die Wahrnehmung stimmt. Bei anderen Krankheiten würde das dazu führen, dass Betroffene ärztliche Hilfe suchen. Die Depression verhindert das.	„Das tut mir leid. Das kommt durch die Depression."
„Ich kann nicht aufstehen / nicht unter die Dusche gehen."	Scheinbar wird nur dem Wunsch nach Erholung stattgegeben. Doch mit jedem Mal nicht aufstehen und die Körperpflege vernachlässigen wird der Antrieb zu allem Weiteren schwächer.	„Ich glaube dir, dass sich das für dich so anfühlt. Damit die Depression nicht stärker wird, ist es wichtig, dass du es trotzdem versuchst."
„Ich kann nicht zum Arzt / einkaufen gehen."	Die Möglichkeit, sich verstanden zu fühlen, Erfolge zu haben und zu spüren, dass man etwas kann, wird verpasst.	„Weil du dich nicht gut fühlst, solltest du zum Arzt gehen und ihm davon erzählen." „Einkaufen wird dich ein bisschen ablenken. Vielleicht fühlst du dich danach besser." „Komm, wir gehen jetzt los. Ich hole dir die Jacke und bringe dich hin."

Was der Betroffene spürt oder tut	Welche Folgen die Gedanken oder das Verhalten haben	Wie Sie dem begegnen können
„Ich kann nicht zum Volleyballtraining gehen / Freunde treffen (etc.)."	Der Kontakt zu Freunden wird immer weniger. Die Erinnerung daran, wie schön das Zusammensein ist und dass man von anderen gemocht und geschätzt wird, geht verloren.	„Keiner erwartet etwas von dir, deine Freunde wissen doch Bescheid, dass du eine Depression hast. Sie werden sich freuen, dich zu sehen."
	Bewegung und damit ein natürliches Antidepressivum kann nicht wirken.	„Wenn es dir früher Spaß gemacht hat, mach es trotzdem."
„Ich schaffe es nicht mal, zur Arbeit/einkaufen zu gehen oder meine Freunde zu treffen."	Der Betroffene merkt, dass er selbst einfache Dinge wieder nicht geschafft hat. Das verstärkt Gedanken wie „Ich bin nichts wert", „Ich kann nichts", „Niemand will etwas mit mir zu tun haben und das ist auch kein Wunder".	„Es tut mir leid, dass es heute einfach nicht geht. Das ist dann heute so. Wenn es heute nicht klappt, dann vielleicht morgen."
„Das wird nie wieder besser werden."	Die negativen Gedanken und Assoziationen nehmen immer mehr Raum ein und bestätigen sich scheinbar gegenseitig bis zur totalen Hoffnungslosigkeit.	„Vielleicht denkst du, dass das nie wieder besser wird. Doch die Depression ist eine Krankheit, die auch wieder vorbeigeht."
„Am besten ist es, ich belaste meine Angehörigen nicht mehr mit mir."	Der Betroffene ist davon überzeugt, dass es für alle besser wäre, wenn er ihnen nicht mehr zur Last fällt. Das kann zu Suizidgedanken beitragen.	„Denkst du darüber nach, dir etwas anzutun? Möchtest du nicht mehr leben? Hast du das schon deinem Arzt erzählt? Der kann dir helfen, dass diese Gedanken weniger werden. Am besten bringe ich dich gleich hin / organisiere ich, dass du zum Arzt gebracht wirst."

Vorsicht bei Schuldzuweisungen! Es ist nachvollziehbar, wenn in einer angespannten Situation Sätze fallen wie: „Du bist doch schuld daran, dass die ganze Familie gestresst ist!" Auf lange Sicht können solche Aussagen aber die Depression verstärken und das Vertrauensverhältnis beeinträchtigen. Es wird Ihnen wahrscheinlich nicht gelingen, immer alle Regeln für eine gute Kommunikation einzuhalten (S. 72). Üben Sie sie aber in ruhigen Momenten ein. Gleichzeitig sollten Sie nachsichtig mit sich sein, falls es hin und wieder nicht klappt.

Mit negativen Gedanken umgehen

Alles schwarzzusehen und negative Gedanken zu haben ist typisch für depressiv Erkrankte. Für Angehörige kann das einerseits schwer zu ertragen sein, weil häufig objektiv betrachtet kein Grund für das Hadern und Schwarzsehen besteht. Andererseits kann die Negativität auch auf die Menschen im nahen Umfeld abfärben.

→ Alles nicht so schlimm?

Für den depressiv Erkrankten fühlt sich die Situation tatsächlich so schlimm und hoffnungslos an, wie er sagt. Zu sagen, dass alles „gar nicht so schlimm" sei, hilft daher nicht. Es ist sogar kontraproduktiv. Der Betroffene fühlt sich nicht ernst genommen. Besser ist es, immer wieder zu erklären, dass diese schweren Gedanken durch die Krankheit verursacht werden.

Um sich selbst zu schützen und nicht ebenfalls in den Strudel negativer Gedanken zu geraten, ist es günstig, zugleich darauf zu achten, sich emotional von der negativen Sichtweise des Betroffenen abzugrenzen. Das schließt nicht aus, dass Sie zugleich Mitgefühl zeigen, im Gegenteil. Drücken Sie Ihr Mitgefühl beispielsweise so aus:

- „Das muss schwer für dich sein."
- „Ich verstehe, dass du dich nicht gut fühlst."
- „Ich finde es nicht schlimm, dass es heute nicht klappt. Vielleicht gelingt es ja morgen oder in den nächsten Tagen."
- „Der Arzt hat erklärt, dass man sich bei einer Depression oft hoffnungslos fühlt, aber auch, dass das wieder vorbeigeht."

Auf diese Weise drücken Sie Verständnis aus, ohne die negativen Ansichten Ihres Angehörigen selbst zu übernehmen. Sie können also gleichzeitig für den Erkrankten da sein und eine gesunde Distanz wahren. Daneben müssen Sie aber auch das richtige Maß finden, um nicht auf jedes Klagen mit intensiver Zuwendung zu reagieren, denn das kann verstärkend wirken. Es kann helfen, die Gedanken auf etwas anderes zu lenken und nicht die stetigen Sorgen zum Thema des Gesprächs zu machen: „Ich sehe, dass es dir heute wirklich schlecht geht, aber wenn wir zu viel über deine Sorgen sprechen, werden sie nur noch größer. Wir gehen jetzt erst mal zusammen eine Runde raus./Ich bringe dich zu einem Termin beim Arzt."

Wenn Sie merken, dass Sie in der aktuellen Situation keine Geduld mehr haben, um ruhig zu reagieren, entfernen Sie sich besser, bevor Sie Vorwürfe äußern oder es gar zu einem Streit kommt. Tun Sie sich etwas Gutes, um sich zu beruhigen. Das können Sie dem Betroffenen auch sagen: „Ich brauche heute etwas Zeit für mich. Ich gehe jetzt eine Runde joggen."

Mit verstärkter Reizbarkeit und aggressivem Verhalten umgehen

Bei Männern äußern sich leichtere Depressionen häufiger durch gereiztes oder aggressives Verhalten, während typische Symptome wie Antriebslosigkeit, Niedergeschlagenheit oder Freudlosigkeit nicht so deutlich zum Vorschein treten. Aber auch erkrankte Frauen können leichter reizbar und aggressiver sein. Insgesamt betrifft das zumindest phasenweise etwa jeden zweiten Erkrankten.

→ Schlechte Impulskontrolle

Das aggressive Verhalten kann sich nach außen gegen andere, aber auch gegen sich selbst (Autoaggression) richten. Angehörige bemerken dann, dass die Reaktionen nicht angemessen sind. Ein kleiner Auslöser reicht, damit relativ plötzlich vorwurfsvolles oder aggressives Verhalten auftritt, das der Betroffene offenbar nicht kontrollieren kann. Man spricht dann von einer schlechten Impulskontrolle.

Im Vergleich zu depressiv Erkrankten, die nicht aggressiv reagieren, treten bei denjenigen, die es tun, häufiger Begleiterkrankungen oder -störungen auf. Dazu gehören Störungen des Alkoholkonsums und Alkoholmissbrauch, Drogenmissbrauch und Angststörungen. Im Zuge von gereizt-aggressiven Phasen können Erkrankte auch vorschnell folgenschwere Entscheidungen treffen, beispielsweise den Job zu kündigen oder sich vom Partner oder der Partnerin zu trennen.

Die Bewältigung von Aggressionen muss unbedingt im Rahmen der Therapie erfolgen. Daher ist es wichtig, dass der behandelnde Arzt und/oder Therapeut davon weiß. Machen Sie den Betroffenen in einer Situation, in der er ruhig ist, darauf aufmerksam, dass Sie beobachten, dass er leichter gereizt ist als früher oder unangemessen aggressiv reagiert. Fragen Sie ihn auch, ob er das selbst an sich bemerkt und ob er das beim Arzt schon angesprochen hat. Falls nicht, bitten Sie ihn darum, das zu tun, damit ihm geholfen werden kann. Denn unter Umständen richten sich die Aggressionen gegen sich selbst und führen schlimmstenfalls zu einem Suizid(versuch). Wenn der Betroffene nicht mit seinem Arzt darüber sprechen möchte, sollten Sie das tun. Informieren Sie den Arzt oder Psychotherapeuten darüber, was Sie beobachtet haben. Er kann dann direkt mit dem Patienten sprechen.

Mit Ablehnung und Absagen umgehen

Die meisten Angehörigen kennen die Situation: Sie merken, dass es dem Betroffenen nicht gut geht und möchten ihn unterstützen. Sie schlagen etwas vor, der Betroffene reagiert gar nicht oder blockt es ab. Sie versuchen es wieder und wieder – und blitzen wieder ab. Irgendwann sinkt die Motivation, etwas anzubieten, weil die permanente Ablehnung auch an den Angehörigen nagt. Gleichzeitig sehen sie aber den Betroffenen leiden, möchten helfen und fühlen sich vielleicht auch verantwortlich. Es entsteht ein Gefühl der Hilflosigkeit und es fällt dann enorm schwer, diese Ablehnung, Apathie und Negativität nicht persönlich zu nehmen. Wichtig ist daher, sich immer wieder in Erinnerung zu rufen, dass es trotzdem so ist: Die Anfeindungen richten sich nicht gegen Sie persönlich. Es ist nicht die wahre Meinung des Betroffenen, sondern sie tritt durch die Depression so negativ hervor (siehe S. 150).

Auch der Betroffene selbst leidet unter dieser Situation: Durch die Angebote, die Sie an ihn richten und die er aufgrund der Antriebslosigkeit nicht annehmen kann, kann er sich unter Druck gesetzt fühlen. Er macht sich Vorwürfe, weil er die Bemühungen des Angehörigen durchaus sieht, aber trotzdem nicht so reagieren kann, „wie es sich gehören würde".

→ Geben Sie nicht auf!

Trotz dieser schwierigen Situation für Sie beide ist es wichtig, dass Sie nicht aufgeben. Denn nahezu alle therapeutischen Ansätze zur Behandlung depressiver Symptome setzen darauf, positive Erlebnisse und Gefühle zu ermöglichen und wieder spürbar werden zu lassen. Das ist vor allem durch Aktivität zu erreichen. Aus diesem Grund ist es für die Unterstützung des Betroffenen und seiner Therapie wichtig, dass eine Person stellvertretend für ihn die Hoffnung hat, dass es wieder besser wird, und diese Hoffnung in Form von gemeinsamen Aktivitäten spenden möchte.

Wenn Sie sich bewusst machen, dass der Betroffene aufgrund der Krankheit Ihre Angebote nicht annehmen kann, wird es für Sie leichter sein, Ihre Erwartung, die Sie an seine Reaktion haben, entsprechend anzupassen. Wenn Sie gewissermaßen mit einer Abfuhr rechnen, ist die Enttäuschung nicht so groß. Dennoch bleibt das unangenehme Gefühl bei Zurückweisung. Je länger diese Phase andauert und je heftiger die Ablehnung vonseiten des Betroffenen ist, desto belastender kann dieses Gefühl werden, bis die Frustration schließlich auch bei Ihnen zu Verzweiflung und Hoffnungslosigkeit führen kann.

Tatsächlich besteht eine der größten Belastungen für Angehörige gerade in der zermürbenden Erfahrung, dass sämtliche Hilfsangebote ins Leere laufen. Was hilft es auch, wenn man sich über die Erkrankung informiert und genau weiß, wie wichtig Aktivität ist, wenn der Betroffene sich schlicht und einfach weigert, auch nur einen kleinen Schritt in diese Richtung zu gehen? Sollten Sie selbst merken, dass Sie immer wieder denken „Das bringt doch alles nichts" oder „Warum bemühe ich mich überhaupt?", versuchen Sie einen Schritt zurückzutreten und sich zu sagen:

- Der Betroffene meint es nicht persönlich.
- Seine Ablehnung hat nichts mit mir zu tun.
- Es wird wieder besser werden.
- Ich muss gut für mich sorgen.

Wichtig ist dabei, sich selbst nicht zu sehr vom Betroffenen und dessen Gefühlslage abhängig zu machen. Wenn Ihr Angebot abgelehnt wird und Sie dann den restlichen Tag enttäuscht sind, ist niemandem geholfen. Denn auch der Erkrankte bekommt natürlich mit, dass er wieder einen Vorschlag ablehnt, und fühlt sich dann dafür verantwortlich, dass Sie sich schlecht fühlen und er Sie wieder enttäuscht hat. Überlegen Sie sich daher immer auch Alternativen, die Sie allein unternehmen könnten. Der Spaziergang mit der Mutter klappt nicht? Dann gehen Sie doch allein eine Runde spazieren, schwimmen oder Rad fahren. Ihr Partner möchte kurzfristig doch nicht mit zum vereinbarten Treffen mit Freunden? Dann gehen Sie allein hin! Etwas alleine zu unternehmen kann für Angehörige ungewohnt und schwierig sein. Probieren Sie es trotzdem aus. Kleine Auszeiten, die Sie sich (zwar zuerst aus der Not geboren) alleine gönnen, helfen Ihnen, sich von der Krankheit Depression abzugrenzen.

Verstehen und helfen

Kleine Schritte. Es kann auch helfen, keine zu großen und in weiterer Zukunft liegenden Aktivitäten zu planen, sondern eher in kleineren Schritten und spontanen Momenten zu denken. Heute ein kleiner Spaziergang, übermorgen das Treffen mit guten Freunden, am Wochenende etwas anderes.

Ihre Beziehung zum Erkrankten

Eine Depression beeinträchtigt jede Beziehung zwischen zwei Menschen. Aber es ist möglich, dass die Negativität nicht zerstörerisch wird.

Eine Depression beeinflusst jede Beziehung. Je enger die Bindung zu dem Erkrankten ist, desto beängstigender kann die Sorge um ihn sein und desto frustrierender können Erfahrungen wie permanente Ablehnung sein. Das betrifft besonders die Ehe- bzw. Lebenspartner. Doch auch Freundschaften können darunter stark leiden. Dass eine Depression Angst auslöst, ist verständlich. Es kann jedoch dazu führen, dass die Angst Sie lähmt. Sie stehen dann vor dem erkrankten Menschen wie das Kaninchen vor der Schlange und können nicht mehr klar denken und handeln. Das verursacht Stress – sowohl bei Ihnen als auch beim Betroffenen.

Sie haben nun schon viel über die Krankheit Depression gelesen. Vielleicht hat Ihnen das geholfen, einen besseren Einblick zu bekommen, wie es dem Betroffenen geht und warum er so handelt, wie er es tut. Vielleicht haben Sie auch einige Ideen bekommen, wie Sie zukünftig bestimmte Situationen angehen möchten. Dennoch sollten Sie der Tatsache klar ins Auge blicken, dass die Beziehung zu Ihrem Angehörigen wahrscheinlich vorübergehend negativ beeinflusst ist bzw. wird. Nicht nur einmal werden Sie denken: „Ich möchte bitte einfach meine Partnerin, meinen Vater, meine Tochter oder meinen Freund zurück, so wie er oder sie vorher war!"

Es liegt auf der Hand, dass dies für die Beziehung eine harte Bewährungsprobe darstellt. Vielleicht bekommen Sie Zweifel, ob Sie weiterhin an dieser Beziehung festhalten wollen und können. Mehr darüber, wie Sie damit umgehen, wenn Sie sich vom Betroffenen trennen möchten, erfahren Sie ab S. 164. In diesem Kapitel geht es darum, wie Sie die Wahrscheinlichkeit erhöhen können, dass Ihre Beziehung diese schwere Zeit übersteht, wenn Sie diesen Weg gemeinsam mit dem Betroffenen gehen möchten.

Das Gute sehen

In einer angespannten Phase verliert man leicht aus dem Blick, warum man die vielen Belastungen aushält, warum man zum Beispiel viel Abweisung erträgt, während man doch kaum noch gemeinsame Erlebnisse teilt. Es kann Ihnen helfen, wenn Sie sich mit dieser Frage einmal in Ruhe beschäftigen:

→ Warum ist Ihnen dieser Mensch so wichtig?

Setzen Sie sich gezielt damit auseinander, warum Ihnen die erkrankte Person wichtig ist. Nehmen Sie sich Ihr Stärkelogbuch (S. 49) zur Hand und schreiben Sie auf, was Sie vor der Erkrankung an dem Menschen interessant fanden, was Sie beeindruckt hat oder welche liebenswerten Seiten er hat. Notieren Sie auch, was das Besondere Ihrer Beziehung vor der Krankheit war. Können Sie trotz der Depression noch Ansätze dieser Eigenschaften oder verbindenden Elemente entdecken?

Vielleicht ist es überlagert von der großen Belastung, doch versuchen Sie, sich darauf zu besinnen, was Sie an schönen Dingen miteinander teilen. Denn von diesen schönen Erinnerungen können Sie in der schweren Zeit zehren. Wenn es Ihnen so vorkommt, als gäbe es momentan nichts Schönes, was Sie verbindet, kann es sein, dass die Belastung durch die (lange) Krankheit des Betroffenen Sie mürbe gemacht hat und resignieren lässt. Dann sollten Sie verstärkt auf Ihr eigenes Wohlbefinden achten (S. 156). Versuchen Sie, weiter daran zu glauben, dass es wieder aufwärtsgehen wird und auch die liebenswerten Eigenschaften wieder zum Vorschein kommen werden. Achten Sie darauf, dass Sie auch kleine positive Entwicklungen bemerken.

Positive Impulse in die Beziehung einbringen

An dieser Stelle sollen Sie nicht lesen, dass Sie sich einfach mehr anstrengen müssen und auch mal die Zähne zusammenbeißen. Das wird Ihrer Situation nicht im Ansatz gerecht! Einen depressiven Menschen zu begleiten, ist sehr anstrengend. Sie wenden vermutlich Ihre ganze Kraft dafür auf, sich immer wieder aufzurappeln, sich zu schütteln und weiterzumachen, egal wie oft Ihnen gefühlt Knüppel zwischen die Beine geworfen werden. Es steht daher außer Frage, dass Sie viel zu leisten und auszuhalten haben. Das bedeutet auch, dass es völlig okay ist, wenn Sie den Kopf mal hängen lassen, die Gefühle der Hoffnungslosigkeit auch mal zulassen.

Trotzdem sollten Sie sich mit einem ganz einfachen Trick vertraut machen, den Sie bei Gelegenheit einmal selbst ausprobieren können:

→ Das Bleistift-Lächeln

Nimmt man einen Bleistift quer in den Mund und beißt nur mit den Zähnen darauf (die Lippen dürfen den Stift nicht berühren), gehen die Mundwinkel automatisch nach oben, wie bei einem Lächeln. Es hört sich für Sie vielleicht erst einmal komisch an, aber in der Folge fühlt man sich emotional besser. Allein die Kontraktion von Muskeln, die für das Lachen zuständig sind, bewirken offenbar den Rückschluss: „Ich lächle, also bin ich fröhlich." In der Wissenschaft spricht man von der Facial-Feedback-Hypothese. Nehmen Sie den Stift nur mit den Lippen, ohne dass die Zähne ihn berühren, können Sie nicht lächeln und der Effekt bleibt aus.

Dieser kleine Trick soll keinesfalls aussagen, dass Sie die Depression eines nahestehenden Menschen einfach „weglächeln" könnten. Natürlich reicht dieser Effekt allein nicht aus, um die Belastungen in Ihrer Beziehung zu einem depressiv Erkrankten plötzlich gelassen ertragen zu können. Allerdings kann es sich lohnen, wenn Sie das zugrunde liegende Prinzip verinnerlichen. Übertragen auf Ihre Beziehung zum depressiv Erkrankten bedeutet das, dass Sie – auch wenn Sie sich gerade nicht fröhlich fühlen – mit einem Lächeln, freundlichen Gesten und Berührungen für sich selbst und auch beim Gegenüber positive Emotionen erzeugen können.

Das Ungleichgewicht des Beziehungskontos vorerst akzeptieren

Es steht außer Frage, dass Ihr gemeinsames Beziehungskonto während der Depression im Ungleichgewicht ist. Sie sind derjenige, der in dieser Phase vorrangig einzahlt. Das kann auf Dauer nicht funktionieren, aber eine depressive Episode ist in den allermeisten Fällen vorübergehend. Wenn es dem Betroffenen in absehbarer Zeit wieder besser geht, kann er seine Kontoseite wieder auffüllen.

Vielleicht gefällt Ihnen das Bild des Beziehungskontos nicht, weil Sie der Ansicht sind, in einer Beziehung sollte es nicht darum gehen, ständig eines gegen das andere aufzurechnen. Das stimmt zwar, aber es wäre zugleich sehr verständlich, wenn Sie sich wie viele Angehörige von depressiv Erkrankten manchmal fragen, was Sie denn von Ihrem Einsatz für den Betroffenen haben (mehr dazu ab S. 153). Erlauben Sie sich, sich diese Frage zu stellen. Erinnern Sie sich dann an Ihre Sammlung liebenswerter Eigenschaften und verbindender Dinge.

Was können Sie für die Beziehung tun? In erster Linie sollten Sie versuchen, weiterhin positiv zu bleiben, dem Betroffenen empathisch zuzuhören und Mitgefühl zu zeigen. Das bedeutet nicht, dass Sie noch mehr Aufgaben im Haushalt übernehmen sollen! Fokussieren Sie sich lieber auf die Beziehung zum Betroffenen. Hier braucht er am meisten Unterstützung.

Kleine Schritte würdigen

Verständlich ist auch die Hoffnung, dass der Betroffene nach einer Therapie wieder ganz der Alte sein wird. Die Chancen dafür stehen gut. Ist eine depressive Episode abgeklungen, passiert das in vielen Fällen. Viele Betroffene kehren wieder in ihr voriges Leben mit Arbeit, Freizeit und Sozialkontakten zurück. Manche möchten auch etwas an ihrem Leben ändern. Allerdings sollten Sie sich darauf einstellen, dass das nicht schon mit der Entlassung aus der Klinik so sein wird. Zu diesem Zeitpunkt befinden sich die Betroffenen deutlich auf dem Weg der Besserung, sind aber noch immer nicht ganz gesund. Sie brauchen daher weiterhin Geduld.

Die Entwicklung wird in kleinen Schritten vorangehen, wenn es gelingt, den Betroffenen zu fordern und ihm Verantwortung zu übertragen, ihn aber nicht zu überfordern. Dazu müssen Sie gemeinsam immer wieder besprechen, was möglich ist, was man fordert und erwartet, und es an die aktuellen Gegebenheiten anpassen. Dazu gehört auch, nicht nur die Alltags-To-dos im Kopf zu haben, sondern auch gemeinsame Aktivitäten und Unternehmungen langsam wieder aufzunehmen. Je nach Ihren Bedürfnissen und Hobbys können Sie gemeinsam kochen oder essen gehen, spazieren gehen oder Sport treiben, zusammen Musik hören oder machen, Filme zu Hause oder im Kino anschauen. Wagen Sie sich langsam wieder an Ausflüge heran.

→ Rechnen Sie weiter mit schlechten Tagen

Auch wenn es dem Betroffenen schon deutlich besser geht, kann es passieren, dass er sich an manchen Tagen doch nicht zu einer geplanten Aktivität aufraffen kann. Dann sollten Sie möglichst gelassen reagieren. Vielleicht können Sie einfach umplanen und etwas weniger Anspruchsvolles gemeinsam machen? Oder Sie machen die Aktivität allein.

Körperkontakt und Sexualität

Körperkontakt und Sexualität sind bei einer Depression sowohl für die Betroffenen als auch für ihre Partner schwierige Themen. Häufig kommt es zu einem Nachlassen des sexuellen Begehrens und der Erregbarkeit, manchmal auch zu einem generellen Rückzug von körperlicher Nähe. In einigen Fällen ist der Wunsch nach Nähe und Sexualität von der Tagesform abhängig. Für viele depressiv Erkrankte sind Berührungen und Körperkontakt an manchen Tagen eher unangenehm.

Infolge einer Depression können eine verminderte Libido und sexuelle Funktionsstörungen auftreten. Bei Männern sind das vor allem Erektionsprobleme und eine verminderte Orgasmusfähigkeit. Frauen leiden häufiger unter Scheidentrockenheit und damit verbundenen Schmerzen beim Geschlechtsverkehr und einem schwereren Er-

Meist liegt es nicht an den Medikamenten. Die nachlassende Libido ist oft eine direkte Folge der Depression und seltener eine Nebenwirkung der Medikamente. Sinnvoll ist es, die Thematik beim Arzt anzusprechen, denn sollten tatsächlich die Medikamente ursächlich sein, so kann eine Umstellung der Medikation helfen.

reichen eines Orgasmus. Männern und Frauen gemein ist, dass sie aufgrund der Depression unter ihrem negativen Selbstbild leiden. Sie halten sich für unattraktiv und nicht liebenswert. Diese negative Sicht auf sich selbst führt zu Scham, Schuldgefühlen und Versagensängsten und erhöht die Wahrscheinlichkeit, dass „es" nicht richtig klappt. Um sich dieser Gefahr gar nicht erst auszusetzen, vermeiden viele Betroffene zunehmend alles, was sonst in Richtung Sex gehen könnte.

Diese Beeinträchtigung des sexuellen Erlebens und des Liebeslebens stellt sowohl die Betroffenen als auch ihre Partner vor große Probleme. Nicht selten treten Störungen der Sexualität als erste wahrnehmbare Anzeichen einer Depression noch vor anderen Symptomen auf. Andererseits drosseln die Hauptsymptome wie Antriebslosigkeit, Müdigkeit, Niedergeschlagenheit und Verlust der Freude das sexuelle Verlangen. Der depressiv Erkrankte zieht sich zurück, der Partner wiederum vermutet hinter der abnehmenden Sexualität häufig, dass er selbst für den anderen unattraktiv geworden ist. Der Betroffene hingegen fürchtet, dass der Partner ihn aufgrund der sexuellen Probleme verlassen oder fremdgehen könnte. Daher heißt es auch beim Thema Sexualität:

→ Bleiben Sie offen

Da in der Regel beide Partner unter der Situation leiden, sollten Sie gemeinsam damit umgehen. Das funktioniert nur, wenn Sie – auch wenn es vielleicht schwerfällt und unangenehm ist – das Thema offen ansprechen und nachfragen, wie es dem anderen damit geht. Nur, wenn Sie wissen, wie der jeweils andere empfindet, können Missverständnisse, unbegründete Sorgen und Ängste beseitigt werden.

Mit dem Versiegen der sexuellen Handlungen geht meist auch das Gefühl von Nähe und Geborgenheit verloren. Doch dazu braucht es nicht immer Sex! Sich in den Arm zu nehmen, zu kuscheln oder auch nur Händchen zu halten, kann für die Bindung wichtig sein. Suchen Sie gemeinsam nach

Lösungen. Was ist für den Betroffenen noch in Ordnung und angenehm? Was wünscht er sich? Und ebenso: Was wünschen Sie sich und was ist Ihnen wichtig?

Sind die Ängste und Bedürfnisse erst einmal ausgesprochen, geht es den meisten schon besser. Versuchen Sie insgesamt, das Thema locker und entspannt anzugehen. Druck in der Sexualität führt schon bei Gesunden zu Problemen, erst recht bei Paaren, bei denen ein Partner an einer Depression erkrankt ist. Bleibt körperliche Nähe und Sexualität für Ihren Partner während der depressiven Episode schwierig bis unmöglich, sollten Sie sich immer wieder vor Augen führen, dass die Zurückweisung nicht persönlich gemeint ist. Sie liegt nicht daran, dass Ihr Partner Sie nicht mehr liebt oder attraktiv findet. Die Depression verhindert vielmehr, die Sexualität zu leben. Wenn die Situation für Sie sehr belastend ist, suchen Sie sich psychologische Hilfe, um über Ihre Ängste, Bedürfnisse und Sorgen sprechen zu können.

Belastungen für die Kinder depressiver Eltern

Ist ein Elternteil an einer Depression erkrankt, hat das große Auswirkungen auf die Eltern-Kind-Beziehung. Untersuchungen legen offen, dass nur jedes dritte Kind eines depressiven Elternteils keine Auffälligkeiten zeigt. Kinder fühlen sich für das, was mit dem Elternteil passiert, schuldig. Da häufig nicht offen darüber gesprochen wird, wird die psychische Erkrankung zu etwas Heimlichem. Schamgefühle und Ängste entstehen.

Aus diesem Grund ist es wichtig, betroffenen Kindern die Krankheit des Elternteils ehrlich und kindgerecht zu erklären (S. 58). Der gesunde Elternteil oder andere Familienangehörige sollten neben dem Leiden des Betroffenen unbedingt auch die Situation der Kinder im Blick haben. In vielen Fällen ist es sinnvoll, dass das Kind psychothera-

---

In einigen Fällen schlüpfen Kinder auch in die Rolle eines Erwachsenen, kümmern sich um den Haushalt und die Geschwister, trösten den depressiven oder auch den belasteten anderen Elternteil. Doch wenn ein Kind eine Rolle übernimmt, die eigentlich die Eltern übernehmen müssen, ist das eine verkehrte Welt. Man spricht von Parentifizierung. Die Verantwortung, die dem Kind aktiv übertragen wird oder die es selbst übernehmen möchte, überlastet es. Das kann auch beim Kind zu Erkrankungen oder zu Problemen später im Leben führen.

Die psychotherapeutische Begleitung von Kindern läuft anders ab. Das reine Gespräch wie bei Erwachsenen ist bei Kindern selten. Vor allem bei jüngeren Kindern stehen das Spiel, Basteln oder Malen und andere kind- und altersgerechte Methoden im Vordergrund, um tieferliegende Probleme zu bearbeiten. Auch wenn Eltern und Kinder anfangs häufig unsicher sind, ob eine Kinder-Psychotherapie sinnvoll und notwendig ist, so tut es vielen Kindern gut, einen regelmäßigen Termin zu haben, in dem ihnen die alleinige Aufmerksamkeit durch den Psychotherapeuten gehört und ihre Wünsche und ihr Wohlbefinden im Zentrum stehen.

peutisch begleitet wird, um angemessen mit der veränderten Situation umgehen zu können.

Erwachsene Kinder, deren Eltern schon in ihrer Kindheit unter Depressionen litten, fühlen sich häufig starken gegensätzlichen inneren Kräften ausgesetzt. Einerseits leiden sie selbst oft noch immer unter den Spätfolgen, beispielsweise in Form von diffusen Ängsten, Angststörungen oder Beziehungsängsten, psychosomatischen Krankheiten oder einer eigenen psychischen Störung. Andererseits lieben sie den kranken Elternteil, fühlen sich mitunter schuldig an der Krankheit und wollen helfen oder fühlen sich dazu verpflichtet. In diesem Dilemma kann es oft kaum gelingen, den erkrankten Elternteil zugewandt und mitfühlend zu unterstützen und sich gleichzeitig ausreichend von dem Leiden abzugrenzen. Vielen erwachsenen Kindern hilft es, über ihre Erfahrungen zu sprechen, sei es im Rahmen einer Psychotherapie oder in Selbsthilfegruppen, wo andere ähnliche Erfahrungen gemacht haben.

Depressive erwachsene Kinder

Die meisten Menschen erkranken im jungen bis mittleren Erwachsenenalter erstmals an einer Depression. Häufig sind Eltern Bezugspersonen, denen von der Krankheit erzählt wird, oder die die Veränderungen beobachten. Die depressive Erkrankung des eigenen Kindes zu erleben, belastet viele Eltern sehr. Das kann daran liegen, dass erwachsene Kinder nicht mehr zu Hause wohnen und dadurch schwerer „zugänglich“ sind. Dabei würden sich viele Eltern wünschen, eine – auch räumlich – engere Bindung zu haben, um das eigene Kind besser begleiten zu können. So aber fühlen sich viele Eltern hilflos, weil sie ganz auf die Informationen, die ihnen das erkrankte Kind geben möchte, angewiesen sind. Zudem kann es sein, dass sich das erwachsene Kind gezielt von seinen Eltern entfernt, weil es ihnen keine Sorgen machen will oder nicht um Unterstützung bitten möchte. Depressiv Erkrankte empfinden es oft als eigenes Versagen, dass sie krank sind und möchten vor ihren Eltern dieses „Versagen" nicht eingestehen.

→ Die Frage nach der „Schuld"

Gerade Eltern beschäftigt besonders oft die Frage nach dem Warum: Warum ist mein Kind an einer Depression erkrankt? Wie bereits zu Beginn des Buches beschrieben (S. 30), entstehen Depressionen meist durch das Zusammenspiel verschiedener Faktoren. Viele Eltern fragen sich, ob auch sie, ihre Erziehung, bestimmte Lebensumstände und Gegebenheiten für die Erkrankung mitauslösend gewesen sein könnten. „Haben wir etwas falsch gemacht?" „Hätten wir damals vielleicht mehr auf das Kind achten sollen?" „Gab es früher schon Anzeichen für eine Depression, die wir vielleicht übersehen haben?"

Solche Fragen können Eltern nächtelang wachhalten. Auch wenn es verständlich ist, dass Sie gerne wüssten, warum Ihr Kind erkrankt ist, so spielt es im aktuellen Moment keine Rolle. Viel wichtiger sind jetzt Ihr Mitgefühl und Ihre Unterstützung (siehe S. 82). Wenn Sie ein gutes Verhältnis zu Ihrer Tochter oder Ihrem Sohn haben, sind das sehr gute Voraussetzungen. Versuchen Sie aber zu akzeptieren, dass Ihr Kind Sie nur so weit an sich heranlässt, wie es das möchte. Sie können, wie in jeder anderen Beziehung zu einem depressiven Menschen, nicht erzwingen, dass Ihre Angebote angenommen werden. Vermitteln Sie vielmehr, dass Ihre Tochter oder Ihr Sohn sich jederzeit an Sie wenden kann (siehe S. 88).

Ist das Verhältnis zu Ihrem erwachsenen Kind eher lose, so sollten Sie damit rechnen, dass sich das in dieser Phase nicht unbedingt ändert. Dennoch können Sie deutlich machen, dass Ihr Kind sich bei Bedarf an Sie wenden kann.

Wie Freundschaften eine Depression überstehen

Für Freunde, die nicht mit dem Erkrankten zusammenleben und deren eigenes Leben von der Erkrankung weitgehend unbelastet ist, scheint die Situation zunächst einfacher zu sein. Dennoch kann eine Freundschaft einem Menschen sehr viel bedeuten. Hinzu kommt, dass die Situation für vermeintlich „Außenstehende" besonders frustrierend sein kann. Man ist nicht nah genug dran, um täglich zu helfen und einzugreifen, erlebt aber trotzdem das Leid des Betroffenen mit, möchte gern für den Freund da sein, weiß aber nicht wie.

Freunde, die den Erkrankten nur unregelmäßig sehen, haben es ungleich schwerer, zu erfahren, wie es ihm momentan geht. Erhalten sie dann auf Anrufe oder Nachrichten keine Antwort, ziehen sich viele eher zurück. Schließlich möchten sie nicht zusätzlich „nerven". Doch Betroffene merken durchaus, wenn sich Freunde nicht mehr melden, sind traurig darüber und fühlen sich zusätzlich in ihren negativen Gedanken bestätigt. Darum:

→ Melden Sie sich weiterhin!

Auch wenn wenig von Ihrem Freund zurückkommt, trauen Sie sich, sich immer wieder zu melden! Eine kurze Messenger-Nachricht mit „Ich denke an dich" oder „Ich freue mich, wenn wir uns mal wiedersehen" reicht aus, damit der Betroffene merkt, er ist nicht allein.

Andersherum kann es sein, dass ein depressiv erkrankter Freund Ihre Hand ergreift und sich, bildlich gesprochen, daran festhält. Dann werden Sie vielleicht regelmäßig angerufen und gebeten, vorbeizukommen. Oder Sie merken, dass der Betroffene nur noch Dinge unternimmt, wenn Sie etwas organisieren, und fühlen sich dazu verpflichtet, ihn aktiv zu halten. Vielleicht werden Sie auch nach und nach immer stärker in die Betreuung eingebunden. Anfangs machen Sie das gern, weil Sie helfen möchten, aber auf Dauer wird Ihnen die Verantwortung zu viel. Doch darf man sich auch wieder stärker zurückziehen? Darf man sich abgrenzen? Die Antwort lautet eindeutig: Ja. Sie sollten es sogar.

Warten Sie am besten nicht so lange, bis Sie am liebsten gar nicht mehr ans Telefon gehen möchten, wenn Sie die Nummer sehen. Sprechen Sie mit dem Betroffenen und erklären Sie ihm, was Sie für ihn tun können und wo Ihre Grenze ist (siehe S. 48). Möglicherweise hat der Betroffene auch bis jetzt vermieden, professionelle Hilfe in Anspruch zu nehmen. Dann sollten Sie ihn dazu ermuntern, einen Arzt aufzusuchen (S. 21). Vermitteln Sie Ihrem Freund, dass Sie ihn gern weiterhin unterstützen, aber dass in seiner Situation professionelle Hilfe wichtig ist. Reagiert der Betroffene darauf verärgert und vorwurfsvoll, sollten Sie die Anschuldigungen nicht persönlich nehmen. Vielleicht kann sich in der aktuellen Situation ein anderer Freund oder Familienangehöriger kümmern. Sollte der Betroffene jedoch damit drohen, sich etwas anzutun, oder haben Sie das Gefühl, dass das passieren könnte, sollten Sie unbedingt Hilfe holen. Im Zweifel wählen Sie den allgemeinen Notruf 112.

Die Sorge vor einem Suizid

Die Möglichkeit einer Selbsttötung und wie sie rechtzeitig erkannt und die Ausführung verhindert werden kann, beschäftigt viele Angehörige.

Gedanken an Suizid und eventuell sogar entsprechende Planungen oder Handlungen begleiten die meisten Betroffene mit schweren Depressionen. Meist nehmen Suizidgedanken über die Zeit zu, vor allem wenn die Erkrankung nicht oder nicht effektiv behandelt wird. Auch für Sie wird das vielleicht eine große Sorge sein. Für Angehörige ist es wichtig zu wissen, dass diese Gedanken nicht das Ergebnis einer freien Entscheidung sind, bei der nach reiflicher Abwägung erkannt wurde, dass der Tod die beste Lösung ist.

Diese Gedanken sind ein Symptom der Krankheit. Sie können eine Folge der negativen Gefühls- und Gedankenspiralen einer Depression sein. Neben extremer Niedergeschlagenheit und Leere, Gefühlen der Ausweg- und Hoffnungslosigkeit, der Selbstzweifel und der Verzweiflung darüber, sich selbst nicht mehr wiederzuerkennen und nichts dagegen unternehmen zu können, sind Suizidgedanken häufige Krankheitszeichen einer Depression. Durch Grübeln und Nicht-darüber-Reden, durch die immer stärkere Isolation von der Umgebung und den Mitmenschen und den Rückzug in die eigene Gedankenwelt kann die Idee aufkommen, dass einzig der Tod die Befreiung aus dieser Gefangenschaft sein kann. Was heißt das nun für Sie, was können Sie tun?

→ Sofort handeln!

Wenn Sie bei Ihrem Angehörigen oder Freund die Vermutung haben, dass die Gefahr eines Suizids besteht, müssen Sie sofort handeln! Reagieren Sie lieber einmal zu oft, statt zu riskieren, dass es zu spät ist. Wenden Sie sich an den behandelnden Arzt oder Psychotherapeuten. Abends, am Wochenende, an Feiertagen oder in dringenden Fällen wenden Sie sich an die allgemeine Notrufnummer 112 und schildern Sie so konkret wie möglich die Situation.

Das Wissen, dass Suizidgedanken nur ein Symptom der Krankheit sind, ist entscheidend – sowohl für Sie als auch für den Betroffenen. Wird die Depression behandelt, nehmen auch die Gedanken an Suizid ab, wie die anderen Krankheitssymptome auch.

Nicht mehr leben wollen. Es ist bemerkenswert, dass viele Betroffene sagen, die Gedanken darüber, nicht mehr leben zu wollen, zielten nicht vorrangig darauf ab, tot zu sein, sondern wirklich darauf, nicht mehr so zu leben. Es geht also um das Leben, das durch die Depression so sinnlos erscheint. Es ist dieser Zustand, den sie nicht mehr aushalten können.

Wie gefährlich sind Suizidgedanken?

Absolut falsch ist die verbreitete Aussage „Wer über Suizid spricht, begeht ihn nicht". Das wurde leider schon oft genug widerlegt. Jeder Hinweis auf Suizidgedanken oder -absichten muss unbedingt ernst genommen werden.

Suizidgedanken sind bei depressiv Erkrankten das Ergebnis der negativen Denkweise, die die Erkrankung ihnen aufzwingt (siehe S. 13). Manchmal wälzen sie wochen- und monatelang Selbsttötungsgedanken herum und wehren sich dagegen. Oft sprechen sie auch nicht darüber, weil solche Gedanken sehr schambesetzt und sehr unangenehm sind und die Betroffenen ihr Umfeld nicht damit belasten möchten. Sie fühlen sich ohnehin schon schlecht, weil sie die Angehörigen durch die Krankheit beschweren. Bleibt der Erkrankte jedoch mit seinen Gedanken allein, weil er nicht darüber spricht, so nehmen sie in seinem Kopf nach und nach immer mehr Raum ein. Irgendwann ist die innere Argumentation so überzeugend, dass es keinen anderen Ausweg zu geben scheint.

→ Die Gefahr: Kurzschluss

Es gibt aber auch Fälle, in denen zwischen den ersten Gedanken an eine Selbsttötung und der Tat nur wenige Stunden oder Tage liegen. Dann kann es unter Umständen auch für nahe Angehörige unmöglich sein, die drohende Gefahr kommen zu sehen und rechtzeitig zu reagieren.

Wenn Ihr Angehöriger erzählt, dass er immer mal wieder darüber nachdenkt, sich das Leben zu nehmen, ist eine Abklärung durch einen Facharzt für Psychiatrie und Psychotherapie unabdingbar. Bestärken Sie ihn darin, sofort einen Arzt aufzusuchen und ihm von den Suizidgedanken zu erzählen. Oft wird dann ein Aufenthalt in einer psychiatrischen Klinik zu seinem Schutz notwendig (S. 115). Manchmal bitten Betroffene auch selbst darum, in die Klinik oder zum Arzt gebracht zu werden. Dieser Bitte

Checkliste

Suizidabsichten erkennen

Häufig ist es schwierig, zu erkennen, ob eine akute Gefahr besteht, dass ein depressiv Erkrankter Suizid begehen möchte. Die Anzeichen gleichen weitestgehend den klassischen Anzeichen einer Depression. Auch wenn nicht jeder Erkrankte Suizidgedanken hat, ist es hilfreich, wenn Sie sich darüber informieren, wie sich eine solche Entwicklung ankündigen kann.

Als Angehöriger sollten Sie hellhörig werden, wenn ein depressiv Erkrankter

- ☐ häufiger Sätze äußert wie „Es hat doch alles keinen Sinn (mehr)“, „Es ist doch egal, ob ich noch da bin“, „Ich kann nicht mehr“ oder „Ich will nicht mehr (leben)“.
- ☐ sich sozial von Freunden und Familie komplett zurückzieht.
- ☐ ausgeprägte Stimmungsschwankungen hat.
- ☐ sein Verhalten überraschend ändert. Depressive mit Selbsttötungsabsicht wirken vor der Umsetzung häufig ungewöhnlich ausgeglichen, aktiv und wie befreit.
- ☐ selbstgefährdendes, selbstzerstörerisches und leichtfertiges Verhalten zeigt. Das kann zum Beispiel bedeuten, dass er riskant Auto fährt, Drogen oder vermehrt Alkohol konsumiert oder die persönliche Hemmschwelle sinkt.
- ☐ beginnt, seinen Nachlass zu regeln, bedeutende oder wertvolle Gegenstände zu verschenken oder Abschiedsbriefe zu schreiben.
- ☐ sich intensiv mit dem Tod auseinandersetzt, darüber spricht, sich das Leben nehmen zu wollen, oder detaillierte Pläne offenbart, wie ein Suizid passieren könnte.
- ☐ sich nach Methoden für einen Suizid erkundigt (z. B. im Internet danach sucht), Gegenstände dafür beschafft (z. B. Medikamente) oder Orte aufsucht, die sich für einen Suizid eignen (z. B. Brücken).
- ☐ sich mit jemandem identifiziert, der sich selbst getötet hat.
- ☐ bereits einen oder mehrere Suizidversuche hinter sich hat.

sollten Sie unbedingt nachkommen. Wenn Sie sich selbst nicht zutrauen, den Betroffenen hinzubringen, suchen Sie sich Unterstützung aus Ihrem Umfeld. Im Zweifel ist es immer in Ordnung, den Notarzt zu rufen.

Akute Suizidgefahr – wie sollen Sie handeln?

Wenn ein nahestehender Mensch andeutet, dass er keinen Sinn mehr im Leben sieht, führt das bei den Angehörigen häufig zu extremer Hilflosigkeit bis hin zu Panik. Die Wenigsten haben Erfahrung im Umgang mit Menschen, die nicht mehr leben möchten, und sind oft schlicht sprachlos, wenn sie mit entsprechenden Äußerungen konfrontiert werden. Auch wenn es absolut sinnvoll und sogar notwendig ist, dass der Betroffene professionell betreut wird, so stellt sich für Angehörige natürlich die Frage, wie sie selbst reagieren sollen, wenn sie von konkreten Plänen zum Suizid erfahren oder auch nur ein Bauchgefühl haben, dass sich beim Verhalten oder der Einstellung des Angehörigen etwas geändert haben könnte. Zunächst einmal gilt bei akuter Suizidgefahr:

→ Nicht allein lassen!

Der Betroffene darf sich in der für ihn aussichtslos erscheinenden Situation nicht allein und verlassen fühlen. Das Thema darf kein Tabu sein. Der Betroffene muss die Möglichkeit haben, sich Ihnen anzuvertrauen, obwohl ihn oft Scham- und Schuldgefühle quälen. Signalisieren Sie Gesprächsbereitschaft oder sprechen Sie direkt an, dass er sich auch bei Suizidgedanken an Sie wenden kann. Sobald Sie das Gefühl haben, den Betroffenen nicht allein lassen zu können, müssen Sie sofort Hilfe holen (Tel. Notarzt 112).

Die wichtigste Regel ist, den Betroffenen direkt darauf anzusprechen: „Denkst du darüber nach, dich umzubringen?“ Oder noch konkreter: „Planst du, dich umzubringen?“ Vielleicht befürchten Sie, dem Betroffenen dadurch erst recht diese Idee in den Kopf zu setzen. Das ist nicht der Fall, diese direkte Ansprache hat eine andere Funktion und (häufig auch) Wirkung: Dadurch, dass die Gedanken zuvor meist nur im Inneren des Betroffenen durchdacht wurden und er es vielleicht selbst nicht geschafft hat, das Thema anzusprechen, hat sich Druck aufgebaut. Dieser Druck kann nun entweichen. Experten sind daher der Ansicht, dass das offene und sachliche Gespräch mit Ihnen eine Entlastung für Betroffene darstellt. Angehörige können so eine Situation nicht alleine tragen und meistern, hier muss immer sofort professionelle Hilfe in Anspruch genommen werden.

Zwischen „ja“ und „ja“ auf die Frage, ob der Betroffene Suizidgedanken hat, gibt es großen Spielraum. Sagt der Betroffene oder haben Sie den Eindruck, dass der Druck, sich selbst etwas anzutun, im aktuellen Moment sehr stark ist, sollten Sie nicht zögern, sofort den Notruf (112) zu wählen. Teilen Sie bereits am Telefon mit, dass der Betroffene Suizidabsichten hat. Antwortet der Betroffene hingegen etwas wie „ja, manchmal kommen solche Gedanken, aber ich würde mir nie etwas antun", bedeutet das zwar keine Entwarnung, jedoch ist hier kein sofortiger Handlungsbedarf. Auch in diesem Fall ist es wichtig, dass ein Facharzt für Psychiatrie und Psychotherapie eine Einschätzung der Lage vornimmt. Fragen Sie Ihren Betroffenen, ob er das schon mit seinem Arzt besprochen hat. Wenn das der Fall ist, können Sie fragen, was für einen solchen Fall vereinbart wurde. So kann es zum Beispiel sein, dass – solange es hier keine Veränderung gibt – dies beim nächsten Arztbesuch wieder Thema sein wird und aber auch vereinbart wurde, dass der Betroffene sofort seinen Arzt aufsucht, wenn sich die Gedanken ändern oder drängender werden.

Wenn Sie hier unsicher sind, ziehen Sie im Zweifel professionelle Hilfe zurate.

Versuchen Sie, auch wenn es in dieser Situation sehr schwerfällt, nicht in Panik zu geraten. Das Gespräch über die Suizidgedanken dient auch dazu, Zeit zu gewinnen. Der aufgesuchte Facharzt für Psychiatrie und Psychotherapie muss dann einschätzen, ob dringender Handlungsbedarf besteht.

Die Ausnahmesituation selbst gut überstehen

Besteht bei Ihrem Angehörigen akute Suizidgefahr, ist das für Sie eine absolute Ausnahmesituation. Sie stehen vielleicht unter Schock. Sie haben große Angst, der Betroffene könnte seinen Plan wahrmachen. Darunter kann sich auch Wut mischen, weil er nicht mit Ihnen geredet hat. Sätze wie „Mich hält hier nichts mehr" sind schmerzhaft für Sie, weil sie vermitteln, dass Sie ihm scheinbar so wenig bedeuten, dass Sie in seinen Überlegungen nicht mehr vorkommen. Angehörige fühlen sich in solchen Situationen extrem abgewertet. Verständlich ist daher, dass ein ruhiges Gespräch darüber viel Selbstkontrolle, Weitsicht und Kraft von Ihnen braucht.

→ Nicht persönlich nehmen – so schwer es auch fällt

Der depressiv Erkrankte kreist nur noch um sich selbst – und sogar zu sich und seinem Inneren hat er den Kontakt verloren. Um die Bedürfnisse von anderen Menschen kann er sich nicht mehr kümmern, es fehlen während der Erkrankung schlicht die physischen, seelischen und auch kognitiven Fähigkeiten. Das ist das Wesen der Depression. Sie verändert Menschen mitunter in extremer Weise.

Es ist hilfreich und wichtig, das Thema Suizidgedanken direkt anzusprechen, wenn

Andeutungen in dieser Richtung oder konkrete Suizidgedanken geäußert wurden. Dennoch ist das nur ein erster Schritt. Es ist nicht die Aufgabe von Angehörigen, einen depressiv Erkrankten mit Suizidneigung zu betreuen. Das können Sie gar nicht leisten. Weder ist es Ihnen möglich, den Betroffenen rund um die Uhr zu überwachen, noch wird das den gewünschten Erfolg bringen. In kürzester Zeit wären Sie körperlich und seelisch erschöpft – und ein Suizidwilliger würde trotzdem einen Weg finden.

Bei Suizidgefahr mit dem Betroffenen sprechen

Sprechen Sie den Betroffenen direkt auf seine Suizidgedanken oder -absichten an. Von großer Bedeutung ist bei einem solchen Gespräch, dass die Aussagen des Betroffenen weder kleingeredet noch verurteilt werden und dass nicht versucht wird, vom Thema abzulenken oder anzuklagen.

Unpassende Reaktion	Beispiel	Hilfreiche Reaktion	Beispiel
Kleinreden	„Ach, denkt nicht jeder mal darüber nach, nicht mehr da sein zu wollen?"	Anerkennen	„Es muss sehr belastend für dich sein, solche Gedanken zu haben."
Verurteilen	„Dir geht's doch so gut hier. Du hast eine liebe Familie, die sich kümmert, und weißt das überhaupt nicht zu schätzen."	Ernst nehmen	„Es macht mir Sorgen, dass du solche Gedanken hast. Wir sollten professionelle Hilfe in Anspruch nehmen."
Ablenken	„Tut mir leid, dass es dir schlecht geht, aber es kommen auch wieder bessere Zeiten. Wahrscheinlich sieht die Welt morgen schon wieder viel besser aus."	Zuhören	„Welche Gedanken hast du konkret?"
Anklagen	„Wie kannst du uns das nur antun wollen, wo sich alle um dich kümmern?"	Entlasten	„Suizidgedanken kommen von deiner Depression. Du trägst keine Schuld daran, dass du so denkst."

Der Betroffene braucht professionelle Hilfe!

Spätestens wenn Gedanken an eine Selbsttötung vorliegen, braucht der Betroffene unbedingt professionelle Hilfe, am besten in einer spezialisierten Klinik.

Wenn der Betroffene nicht dazu bereit ist, sollten Sie sich umgehend selbst an den behandelnden Arzt, Psychotherapeuten, den Krisennotdienst oder den Notarzt wenden. Beim Krisennotdienst arbeiten Fachleute, die sich speziell um akut suizidgefährdete Patienten kümmern. Ist der Betroffene nicht mehr über ein Gespräch erreichbar oder lehnt er Hilfe ab, ist es nötig, ihn auch gegen seinen Willen in eine psychiatrische Klinik einweisen zu lassen. Rufen Sie in diesem Fall oder auch sonst, wenn Sie schnell Unterstützung brauchen, den Notarzt und schildern Sie die Situation möglichst genau. Fahren Sie ihn nicht selbst in die Klinik, wenn Sie nicht sicher sein können, dass er sich unterwegs nichts antut.

Wenn ein Patient mit Depression darum bittet, in die Klinik gebracht zu werden, ist dies in aller Regel durch die Angehörigen möglich. Auch hier kann es sinnvoll sein, weitere Unterstützer hinzuzuziehen, beispielsweise andere Familienmitglieder, Freunde oder Nachbarn.

Checkliste

Richtig handeln

Ahnen Sie, dass jemand akute Suizidgedanken hat, oder hat derjenige selbst konkrete Andeutungen gemacht?

- ☐ Sprechen Sie den Betroffenen direkt an: „Denkst du darüber nach, dich umzubringen?" „Muss ich mir konkret Sorgen machen, dass du dir etwas antust?"
- ☐ Informieren Sie umgehend den behandelnden Arzt, Psychotherapeuten, eine Klinik oder den Krisennotdienst, schildern Sie die Situation und fragen Sie, was Sie tun sollen!
- ☐ Im Zweifel rufen Sie den Notarzt (Tel. 112) und schildern Sie, dass der Betroffene Suizidabsichten hat. Die Notfallnummern finden Sie auf S. 65.

Suizidversuche und die Wirkung auf Angehörige

Jeder Suizidversuch, auch wenn es beim Versuch bleibt, ist für Angehörige und Freunde ein traumatisches Erlebnis mit teilweise folgenreichen Auswirkungen. Wie ein erfolgreicher Suizid lässt auch ein Suizidversuch die Angehörigen und Freunde mit einer Mischung aus Trauer, Wut, Schuld, Ohnmacht,

Verstehen und helfen

Hilfe gegen den Willen des Betroffenen? Die Krankheit kann dazu führen, dass der Betroffene mit der Verantwortung für sein Leben überfordert ist. Der Schritt, gegen den Willen des Betroffenen zu handeln, ist für Angehörige häufig sehr schwer, denn er kann zunächst mit Widerstand, Vorwürfen und starker Ablehnung durch den Betroffenen verbunden sein. Dennoch ist das unbedingt notwendig, um sicherstellen zu können, dass es nicht zur Selbsttötung kommen kann. Auch wenn Sie damit hadern, nehmen Sie in einer solchen Situation Ihre Verantwortung als nahestehende und vor allem gesunde Person an und holen Sie Hilfe.

Enttäuschung, Scham und Verzweiflung zurück. Häufig mischt sich auch die Frage hinein, warum der Erkrankte einem das angetan hat, wie er so egoistisch sein konnte. Die widersprüchlichen Gefühle können kaum allein verarbeitet werden. Hinzu kommt oft die Angst, dass es einen weiteren – dann erfolgreichen – Selbsttötungsakt geben könnte.

Manche Angehörige hadern damit, dass sie Wut über einen Suizidversuch verspüren, wo sie doch froh sein sollten, dass der Betroffene noch lebt. Andere empfinden es als persönliches Versagen, dass sie es nicht geschafft haben, die Tat zu verhindern. In den Wochen und Monaten nach dem Suizidversuch werden Angehörige viele widersprüchliche Gefühle erleben, sie werden in Wellen kommen und gehen. Daneben tauchen immer die Fragen auf, ob man die Anzeichen früher hätte erkennen können und was man tun kann, damit es zu keinem weiteren Versuch kommt. Auf diese Fragen gibt es keine allgemeingültigen Antworten. Suizidversuche sind für Angehörige häufig über einen langen Zeitraum sehr traumatisch. Es kann lange dauern, bis man sich davon erholt hat. Die Schuldgefühle und die Angst, die Suizidplanung ungewollt vielleicht gefördert zu haben, quält viele Angehörige. Häufig ist es nur mit professioneller Unterstützung möglich, das Gefühlschaos zu sortieren und die eigene Rolle richtig zu bewerten.

Die Trauer nach einem vollendeten Suizid bewältigen

Hat ein geliebter Mensch sich das Leben genommen, ist das für alle Angehörigen und das Umfeld ein langfristig einschneidendes Erlebnis. Vielleicht hatten Sie schon vorher ein ungutes Gefühl und machen sich nun Vorwürfe, warum Sie nicht früher oder anders gehandelt haben. Vielleicht kam der Tod des nahestehenden Menschen für Sie aber auch ganz überraschend, Sie stehen unter Schock und fragen sich, ob Sie Anzeichen übersehen haben. Doch mit professioneller Hilfe ist es möglich, dieses Trauma zu bewältigen. Trauen Sie sich daher, Hilfe für sich selbst zu suchen (siehe S. 162).

In den Wochen und Monaten nach einem Suizid werden Angehörige von sehr ambivalenten und zugleich sehr intensiven Gefühlen heimgesucht. Sie werden von Wut überwältigt oder durch Angst gelähmt, Sie halten sich für verantwortlich und doch fühlen Sie sich ungerecht behandelt. Sie hadern mit dem Schicksal, nehmen die Tat persönlich und sind von Scham erfüllt. All diese Gefühle treten bei den meisten Hinterbliebenen in stärkerer oder schwächerer Ausprägung auf. Sie alle sind normal. Selbst wenn Sie Ihre Reaktionen, Gefühle und Gedanken schwer ertragen können, versuchen Sie, milde mit sich zu sein. Sie haben Schlimmes erlebt. Sie haben Ihren Angehörigen an die Depression verloren. Das zu verarbeiten braucht Zeit und einen guten Umgang mit sich. Gestehen Sie sich Ihre Phase der Trauer und Verarbeitung zu. Sich selbst unter Druck zu setzen, bringt Ihren Angehörigen nicht zurück und hilft auch Ihnen nicht. Nehmen Sie Hilfe in Anspruch!

Verstehen und helfen

Individuelle Antworten auf das Erlebte: Ein Suizid(versuch) kann Angehörige einander entfremden, weil sie unterschiedlich empfinden und die Sichtweise der anderen nicht nachvollziehen können. Warum entschuldigt jemand die Tat? Warum fühlt sie sich nicht schuldig? Wie kann er nur wütend sein, es war doch eine Krankheit? Jeder empfindet anders – aber jede der Reaktionen ist verständlich und normal. Wichtig ist es, sich in dieser Phase nicht allein zu fühlen. Auch wenn andere Angehörige anders fühlen, ist es hilfreich, zusammenzustehen und sich gegenseitig zu stützen.

▶ Hilfe für Angehörige bieten der Verein AGUS e.V. (Angehörige und Suizid) (www.agus-selbsthilfe.de/) oder Selbsthilfegruppen für Angehörige von Suizidopfern. Auch eine Psychotherapie kann hilfreich sein, das Erlebte zu verarbeiten.

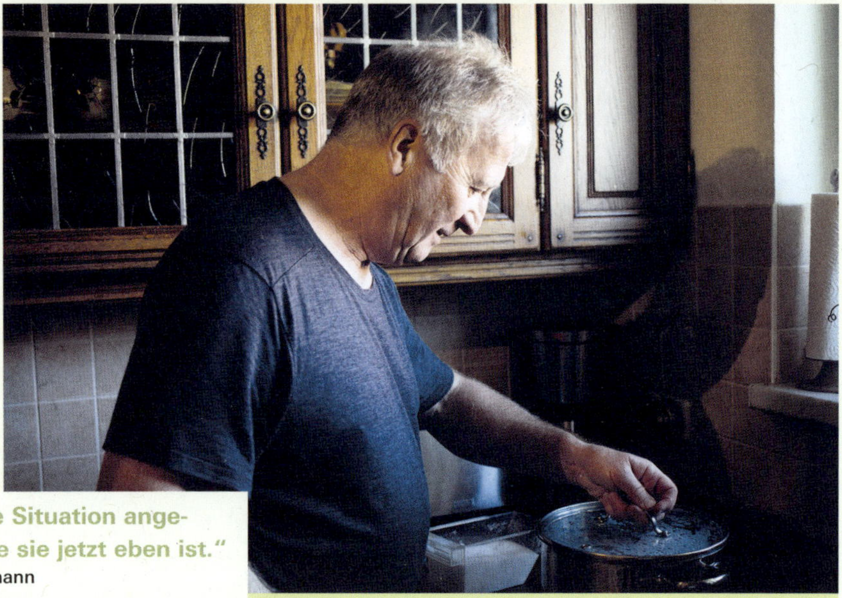

„Ich habe die Situation angenommen, wie sie jetzt eben ist."
Reinhardt Weißmann

„Ich kann meine Kraft nur einmal einsetzen."

Die Geschichte von Reinhardt Weißmann

Reinhardt Weißmann ist ein zufriedener Mann. In den frühen 1970er Jahren lernt er seine Frau kennen, mit der er inzwischen 42 Jahre verheiratet ist. 1978 und 1983 kommen ein Sohn und eine Tochter zur Welt. Der Familie geht es weitgehend gut. Die erste Lebenshälfte des Paares findet in der DDR statt, nach der Wende machen sie sich mit einem Planungsbüro selbstständig. Das Geschäft läuft gut, und seine Frau arbeitet ebenfalls mit ihm im gemeinsamen Betrieb. Von 2003 auf 2004 feiert das Paar seine Silberhochzeit auf einer großen Reise, die die beiden in die USA, die Südsee, nach Neuseeland, nach Singapur und in weitere Länder führt: „Wenn mir in den 1980er Jahren jemand gesagt hätte, dass ich mal auf Bora Bora tauchen würde, hätte ich es nie geglaubt", erzählt Reinhardt noch immer begeistert, während er im Fotoalbum blättert.

Doch dann geht es seiner Frau schlechter. Schon früher hatte sie in stressigen Phasen Alkohol gegen ihre Unruhe getrunken. Manchmal kamen auch Beruhigungstabletten dazu. „Wenn die Tabletten nicht sofort gewirkt haben, hat sie einfach noch eine und noch eine genommen", erzählt er.

2006 findet er sie an einem Tag kaum ansprechbar vor. Sie kommt in die Klinik. Zu diesem Zeitpunkt ist noch unklar, was ihr eigentlich fehlt. Als die Diagnose „chronische Depression" gestellt wird, fährt Reinhardt all seine nicht zwingend notwendigen Aktivitäten zurück. Er gibt seinen Sitz im Stadtrat auf, den er 14 Jahre lang innehatte. Seine Frau probiert verschiedenste Therapieformen – Medikamente und Psychotherapie, Lichttherapie, Tiefenhypnose und Elektrokonvulsionstherapie, doch nichts bringt längerfristig Besserung.

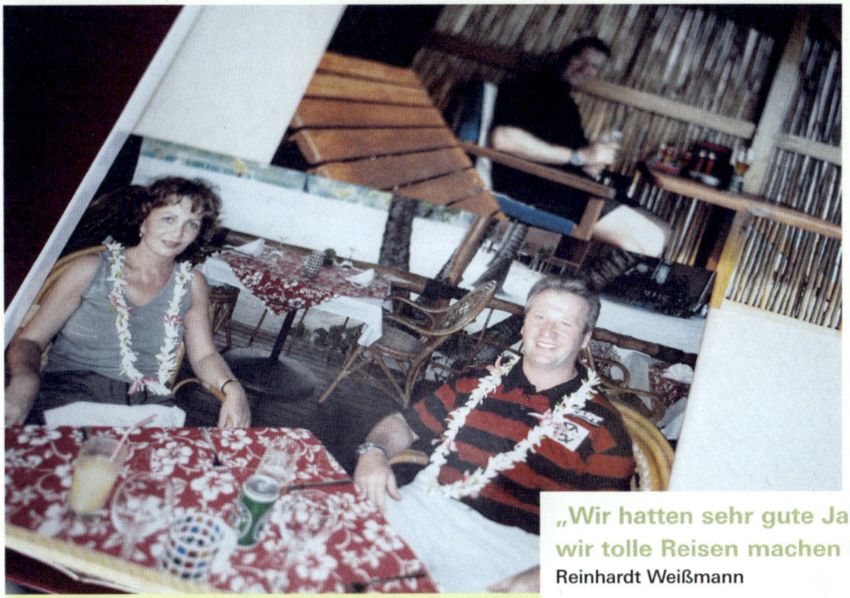

„Wir hatten sehr gute Jahre, in denen wir tolle Reisen machen konnten."
Reinhardt Weißmann

Eine chronische Depression krempelt das Leben um

„Meine Frau wacht schon morgens mit Angst auf. Wenn sie dann ihre Tabletten nimmt, wird es etwas besser, dafür ist sie sehr antriebslos, hat an nichts mehr Interesse und keine Gefühle mehr. Früher hat sie Ahnenforschung betrieben. Bis ins 17. und 18. Jahrhundert hat sie die Geschichte ihrer und meiner Familie zurückverfolgt. Das kann sie jetzt nicht mehr", erklärt Reinhardt. 2008 geht seine Frau krankheitsbedingt in Frührente. Ihre Arbeitskraft fehlt in der gemeinsamen Firma und die Kredite können nicht mehr bedient werden. Die Eheleute müssen Privatinsolvenz anmelden. Reinhardt trägt es mit Gelassenheit: „Wir hatten sehr gute Jahre, in denen wir fit waren und finanziell unabhängig und tolle Reisen machen konnten. Ich glaube daran, dass sich das im Leben ausgleicht."

Die Depression gönnt den beiden keine Pause. Die Phasen, die seine Frau in der Klinik verbringen muss, sind unterschiedlich lang. Im Jahr 2019 waren es neun Monate am Stück. Alle 14 Tage holt er seine Frau übers Wochenende nach Hause. „Wenn ich ehrlich bin, waren das sehr belastende Wochenenden. Sie fühlte sich unwohl, hatte Angst, dass ihre Medikamente nicht reichen, und war überwiegend im Bett. Wir haben zwar viel miteinander geredet und ich habe versucht, sie aufzubauen und ihr gut zuzureden, aber wir konnten nichts gemeinsam unternehmen. Ich war dann froh, wenn ich sie wieder in die Klinik gefahren habe."

Der Glaube, die Hündin und andere Kraftquellen

Im Oktober 2019, an einem Wochenende, das seine Frau zu Hause verbringt, versucht sie sich mit Tabletten das Leben zu nehmen. „Das war schon ein schwerer Schlag für mich. Ich habe immer versucht sie zu animieren, nicht nur an sich zu denken, sondern an alles Schöne, was wir gemeinsam

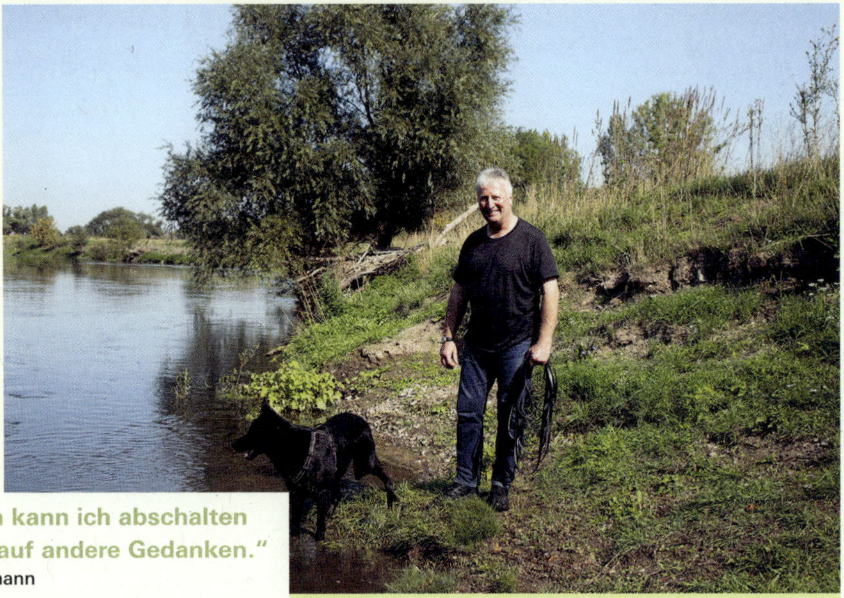

„Beim Gehen kann ich abschalten und komme auf andere Gedanken."
Reinhardt Weißmann

gemacht haben, an die Kinder und an das Enkelkind. Ich war mächtig traurig", beschreibt Reinhardt, wie es ihm nach dem Suizidversuch ging. Er weiß auch, dass sie es wieder versuchen könnte. „Ich kann darauf aber erst reagieren, wenn es so weit ist. Ansonsten wäre das so, als würde ich immer mit einem Regenschirm rumlaufen und darauf warten, dass es regnet. Wenn es passiert, ist es Schicksal. Ich versuche, mich davon nicht runterziehen zu lassen, denn das kostet viel Kraft. Ich brauche meine Kraft aber an anderer Stelle und kann sie nur einmal anwenden." Trotz der großen Belastung nicht zu verzweifeln, dafür hat Reinhardt verschiedene Kraftquellen. „Mein Glaube hat mich immer durchs Leben geführt und ich profitiere davon." Er hat auch gelernt, gut für sich selbst zu sorgen. Mit seiner Hündin Kara geht er jeden Tag lange spazieren. „Nach einer halben Stunde Gehen wird langsam der Kopf frei. Dann kann ich abschalten, komme auf andere Gedanken und habe neue Ideen", sagt er strahlend. Außerdem liest er viel, trifft Freunde, unternimmt vieles alleine und versucht, sich regelmäßig selbst zu belohnen. „In einer Beziehung hat man normalerweise ein Geben und Nehmen. Bei mir ist es nur noch ein Geben. Ich habe das angenommen als die Situation, wie sie jetzt eben ist. Darum belohne ich mich selbst. Da kaufe ich mir auch mal für mich Blumen."

„Gut zu hören, wie es anderen geht"

Nach dem letzten Klinikaufenthalt konnte Reinhardts Frau direkt in eine Tagesklinik wechseln, wo sie noch immer behandelt wird. Morgens wird sie von zu Hause abgeholt und nachmittags wieder zurückgebracht. Reinhardt erledigt neben seinen 30 Arbeitsstunden im städtischen Bauamt den gesamten Haushalt, regelmäßig betreut er seinen Enkel. Während des Corona-Lockdowns kann seine Frau nicht jeden Tag in die Tagesklinik, Reinhardt arbeitet aus dem

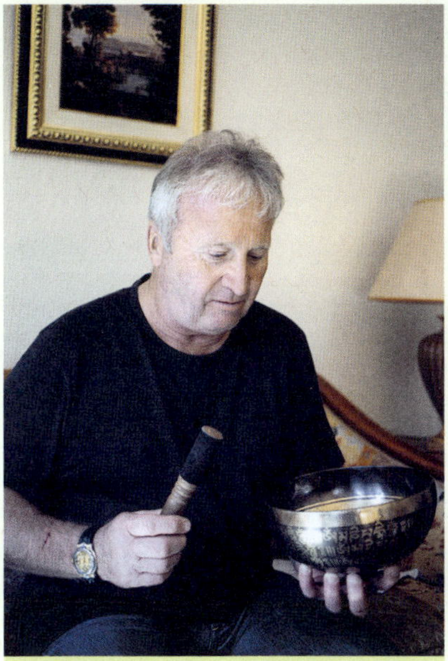

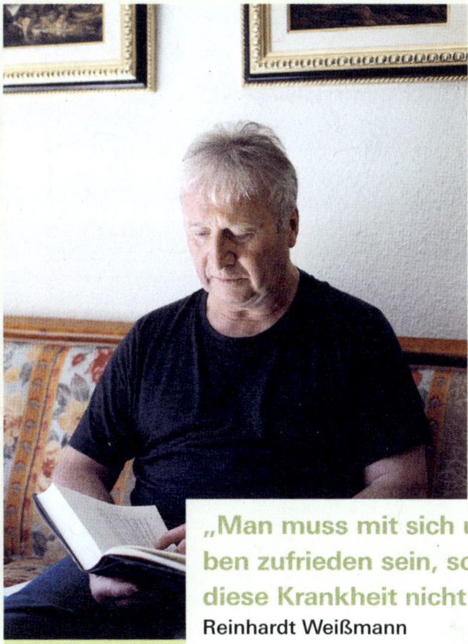

„Man muss mit sich und seinem Leben zufrieden sein, sonst kann man diese Krankheit nicht mittragen."
Reinhardt Weißmann

Homeoffice. „Das war eine schlimme Zeit. Meine Frau sah in ihrer Depression alles düster, ich konnte meine Arbeit als Baustellenaufsicht nicht gut von zu Hause aus machen und außerdem muss ich unter Leute. Ich bin beinahe durchgedreht." Daraufhin sucht er sich eine Selbsthilfegruppe für Angehörige. „Es tut sehr gut zu hören, wie es anderen geht."

Die Betreuung in der Tagesklinik ist wieder angelaufen. „Momentan geht es meiner Frau ziemlich gut. Vor ein paar Wochen waren wir zum ersten Mal seit Jahren zusammen in Leipzig und sind durch die Stadt gebummelt. Sie hatte keine Angstanfälle und ist auch körperlich viel fitter. Das war sehr schön und gibt mir Hoffnung", erzählt er begeistert. Eigentlich, so sagt Reinhardt bestimmt, sei er für jeden Tag dankbar. Trotzdem hat er ein paar Wünsche für sich und seine Frau: „Es wäre toll, wenn ihre Situation konstanter wäre. Das würde die Lebensqualität von uns beiden steigern. Richtig schön wäre es, wenn wir wieder Sachen gemeinsam machen könnten, wir zusammen Freunde treffen könnten und sie wieder Gefühle zeigen könnte."

Letztes Wochenende war Reinhardt mit langjährigen Freunden im Fichtelgebirge. Den lebensfrohen und aktiven Mann umgibt ein gutes soziales Netzwerk und er pflegt seine Freundschaften seit Jahrzehnten. „Es ist schade, dass meine Frau bei solchen Ausflügen nicht dabei sein kann, aber ich akzeptiere es. Ich mache das trotzdem alleine mit, weil ich bei solchen Aktivitäten Kraft tanke, von der ich dann wieder eine Weile zehre. Man muss mit sich und seinem Leben zufrieden sein, sonst kann man eine solche Krankheit nicht mittragen", gibt er ein wenig ernst zu bedenken. Doch seine Augen leuchten, als er ergänzt: „Trotz allem sehe ich das Leben als Gottes Geschenk und mit meinen 62 Jahren bin ich noch lange nicht fertig mit dem Auspacken!"

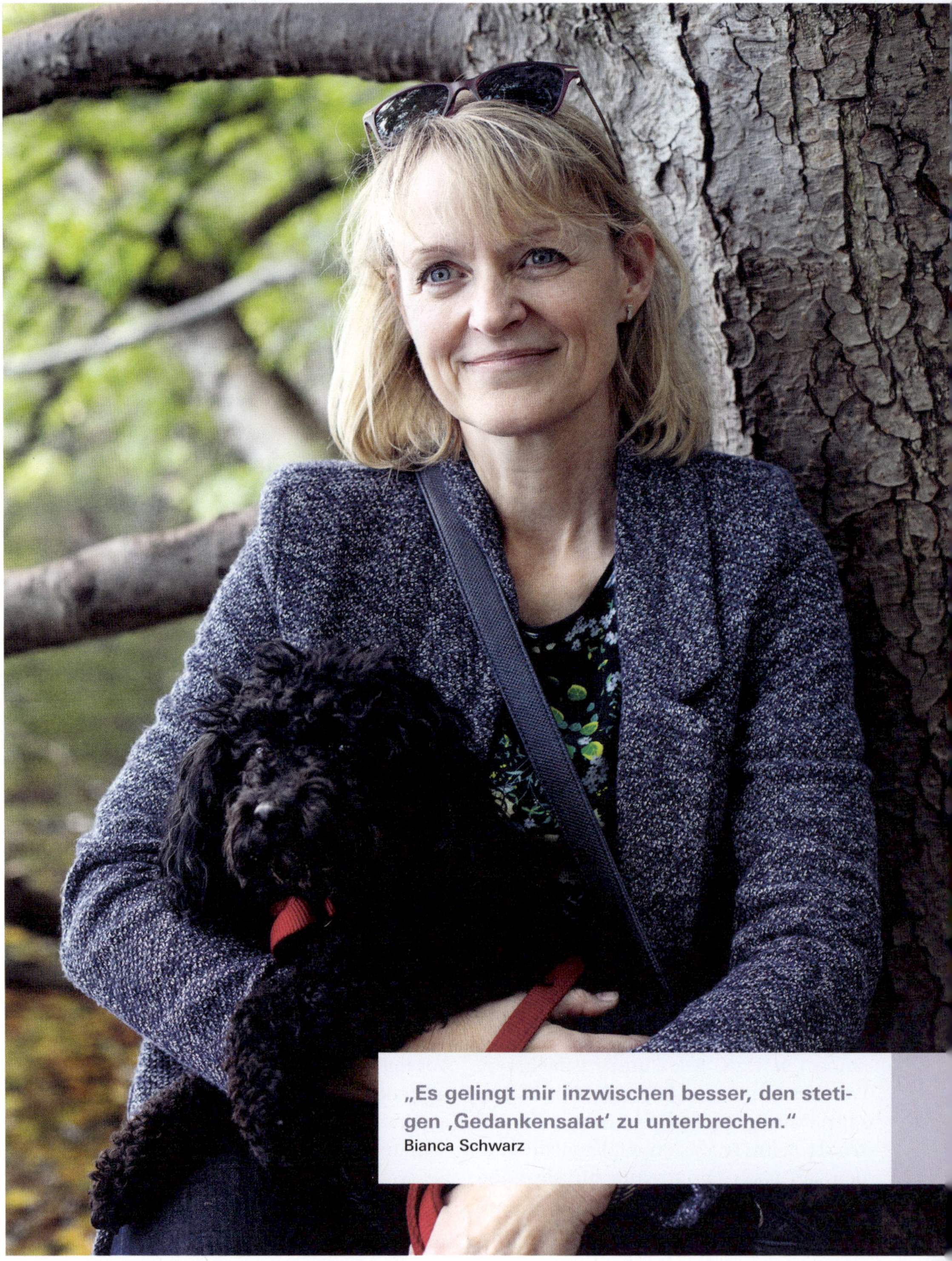

„Es gelingt mir inzwischen besser, den stetigen ‚Gedankensalat' zu unterbrechen."
Bianca Schwarz

Die Puzzleteile der Behandlung

Depressionen sind gut behandelbar – wenn sie behandelt werden. Es gibt vielfältige Angebote und Hilfen für Depressionspatienten. Auch Sie sind während der Therapie eine wichtige Stütze für Ihren Angehörigen.

Jede Depression sollte professionell behandelt werden. Das gilt besonders für die schweren Formen, aber auch (anfangs) leichte Depressionen bedürfen einer Behandlung, zumal dann die Chance besteht, rechtzeitig zu verhindern, dass sich die Erkrankung verschlimmert. Viele Betroffene erkennen selbst nach einiger Zeit, dass es ihnen nicht gut geht, und sind grundsätzlich bereit, Hilfe in Anspruch zu nehmen. Wenn es nur an der fehlenden Kraft oder Antriebslosigkeit scheitert, dass ein erster Termin beim Hausarzt vereinbart wird, können Sie als Angehöriger unterstützen (siehe S. 21). Es kann auch nötig sein, den Betroffenen gegebenenfalls dorthin zu begleiten.

Wenn ein Betroffener keine Hilfe annehmen möchte, kann das auch daran liegen, dass er zu wenig über Depressionen, die Symptome und vor allem über die Behandlungsmöglichkeiten weiß. Eine Depression ist mehr als nur die Reaktion auf die Lebensumstände oder Stress. Um zu verstehen, was mit einem selbst passiert, muss der Betroffene nach und nach zum Experten für die Krankheit werden. Dabei kann ihm eine Therapie helfen. Sie können ihn dabei unterstützen, sich zu informieren.

Der Weg zur richtigen Behandlung

Unabhängig von der Schwere der Depression ist eine Behandlung immer angeraten. Je früher sie beginnt, desto größer sind die Behandlungschancen.

Für die Behandlung einer psychischen Erkrankung wie einer Depression ist ein vertrauensvolles Verhältnis zwischen Behandler und Patient von großer Bedeutung. Ihr Angehöriger sollte also nach einem Menschen suchen, bei dem er sich gut aufgehoben fühlt. Gerade im Hinblick auf die langfristige Behandlung kann das bedeuten, dass er den Arzt oder Therapeuten irgendwann wechseln möchte. Haben Sie dafür Verständnis. Nicht immer stimmt die „Chemie", Ihr Angehöriger sollte auf sein Gefühl vertrauen. Zu Beginn ist es allerdings erst einmal wichtig, überhaupt einen Schritt in Richtung Hilfe zu gehen – als erste Anlaufstelle bietet sich der Hausarzt an.

In der Regel ist das bereits ein Arzt, zu dem man Vertrauen hat. Doch auch, wer nur selten beim Hausarzt ist, sollte sich nicht scheuen, bei einer Depression einen Allgemeinmediziner aufzusuchen. Depressionen sind eine sehr weit verbreitete Erkrankung. Der Umgang damit gehört für Hausärzte zum Berufsalltag, Patienten können also mit einer verständnisvollen Haltung und professioneller Hilfe rechnen. Unkomplizierte Depressionen können sehr gut auch direkt vom Hausarzt behandelt werden. Falls der Hausarzt die Behandlung nicht (allein) übernehmen kann oder möchte, wird er den Betroffenen an einen Facharzt (Psychiater) und/oder einen Psychotherapeuten oder eine psychiatrische Klinik überweisen. Weitere erste Anlaufstellen für den Betroffene und Sie können sein:

- **Sozialpsychiatrischer Dienst** Der Sozialpsychiatrische Dienst (SpDi) ist ein Angebot des Öffentlichen Gesundheitsdienstes für Menschen mit psychischen Erkrankungen und deren Angehörige. Hier erhalten Sie auch Unterstützung bei Fragen zur Depression. Die Mitarbeiter kommen bei Bedarf nach Hause. Die Krankenkasse erfährt davon nichts. Die Kontaktdaten des nächstgelegenen SpDi erhalten Sie über das Gesundheitsamt oder mithilfe einer Suche im Internet mit den Stichworten „Sozialpsychiatrischer Dienst" und Ihrem Wohnort.

- **Stiftung Deutsche Depressionshilfe** Zusätzliche Informationen zu Depressionen, deren Entstehung und Behandlung stellt die Stiftung Deutsche Depressionshilfe zur Verfügung. Unter anderem bietet sie ein Info-Telefon Depression für Betroffene und Angehörige (S. 65) mit Fragen zur Erkrankung oder zu Anlaufstellen in Ihrer Nähe.
- **Selbsthilfe- und Angehörigengruppen** Gute Anlaufstellen, sowohl für Betroffene wie auch für Angehörige, sind Selbsthilfegruppen bzw. Angehörigengruppen. Hier trifft man auf Menschen, die in derselben Situation sind – egal, ob selbst erkrankt oder als Angehöriger.
- **AOK Familiencoach Depression** Das Online-Angebot der AOK für belastete Angehörige eines depressiv erkrankten Menschen ist kostenlos und auch für Nicht-Mitglieder unter https://depression.aok.de/ verfügbar.

▶ **Ausführliche Informationen über Depressionen und die unterschiedlichen Behandlungsmöglichkeiten finden Sie im Ratgeber „Depression überwinden – Niemals aufgeben" der Stiftung Warentest.**

Einsicht für eine Therapie schaffen

Häufig gibt es auf dem Weg zur Therapie Hindernisse, die den Behandlungsbeginn verzögern oder eine Behandlung verhindern. Das ist beispielsweise der Fall, wenn der Betroffene nicht einsichtig ist, dass er Hilfe benötigt oder sich verweigert. Die Gründe dafür können vielfältig sein und reichen von relativ leichten Symptomen, die einen Alltag noch zulassen und daher nicht ausreichend ernst genommen werden, über Scham und die Angst, stigmatisiert zu werden, bis hin zum Verleugnen der eigenen Verletzlichkeit.

Der wichtigste Antrieb für den Beginn einer Therapie ist aber die Krankheitseinsicht oder zumindest der empfundene Leidensdruck. Doch hier kann sich Ihre Wahrnehmung stark von der des Betroffenen unterscheiden. Sie sehen möglicherweise einen komplett anderen Menschen vor sich als noch vor einigen Wochen oder Monaten und Ihnen ist klar, dass professionelle Hilfe notwendig ist. Der Betroffene merkt zwar, dass etwas nicht stimmt, fühlt sich aber

Verstehen und helfen

Informationen für Betroffene: Ein tolles Projekt, bei dem sich übersichtliche und kurze Texte mit kurzen Videos von Betroffenen abwechseln, die das Thema Depression von allen Seiten beleuchten, ist „Die Mitte der Nacht" (www.die-mitte-der-nacht.de). Vielleicht findet der Betroffene auf diese Weise Zugang zum Thema, auch für Sie könnte die Seite sehr interessant sein.

nicht „krank". Druck auszuüben und der Versuch, einen Arzttermin zu erzwingen, wird nur zu Widerstand führen. An dieser Stelle können die erarbeiteten Kommunikationsregeln zum Einsatz kommen (siehe S. 72). Wenn Sie zugewandt und interessiert fragen, wie es dem Betroffenen geht, ist die Wahrscheinlichkeit hoch, dass Sie ehrliche Antworten erhalten.

Bei Vorbehalten gegen psychische Krankheiten

Wenn Sie ahnen oder wissen, dass „irgendwas mit der Psyche" zu haben für den Betroffenen nicht infrage kommt, könnten Sie versuchen, die anderen Erkrankungen, die solche Symptome hervorrufen können, in den Vordergrund zu stellen, etwa so: „Ich nehme wahr, dass es dir seit einigen Wochen schlecht geht. Ich mache mir Sorgen um dich. Die Beschwerden, die du schilderst, können verschiedene Ursachen haben, z. B. könnte ein Problem mit der Schilddrüse vorliegen. Ich würde mich besser fühlen, wenn du das beim Hausarzt abklären lässt." Unter Umständen gelingt es auf diesem Weg leichter, den ersten Kontakt zu einem Arzt herzustellen.

Betreuung beim Hausarzt

Der Hausarzt sollte, wie bereits erwähnt, der erste Ansprechpartner für den Betroffenen sein. Er ist für die umfassende Untersuchung (Anamnese), den Ausschluss anderer Erkrankungen, die zu ähnlichen Symptomen führen können, und damit für die Feststellung (Diagnose) einer Depression sehr wichtig (siehe S. 26). Auch in der weiteren Behandlung kann er eine zentrale Rolle übernehmen.

Auch Sie können sich an den Hausarzt Ihres Angehörigen wenden, wenn dieser noch nicht bereit ist. Sie können zum Beispiel sagen: „Ich mache mir Sorgen um meinen Angehörigen. Seit einigen Wochen ist er immer nur niedergeschlagen und erschöpft. Was würden Sie mir empfehlen zu tun?" Wahrscheinlich wird der Arzt vorschlagen, dass der Betroffene doch einmal in die Praxis kommen soll, eventuell zusammen mit Ihnen. In jedem Fall ist das eine wichtige und hilfreiche Information, denn so kann er beim nächsten Besuch genauer darauf achten oder gezielter fragen, auch wenn der Betroffene es selbst nicht anspricht.

→ Dürfen Sie mit dem Arzt des Betroffenen sprechen?

Wenn Sie den Hausarzt ansprechen, entstehen keine Probleme mit der ärztlichen Schweigepflicht. Der Arzt darf Ihnen allerdings ohne eine von seinem Patienten unterschriebene Schweigepflichtentbindung keine Informationen zum gesundheitlichen Zustand geben. Wenn Sie nicht selbst auch Patient beim Hausarzt Ihres Angehörigen sind, kann es sein, dass Sie nicht zum Arzt durchgelassen werden. Lassen Sie sich nicht abwimmeln! Bitten Sie um Rückruf oder schreiben Sie eine E-Mail. Wenn das nicht hilft, lassen Sie sich selbst einen Termin geben.

Termin beim Psychiater

Nicht jeder hat ein enges Verhältnis zu seinem Hausarzt. Falls aufseiten des Betroffenen bereits Krankheitseinsicht besteht, kann es sein, dass Sie beide in Erwägung ziehen, sich direkt an einen Facharzt zu wenden. In diesem Fall ist ein Psychiater (Facharzt für Psychiatrie und Psychotherapie) der richtige Ansprechpartner. Ihr Angehöriger kann auch ohne Überweisung durch einen Allgemeinmediziner einen Termin bei einem Psychiater vereinbaren. Diese Fachärzte sind darauf spezialisiert, psychische Störungen und Erkrankungen zu diagnostizieren und zu behandeln. Wenn Ihr Angehöriger schnell einen Termin bekommt, ist das auf jeden Fall eine gute Alternative zum Hausarzt, zumal ein Psychiater besonderes Fachwissen im Bereich der medikamentösen Behandlung besitzt. Sollte Ihr Angehöriger jedoch lange auf einen Termin warten müssen, sollten Sie in Betracht ziehen, doch zuerst einen Allgemeinmediziner aufzusuchen, auch wenn er noch keine feste Bindung zu diesem Arzt hat. Dort bekommen Sie in der Regel innerhalb weniger Tage einen Termin.

Die Zeit bis zum Therapiebeginn meistern

Sobald der Betroffene erkannt hat, dass er Hilfe braucht, hoffen Sie beide natürlich darauf, dass er diese nun schnellstmöglich bekommt. Tatsächlich bieten die bereits geschilderten Anlaufstellen eine sehr gute Unterstützung. Der Haus- oder Facharzt wird sich außerdem zeitnah um die passende medikamentöse Behandlung kümmern. Das ist erst einmal wichtig.

Lange Wartezeiten sind leider die Regel und können bei mehreren Monaten liegen. Das kann sich für den Betroffenen wie ein Rückschlag anfühlen und auch für Sie ist das eine harte Zeit. Klar ist, dass beim Vorliegen einer schweren Depression eine Wartezeit von mehreren Monaten nicht tragbar ist, sondern dass schneller eine Lösung gefunden werden muss. In diesen Fällen ist aber normalerweise auch ein stationärer Aufenthalt nötig, und ein solcher Therapieplatz ist meist kurzfristig, in der Regel innerhalb weniger Tage verfügbar (siehe S. 128).

Zusätzlich ist es sinnvoll, wenn Ihr Angehöriger möglichst bald mit einer Psychotherapie beginnen kann. Leider gestaltet sich das in der Praxis oft schwierig, da die Wartezeiten sehr lang werden können (siehe Kasten S. 127). Auch wenn der Betroffene kein gutes Gefühl mit einem Therapeuten hat (siehe S. 124), kann die erneute Suche nochmals deutlich Zeit in Anspruch nehmen.

In akuten Fällen ist ein Aufenthalt in einer Klinik möglich. Wenn ein stationärer Aufenthalt von den Ärzten als nicht notwendig erachtet wird, sollte man nicht tatenlos zuschauen, wenn es dem Betroffenen während der Wartezeit immer schlechter geht. Um schnell einen Therapieplatz in einer Klinik oder einer Tagesklinik zu bekommen, ist es hilfreich, wenn der Hausarzt oder niedergelassene Psychiater in der zuständigen Klinik den Platz organisiert. Zudem gibt es die Möglichkeit einer ambulanten, psychotherapeutischen Akutbehandlung. Sie umfasst 24 Sitzungen à 25 Minuten und soll zur Besserung akuter psychischer Krisen beitragen. Patienten, für die eine Akutbehandlung nicht ausreicht, sollen so stabilisiert werden, dass sie auf eine Psychotherapie vorbereitet sind oder ihnen andere ambulante, teil- oder vollstationäre Maßnahmen empfohlen werden können.

Folgendermaßen sollten Sie vorgehen, wenn nicht kurzfristig ein ambulanter Psychotherapieplatz frei ist:

1. Unterstützen Sie den Betroffenen dabei, sich beim Hausarzt vorzustellen. Dieser kann bei Bedarf Medikamente verordnen, die den Zustand des Betroffenen in der Regel innerhalb weniger Wochen verbessern.
2. Besprechen Sie mit dem Betroffenen und dem Hausarzt, ob eine Akutbehandlung sinnvoll ist oder ob ein Online-Programm (siehe S. 137) infrage kommt und ob er es begleiten würde.
3. Schneller als bei niedergelassenen Psychotherapeuten sind meist Therapieplätze in Tageskliniken oder stationär verfügbar. Sprechen Sie mit dem Betroffenen, ob das eine Option wäre.
4. Als Angehöriger können Sie die Suche nach einem Psychotherapieplatz unterstützen, indem Sie Ihren Betroffenen immer wieder dazu ermutigen, bei Therapeuten anzurufen und sich gegebenenfalls auf die Warteliste setzen zu lassen.

So wichtig die Psychotherapie für den Betroffenen auch ist, versuchen Sie, die Erwartungen an eine Psychotherapie nicht zu hoch zu hängen. Besser ist es, das Leben auch während der Wartezeit für sich und den Betroffenen möglichst gut zu gestalten. Dazu kann auch eine bereits begonnene medikamentöse Behandlung beitragen (siehe S. 134).

Welche Therapien gibt es?

Die Behandlung einer Depression setzt sich aus mehreren Elementen, meist einer Kombination aus Medikamenten und Psychotherapie, zusammen.

Welche Behandlung sinnvoll ist, hängt vor allem von der Schwere der Depression und damit von der Beeinträchtigung des Erkrankten ab. Leichte und mittelgradige Depressionen können mit Medikamenten oder mit psychotherapeutischen Maßnahmen behandelt werden. Bei schweren Depressionen sind in der Regel Medikamente und eine Psychotherapie sinnvoll. Daneben existieren weitere Behandlungsmöglichkeiten, die unterstützend eingesetzt werden können oder bei Patienten angewendet werden, bei denen die anderen Verfahren keine ausreichende Besserung bringen.

Phasen der Therapie

Experten gliedern die Behandlung der depressiven Erkrankung in unterschiedliche Phasen (Akuttherapie, Erhaltungstherapie, Rezidivprophylaxe). Für Erkrankte und deren Angehörige ist erfahrungsgemäß die Bezeichnung der Phasen weniger relevant als die Dauer der Behandlung und die Art der Interventionen. Auf den folgenden Seiten lernen Sie die üblichen Verfahren kennen.

Psychotherapie

Für die meisten Menschen mit Depressionen ist eine Psychotherapie ein wichtiger Baustein der Behandlung. Eine Psychotherapie kann eine Behandlung beim Hausarzt begleiten und kann mit einem oder mehreren wöchentlichen Terminen ambulant durchgeführt werden. Je nach Art der Psychotherapie, ob es sich beispielsweise um ein verhaltenstherapeutisches Vorgehen oder eine tiefenpsychologisch fundierte, psychoanalytische Psychotherapie oder systemische Psychotherapie, eine Einzel- oder Gruppentherapie handelt, variiert die Dauer der Behandlung zwischen einigen Monaten und mehreren Jahren. Ein Psychiater oder Psychotherapeut wird mit dem Betroffenen besprechen, welche Therapieform im individuellen Fall am sinnvollsten erscheint. Die Kosten für die sogenannten Richtlinienverfahren werden von der gesetzlichen Krankenkasse übernommen (siehe Checkliste S. 131). Eine Liste aller niedergelassenen Psychotherapeuten in Ihrer Region erhalten Sie bei der Kassenärztlichen Vereinigung Ihres Bundeslandes oder bei der Psychotherapeutenkammer.

Verstehen und helfen

Psychoedukation: Die Vermittlung von medizinisch-wissenschaftlichen Fakten zur Krankheit und Therapie sowie den Austausch mit anderen nennt man Psychoedukation. Diese wird meist als Gruppenangebot durchgeführt. Angehörige, die keine Gelegenheit hatten, sich über die Krankheit gezielt zu informieren, fühlen sich häufiger überfordert. Wissenschaftlich wurde nachgewiesen, dass gut angeleitete Angehörige eine ganz wesentliche Stütze für den Betroffenen sind und das Rückfallrisiko bei verschiedenen psychischen Erkrankungen signifikant reduzieren. Auch Sie sollten daher möglichst in die Therapie einbezogen werden (siehe S. 139).

Bei einer Psychotherapie wird im Gespräch mit einem Psychotherapeuten eine psychische Erkrankung behandelt. Zugrunde liegende Probleme, Verhaltensweisen, negative Denkmuster oder Ängste werden erarbeitet und der Betroffene dabei unterstützt, sie zu verändern. Grundsätzlich zielt eine Therapie darauf ab, Beschwerden zu lindern, neue depressive Episoden zu verhindern oder die Zeit zwischen depressiven Episoden zu verlängern.

Was kann eine Psychotherapie bewirken?

Untersuchungen haben gezeigt, dass Psychotherapie langfristig wirkt. Nach der Beendigung der Psychotherapie erkranken Betroffene mit anfänglich mittelgradiger Depression seltener wieder als Patienten, die nur Antidepressiva erhalten hatten. Bei schweren Depressionen zeigte sich in Studien aber auch, dass die alleinige Psychotherapie in den meisten Fällen nicht ausreichend ist, um die Situation für die Patienten deutlich zu verbessern. In diesen Fällen ist eine Kombination aus Medikamenten und Psychotherapie am wirksamsten.

Der „Nachteil“ einer Psychotherapie ist, dass die Wirkung erst nach etwa acht bis zehn Wochen einsetzt und dass sie viel Energie und eigene Mitarbeit verlangt. Das Vertrauen zwischen Therapeut und Patient ist besonders wichtig. Denn es werden Probleme besprochen, private Dinge erörtert und bisherige Verhaltensmuster aufgezeigt, was unangenehm sein kann und in manchen Fällen die Symptome vorübergehend verschlimmern kann. Dass dies nicht leichtfällt, ist verständlich und normal. Allerdings bieten Therapeuten auch aus einem guten Grund zunächst Probesitzungen an: Falls Ihr Angehöriger den Eindruck hat, dass er sich bei einem Therapeuten nicht gut aufgehoben fühlt und keine gute Beziehung aufbauen kann, sollte er dieses Gefühl ernst nehmen und sich nicht scheuen, nach einer Alternative Ausschau zu halten.

Checkliste

Therapieverfahren

Diese Psychotherapie-Verfahren werden von den Krankenkassen bezahlt:

- ☐ **Kognitive Verhaltenstherapie** basiert auf der Annahme, dass menschliches Verhalten erlernt ist und daher auch wieder verändert oder neu gelernt werden kann. Während der Therapie geht es zunächst darum, Bedingungen zu analysieren, die für das Krankheitsgeschehen ursächlich sind oder dazu beitragen, es aufrechtzuerhalten. Dann wird eine Behandlungsstrategie mit spezifischen Interventionen entwickelt, um Verhaltensweisen zu ändern.
- ☐ **Analytische Psychotherapie** ist eine Weiterentwicklung der klassischen Psychoanalyse von Sigmund Freud. Diese Therapierichtung geht davon aus, dass die Ursache psychischer Probleme, Krisen oder Erkrankungen in unbewussten seelischen Konflikten liegt, die sich im Denken, Tun und in der Bewertung zeigen können. Während einer Analytischen Psychotherapie werden diese Vorgänge durch den Therapeuten bewusst gemacht. Das kann dazu beitragen, Denkmuster zu ändern. Die Therapie zielt auf eine ganzheitliche Veränderung.
- ☐ **Tiefenpsychologisch fundierte Psychotherapie** fokussiert sich, wie die Analytische Psychotherapie, auf unbewusstes Erleben und Verhalten des Patienten. Im Gegensatz zur zuvor genannten zielt diese Therapierichtung eher auf die Lösung konkreter Problemstellungen.
- ☐ **Systemische Psychotherapie** misst sozialen Beziehungen (z. B. in der Familie) eine besondere Relevanz für die Entstehung einer psychischen Erkrankung bei. Daher wird auch das Umfeld in die Betrachtung miteinbezogen, beispielsweise in Form von Paar-, Familien- oder Gruppengesprächen.

Stationärer Klinikaufenthalt

Manche Betroffene und Angehörige haben Angst vor einer stationären Behandlung in einer psychiatrischen Klinik oder Abteilung, auch, weil sie nicht wissen, was sie dort erwartet. Psychiatrische Krankenhäuser sind normale Krankenhäuser wie andere auch, haben heute meist Zweibettzimmer, Gruppenräume für Therapien wie Sport oder Ergotherapie. Verschiedene Berufsgruppen wie Psychiater, Psychologen, Pflegepersonal, Ergotherapeuten, Sozialarbeiter und Physiotherapeuten arbeiten gemeinsam Hand in Hand, um eine Verbesserung der psychischen Erkrankung der Betroffenen zu erreichen. Ein stationärer Aufenthalt ist bei schweren Depressionen fast immer, bei mittelgradigen Depressionen unter Umständen notwendig. Liegt eine leichte Depression vor, ist in der Regel kein Klinikaufenthalt nötig. Anders sieht es aus, wenn der Betroffene Suizidgedanken hat. Hier ist ein Klinikaufenthalt zum Schutz des Patienten unbedingt notwendig (siehe S. 115).

In der Regel soll die Versorgung wohnortnah erfolgen. Daher werden Stadtbezirke oder Regionen bestimmten Kliniken zugewiesen. Krankenhäuser können aber auch Patienten aus einem anderen Versorgungsgebiet aufnehmen. Daher sollten Sie vorher in Erfahrung bringen, welche Klinik für Ihren Angehörigen zuständig ist. Rufen Sie dazu in einer psychiatrischen Klinik an und fragen Sie gezielt nach der für Ihre Adresse zuständigen Klinik. Bei niedergelassenen Psychiatern gilt diese Regelung übrigens nicht. Hier können Sie frei wählen.

Sollte der Betroffene einen stationären Aufenthalt ablehnen, sollten Sie unbedingt fragen, warum das so ist. Eventuell hat er in der Vergangenheit (z. B. bevor Sie sich kannten) schlechte Erfahrungen gemacht und nun Angst davor, dass sich etwas Ähnliches wiederholen könnte. In diesem Fall können Sie vorschlagen, erst einmal mit dem Hausarzt oder mit einem niedergelassenen Psychiater zu sprechen. Auch eine ambulante Behandlung in einer Tagesklinik ist denkbar.

Depression weg – Therapieplatz trotzdem annehmen?

Es kann vorkommen, dass die depressive Phase während der Wartezeit auf einen Therapieplatz von selbst oder durch die Unterstützung mit Medikamenten besser wird oder sogar abklingt. Soll dann die Psychotherapie überhaupt angetreten werden? Für viele Betroffene kann dies sinnvoll sein, denn eine Psychotherapie kann dazu beitragen, dass das Risiko einer erneuten depressiven Episode reduziert wird.

→ Vorteile für den Patienten

Viele Betroffene berichten, dass ihnen der Aufenthalt nach anfänglichen Vorbehalten sehr geholfen hat. Besonders die Erfahrung, Menschen zu treffen, denen es genauso geht und bei denen sie sich nicht erklären oder rechtfertigen müssen, bringt Entlastung. Sie berichten, dass sie sich unter anderen Mitpatienten freier fühlten und dass es für sie eine Hilfe war, ihrem Alltag einmal ganz zu entkommen. Sich nicht verstellen zu müssen, sich nicht verantwortlich fühlen, sich nicht für seinen Zustand zu entschuldigen und gleichzeitig andere Betroffene um sich zu haben, schafft gute Voraussetzungen. Auch dass es eine feste Tagesstruktur mit Angeboten, Gesprächen und anderen therapeutischen Maßnahmen gibt, ist für den Genesungsprozess förderlich.

Es kann aber auch sein, dass es Ihnen selbst schwerfällt, die Entscheidung, dass der Betroffene in eine Klinik geht, voll und ganz zu unterstützen. Manche Angehörigen von depressiv Erkrankten empfinden diesen Schritt als Versagen, weil sie es nicht geschafft haben, die Bedingungen für eine gute Genesung zu schaffen. Wenn es dem Betroffenen in der Klinik sichtlich besser geht als zuvor zu Hause, kann sich dieses Gefühl noch verstärken. Diese Gedanken, so nachvollziehbar sie sind, zeigen, wie stark Angehörige in dem Teufelskreis aus dem Wunsch zu helfen und der Ablehnung durch den Betroffenen verstrickt sind. Wie Sie damit umgehen, erfahren Sie auf S. 46.

Verstehen und helfen

Der Klinikaufenthalt hilft auch Ihnen! Auch für Sie kann der Klinikaufenthalt Ihres Angehörigen eine deutliche Entlastung darstellen. Das Zusammenleben mit einem depressiv Erkrankten, die negative Stimmung, die Konflikte und Probleme sind oft schwer auszuhalten, während das eigene Leben weiterläuft und Energie und Aufmerksamkeit fordert. Gestehen Sie sich zu, diese Zeit zu nutzen, um die Kontrolle über Ihr Leben zurückzugewinnen und Ihre Energiereserven aufzuladen.

Tagesklinik

Die Therapie in einer Tageklinik unterscheidet sich vor allem in einem Punkt von einem stationären Aufenthalt: Der Patient geht morgens zu einem festen Zeitpunkt in die Tagesklinik und am Nachmittag wieder nach Hause. Man spricht daher auch von einem teilstationären Aufenthalt.

Ob die Behandlung in einer Tagesklinik für Ihren Angehörigen eine Option ist, ist unter anderem von der Art und der Schwere der Depression abhängig. Bei schweren Depressionen oder bei einer Depression mit psychotischen Symptomen ist eine vollstationäre Klinikeinweisung meist unumgänglich.

In der Tagesklinik erhält der Betroffene wie bei einem stationären Aufenthalt ärztliche Begleitung und Gesprächstherapien. Er kann und sollte an Beschäftigungstherapien, Sport und Bewegung oder kreativen Angeboten teilnehmen. Manche Betroffene und Angehörige sehen es als Vorteil an, dass der Betroffene bei dieser Art der Therapie auch noch regelmäßig zu Hause ist, weil auf diese Weise in der Therapie Erarbeitetes sofort ausprobiert und geübt werden kann und so der Übergang in den Alltag mit seinen typischen Herausforderungen leichter fällt.

Medikamente

Psychiatrische Medikamente, sogenannte Psychopharmaka, sind ein wichtiger Baustein in der Therapie psychischer Erkrankungen. Es handelt sich um Substanzen, die bestimmte Stoffwechselvorgänge im Gehirn beeinflussen und so die psychische Verfassung verändern. Fachleute sprechen von psychoaktiven bzw. -tropen Effekten. Speziell für Depressionen existieren „Antidepressiva". Das ist eine Gruppe von Medikamenten, die die Stimmung aufhellen, den Antrieb normalisieren und zugleich günstige Wirkungen auf die typischen körperlichen Symptome wie Schlafstörungen, Kopf- oder Rückenschmerzen und Magen-Darm-Beschwerden haben. Durch Antidepressiva soll der bei Depressionen häufig gestörte Stoffwechsel der Botenstoffe Noradrenalin und Serotonin ausgeglichen werden. Die Wirkmechanismen unterscheiden sich bei den unterschiedlichen Typen von Antidepressiva. Die modernen Präparate, die am häufigsten verschrieben werden, sind vor allem die Selektiven Serotonin-Wiederaufnahmehemmer (SSRI) und die Selektiven Serotonin-Noradrenalin-Wiederaufnahmehemmer (SSNRI). Sollten diese nicht ausreichend wirken, können andere Substanzklassen eingesetzt werden.

→ Etwas Geduld ist erforderlich

Bis die Therapie mit Antidepressiva anschlägt, dauert es meist rund zwei bis drei Wochen. Daher sollte unbedingt mindestens dieser Zeitraum abgewartet werden, bevor ein Medikament abgesetzt oder durch ein anderes ersetzt wird. Viel früher, meist schon mit der ersten Einnahme, können jedoch Nebenwirkungen wie Schwindel, Übelkeit oder Durchfall auftreten. Das ist natürlich kein angenehmer Zustand. Doch in der Regel nimmt die Stärke der Nebenwirkungen nach einigen Tagen deutlich ab.

Es heißt zu Beginn also durchhalten und dem Betroffenen zu erklären, dass es wichtig ist durchzuhalten, auch wenn eventuell sowohl der Erkrankte als auch Sie das Gefühl haben, sein Zustand wäre noch schlechter als vorher. Wenn Sie sich Sorgen machen, informieren Sie den behandelnden Arzt über Ihre Beobachtungen. Wenn die Wirkung einsetzt, merkt die Umgebung es meist schneller als der Betroffene selbst. Angehörige berichten dann von einer anderen Mimik und wieder mehr Interesse, während der Betroffene sagt, es würde noch gar nicht wirken.

Unter Umständen werden bei Depressionen auch die Beruhigungsmittel Benzodiazepine eingesetzt, wenn beispielsweise bei suizidalen Patienten der Antrieb unterdrückt oder Angstgefühle gemindert werden sollen. Da Benzodiazepine die Gefahr der Abhängigkeit bergen, werden sie immer nur gezielt und kurzzeitig eingesetzt. Im Gegensatz dazu machen Antidepressiva nicht abhängig. Dennoch kann es beim Absetzen vorübergehend zu Beschwerden wie Schlaflosigkeit und Unruhe kommen, aber nicht zu Entzugserscheinungen. Aus diesem Grund werden Antidepressiva nicht plötzlich abgesetzt, sondern die Dosis wird langsam verringert („ausschleichen"). In den meisten Fällen werden Antidepressiva über einen Zeitraum von etwa sechs bis zwölf Monaten eingenommen. Je nach individueller Situation kann die Einnahme nach Rücksprache mit dem behandelnden Arzt auch länger oder kürzer dauern.

Viele Angehörige fragen sich, inwieweit sie die Medikamenteneinnahme kontrollieren sollen. Grundsätzlich gilt: Die Verantwortung für die Einnahme der Medikamente haben die Betroffenen! Wenn Sie das Gefühl haben, das funktioniert nicht, fragen Sie, ob es hilft, wenn Sie daran erinnern, oder ob es hilft, eine Medikamentenschachtel zu besorgen, in der die Tagesdosis immer sichtbar aufbewahrt wird, oder zum Beispiel einen Wecker am Smartphone zu stellen. Sprechen Sie das Thema offen an, anstatt den Betroffenen hinter seinem Rücken zu kontrollieren.

Möglichkeiten bei therapieresistenter Depression

In einigen Fällen schwerer Depressionen reicht die Wirkung der beschriebenen The-

---

Keine Wirkung auf den Charakter: Antidepressiva verändern nicht den Charakter, es sind die Symptome der Erkrankung, die einen Menschen anders erscheinen lassen. Sollten jedoch störende Nebenwirkungen auftreten, kann das Medikament in Absprache mit dem Arzt reduziert oder gewechselt werden.

Vor- und Nachteile von Antidepressiva

Die folgende Übersicht der Vor- und Nachteile dient zur Orientierung. Konkrete Fragen sollten Sie bzw. der Betroffene auf jeden Fall mit dem behandelnden Arzt besprechen.

Vorteile von Antidepressiva	Nachteile von Antidepressiva
Wirken gut, besonders bei mittelschweren und schweren Depressionen	Nebenwirkungen sind häufig. Typisch sind Übelkeit, Gewichtszunahme, Verstopfung oder Durchfall, Schläfrigkeit und Tagesmüdigkeit, sexuelle Störungen.
Wirken relativ schnell (nach etwa 2 Wochen)	Nebenwirkungen treten bei ca. 50 % der Patienten vor allem zu Beginn (in den ersten 4 bis 6 Wochen) der Einnahme vorübergehend auf. Bei 3 % sind Nebenwirkungen der Grund für den Abbruch der Behandlung.
Behandlung erfordert wenig Zeit, Einnahme muss aber regelmäßig erfolgen	Für die Depression mitunter ursächliche Probleme im Leben werden durch Antidepressiva nicht verändert.
Je nach Beschwerden kann das passende Medikament gewählt werden („beruhigend“ oder „anregend“)	Die Rückfallhäufigkeit ist höher als bei (zusätzlicher) Psychotherapie.

rapiemethoden nicht aus. Im Rahmen einer stationären Behandlung können dann weitere Verfahren, wie die Elektrokonvulsions- oder Elektrokrampftherapie (EKT) oder der therapeutische Schlafentzug, versucht werden. Die Elektrokrampftherapie gehört zu den am besten wirksamen Standardverfahren für die Behandlung therapieresistenter Depressionen. Je nach Ausprägung der Depression liegt die Erfolgsrate für eine deutliche Besserung der Symptomatik zwischen 50 und 80 Prozent. Therapeutischer Schlafentzug ist eine weitere Behandlungsmethode, die bei Dafürhalten der Ärzte in einer Klinik durchgeführt werden kann. Bei deren Verlauf schläft der Betroffene nur bis 1 Uhr nachts und bleibt dann wach. Es ist eine wirksame Methode, um die Stimmung des Betroffenen zumindest vorübergehend zu verbessern.

Ergänzende therapeutische Methoden

Die genannten Therapien werden am häufigsten eingesetzt. Doch es gibt ergänzende Methoden, die, abhängig von der individuellen Krankheitssituation, Linderung bringen können:

- **Lichttherapie.** Besonders bei Winterdepressionen kann intensives Licht dabei helfen, die Stimmung zu verbessern. Betroffene setzen sich dafür täglich 30 bis 40 Minuten vor eine Tageslichtlampe mit mindestens 2 500, optimalerweise 10 000 Lux. Das kann zu Hause oder in einer Arztpraxis erfolgen. Die gesetzlichen Krankenkassen übernehmen jedoch in der Regel weder die Kosten für eine entsprechende Lampe noch lichttherapeutische Sitzungen beim Arzt. Auch natürliches Tageslicht hilft, selbst wenn die Sonne nicht scheint.
- **Entspannungsverfahren.** Typische Entspannungsmethoden, die bei Depressionen, aber auch Stress gut wirksam sind, sind die Progressive Muskelentspannung nach Jacobson, Autogenes Training, Achtsamkeitsmethoden, Meditationen und Techniken wie Yoga, Tai-Chi und Qigong.
- **Selbsthilfegruppen.** Der Austausch mit anderen depressiv Erkrankten kann für Betroffene sehr hilfreich sein. Sie lernen zum einen andere Menschen kennen, die in einer ähnlichen Situation sind oder waren, und erfahren auch, wie sie damit umgegangen sind. Die Gespräche in der Gruppe geben Halt und Unterstützung.

Online-Programme

Immer dann, wenn eine Depression nicht schwer ist oder keine Suizidgedanken hinzukommen, kann unter gewissen Umständen ein Online-Programm hilfreich sein. Insbesondere wenn die Zeit bis zum Beginn einer Psychotherapie mehrere Monate beträgt, können Online-Angebote in der Wartezeit sinnvoll eingesetzt werden.

Der Kontakt zu Tieren kann auf depressiv Erkrankte wohltuende Wirkung haben. Untersuchungen deuten darauf hin, dass durch die tiergestützte Therapie Symptome einer Depression wie gedrückte Stimmung, Angst, verringertes Selbstwertgefühl, verminderter Antrieb und reduzierte Aktivität, soziale Isolation und Interesselosigkeit reduziert werden könnten. Die häufigsten Therapietiere sind Pferde und Hunde. Noch gibt es jedoch zu wenige Daten, die einen Nutzen eindeutig belegen.

Inzwischen gibt es mehrere geprüfte und in Studien untersuchte Programme, die teilweise gute Wirksamkeit zeigen. Die Online-Programme enthalten in der Regel mehrere Module zu unterschiedlichen Themen, die die Nutzer wöchentlich bearbeiten. Die Programme basieren auf dem Prinzip der kognitiven Verhaltenstherapie, das auch in der Psychotherapie häufig eingesetzt wird. So sollen beispielsweise negative automatische Gedanken oder Handlungen mithilfe des Programms verlernt und gesundheitsförderliche Alternativen gelernt werden. Der Betroffene wird animiert, bestimmte Aufgaben durchzuführen und darüber etwas über das eigene Empfinden zu lernen. Bei einigen Programmen ist es möglich, Feedback zu technischen Problemen oder zu den Aufgaben zu bekommen, andere arbeiten ohne diese Möglichkeit. Besser funktionieren in der Regel Programme mit Begleitung. Bei einigen Programmen ist es möglich oder sogar obligatorisch, dass die Durchführung vom behandelnden Hausarzt oder Psychotherapeuten begleitet wird. Dann werden die Module zu Hause bearbeitet und online oder beim folgenden Termin mit dem Arzt besprochen.

→ Kostenübernahme

Es gibt kostenlose und kostenpflichtige Programme. Manche werden auch von Krankenkassen für ihre Mitglieder bezahlt, andere können unabhängig von der Krankenkasse kostenlos oder auf eigene Kosten in Anspruch genommen werden.

Bei längerer Wartezeit oder bei leichten Depressionen lohnt es sich also, den behandelnden Arzt direkt zu fragen, ob er ein Programm begleitet. Jedes Programm arbeitet ein bisschen anders und so kann es sein, dass mehrere Programme getestet werden müssen, bis man mit einem gut zurechtkommt. Interessant können beispielsweise folgende Angebote sein:

- **deprexis 24:** https://de.deprexis.com/
- **Get On Depression Akut:** https://geton-institut.de/training/depression-akut/
- **Moodgym:** https://moodgym.de/
- **iFightDepression:** www.deutsche-depressionshilfe.de/unsere-angebote/fuer-aerzte-und-psychologen/ifightdepression

Des Weiteren gibt es Online-Beratungsangebote, bei denen Betroffene oder Angehörige telefonisch, per E-Mail oder in einem Chat von Fachkräften beraten werden (z. B. Diskussionsforum Depression, www.diskussionsforum-depression.de/; Info-Telefon Depression 0800/3344533; Fight Depression Online (für Jugendliche, www.fideo.de/). Weitere Informationen, wo sich Jugendliche und junge Erwachsene online Hilfe suchen können, finden Sie ab S. 188.

Die Therapie begleiten

Die Behandlung einer Depression dauert mehrere Monate. Angehörige können auch in dieser Zeit einiges tun, um den Weg zu unterstützen.

Je nach Schwere der Symptome wird der Betroffene in Absprache mit dem behandelnden Arzt und eventuell auch Ihnen auswählen, welche Form der Therapie am erfolgversprechendsten oder umsetzbar ist. Auch für die Angehörigen beginnt damit eine aufregende Zeit. Sicher wünschen Sie sich sehr, dass die medizinischen Maßnahmen schnell wirken.

Während der Betroffene auf einen Therapieplatz in der Regel länger warten muss (siehe S. 127), kann mit der Diagnose beim Hausarzt oder nach Überweisung an einen Psychiater sehr schnell mit einer medikamentösen Behandlung begonnen werden. Bis der Patient richtig eingestellt und eine deutliche Besserung erkennbar ist, können einige Wochen vergehen.

→ Vermitteln Sie Zuversicht!

Während dieser Zeit besteht eine wertvolle Form der Unterstützung darin, dem Betroffenen immer wieder zu vermitteln, dass Sie an ihn glauben und dass Sie wissen, dass es ihm wieder besser gehen wird. Zwar wird sich die Stimmung Ihres Angehörigen dadurch nicht sofort bessern, aber Betroffene berichten immer wieder, dass es für sie sehr wichtig war zu spüren, dass jemand an sie glaubt und sie nicht aufgibt. Bestärken Sie Ihren Angehörigen darin, dass es gut und in Ordnung ist, Medikamente einzunehmen.

Werden Sie in die Therapie einbezogen?

Vielleicht fragen Sie sich auch, welche Rolle Sie bei der Behandlung Ihres Angehörigen spielen, und wünschen sich, einbezogen zu werden. Tatsächlich kann es sehr sinnvoll sein, Partner und Familienangehörige in die Behandlung von Depressionspatienten einzubeziehen. Einerseits kann es eine Hilfe für den Betroffenen sein, weil er durch die Depression einen sehr negativ gefärbten Blick hat oder auch Informationen des Arztes eventuell wieder vergisst. Andererseits hilft es aber auch Ihnen, zumal Sie sich große Sorgen machen und zugleich, bei einer ambulanten Betreuung oder einer Betreuung zu Hause, einen großen Teil der Interaktion und Kommunikation mit dem Betroffenen leisten. Im schlimmsten Fall, beispielsweise bei Suizidgedanken (siehe S. 109), kann es sein, dass Sie den Betroffenen gegen seinen Willen in eine Klinik bringen müssen.

Damit Sie auf schwierige Situationen vorbereitet sind und sich nicht hilflos fühlen, sollten Sie ausführlich über das Erscheinungsbild, die Behandlungsmöglichkeiten, Ihre Möglichkeiten zu unterstützen und die Prognose der Erkrankung informiert werden. Denn nur mit einem fundierten Wissen können Sie den Patienten unterstützen, zur Fortsetzung der Behandlung motivieren und zum Schutz vor Rückfällen beitragen. Es ist daher sinnvoll, wenn Sie auch an einzelnen Gesprächen mit dem Arzt teilnehmen (siehe S. 28). Die sogenannte Psychoedukation – also das Vermitteln von Wissen über die Erkrankung – kann aber auch in Form einer Angehörigengruppe erfolgen.

Angehörigengruppe

In der Regel profitieren depressiv Erkrankte erheblich davon, wenn ihre Angehörigen an psychoedukativen Gruppen teilnehmen. Für die Angehörigen selbst kann der gemeinsame Erfahrungsaustausch in Kombination mit fachlich fundiertem Wissen entlastend wirken. Zu erleben, dass sich auch andere Familien in der Bewältigung der Depression oftmals unsicher oder überfordert fühlen, befreit und wirkt erleichternd. Durch Beispiele aus anderen Familien können neue Ideen und Wege zur Bewältigung der eigenen Situation gefunden werden. In der Regel werden Angehörigengruppen zur Psychoedukation in Kliniken angeboten.

Unterstützung organisieren

Der Therapieablauf bei Ihrem Angehörigen richtet sich danach, wie schwer die Symptome sind und wie schnell sie sich bessern. Auch, wie lange der Betroffene gegebenenfalls stationär behandelt wird oder eine Tagesklinik aufsucht, ist individuell verschieden. In dieser Phase haben Angehörige meist viele Fragen und – gefühlt – kaum Ansprechpartner, vor allem was Organisatorisches angeht.

→ Sozialarbeiter können helfen

In dieser Situation können Sozialarbeiter in den Kliniken oder psychiatrischen Ambulanzen eine große Hilfe für Sie sein. Sie helfen Ihnen dabei herauszufinden, welche Form der Unterstützung für Ihre konkrete Situation möglich ist (z. B. Haushaltshilfe, Reha) und bei welchen Stellen Sie was beantragen müssen. Da der Betroffene meist in der Klinik aufgenommen wird, die sich nahe am Wohnort befindet, kennen die Sozialarbeiter auch alle lokalen Anbieter, die in Ihrer Region aktiv sind. Scheuen Sie sich nicht, diese Stellen mit Ihren Fragen zu kontaktieren.

Verstehen und helfen

Freunde können während der Behandlung der Depression für den Betroffenen, aber auch für die nahen Angehörigen wichtig sein. Fragen Sie den Betroffenen, ob Sie konkret etwas machen können. Möchte er Besuch in der Klinik? Will er andere Bücher zum Lesen? Freut sich die Erkrankte über Blumen? Kleinigkeiten können große Wirkung haben. Fragen Sie auch die Angehörigen, ob Sie helfen können, z. B. indem Sie den Betroffenen zu einem Treffen bringen oder zu ihm nach Hause kommen, damit die Angehörigen mal etwas für sich unternehmen können.

Nach dem Klinikaufenthalt: Rückkehr in den Alltag

Wie Angehörige einen depressiv erkrankten Menschen während einer akuten Episode bestmöglich unterstützen können, wurde in Kapitel 3 (ab S. 82) erklärt. Doch wie geht es dann weiter? Wenn der Angehörige aus der Klinik entlassen wird oder die Behandlung in der Tagesklinik beendet, ist er in aller Regel noch nicht vollständig gesund. Das bedeutet, dass die Rückkehr in einen Alltag, wie er vor der Erkrankung war, noch nicht in vollem Umfang möglich ist. Es ist wichtig, dass Ihnen und anderen Angehörigen das bewusst ist, denn es bedeutet, dass weiterhin Geduld gefordert ist. Die Verbesserungen werden in kleinen Schritten passieren – und sie sollten gewürdigt werden. Sprechen Sie mit ihrem Angehörigen über Fortschritte, zeigen Sie ihm auf, dass Sie Verbesserungen beobachten, und lassen Sie ihn spüren, dass Sie sich darüber auch freuen können. Noch immer ist es auch notwendig, die Anforderungen des Alltags an das anzupassen, was der Betroffene leisten kann. Manche Dinge sind ihm vielleicht nach wie vor zu viel. Hier ist es wichtig, weiterhin offen mit dem Betroffenen zu besprechen, was er sich zutraut, und die Anforderungen langsam zu steigern – oder eventuell auch wieder etwas zurückzunehmen, wenn Überforderung droht.

Bei der Behandlung Ihres Angehörigen wird nun die Rückfallprophylaxe im Vordergrund stehen. Wie lange diese Phase dauert, hängt unter anderem von der Anzahl und Schwere der depressiven Episoden ab. Die Rückfallprophylaxe umfasst eine regelmäßige Einnahme von Medikamenten, die nur nach Rücksprache mit dem Arzt abgesetzt werden. Dazu kommen die in der Psychotherapie erlernten Verhaltensweisen und Mechanismen, um neuerlich auftauchende schwierige Situationen meistern zu können, aber auch verschiedenste Aktivitäten im Alltag, die Stabilität geben, zum Beispiel Sport, Musik machen, Selbsthilfegruppe sowie ein regelmäßiger und geregelter Tages-

und Aktivitätsrhythmus. Es gilt, frühe Signale für eine drohende Wiedererkrankung zu erkennen und gegenzusteuern. Mit diesen Maßnahmen kann das Risiko einer erneuten depressiven Episode um bis zu 66 Prozent gesenkt werden.

→ Therapie für die Angehörigen

Viele erwarten oder hoffen, dass sich eine Beziehung wieder normalisiert, wenn sich der Gesundheitszustand des Erkrankten bessert. Häufig ist das auch so, doch manchmal bleiben Narben zurück. Je nach Situation kann es für Angehörige hilfreich sein, sich selbst in einer Gesprächstherapie helfen zu lassen. Wenn Probleme in der Beziehung oder der Familie im Vordergrund stehen, kann auch eine Paar- oder Familientherapie sinnvoll sein.

Das Leben nach der Depression

Ist die Erkrankung vollständig abgeklungen, werden die meisten Genesenen wieder so, wie sie vorher waren. Sie können wieder lachen, haben Freude an ihren Hobbys, treffen ihre Freunde und sind in der Arbeit und körperlich leistungsfähig und leistungsbereit. Dadurch ist in vielen Fällen eine Rückkehr in einen „normalen" Alltag gut möglich.

Allerdings haben einige Genesene nach einem so einschneidenden Erlebnis das Bedürfnis, etwas in ihrem Leben zu verändern. War beispielsweise eine belastende Arbeitssituation mitauslösend, so könnten Betroffene weniger arbeiten oder die Stelle wechseln wollen. Manche wollen auch mehr Zeit mit der Familie verbringen oder mehr Freizeit haben, auch wenn sich das finanziell auswirkt. Solche Themen müssen in einer Partnerschaft miteinander besprochen werden. Vielleicht waren Sie vorher mit der Aufteilung, die Sie getroffen hatten, ganz zufrieden und hätten nichts ändern wollen. Nun ist es aber notwendig, nach neuen Wegen oder Kompromissen zu suchen. Schließlich liegt Ihnen auch am Herzen, dass der Betroffene nicht auf Kosten seiner Gesundheit eine Fassade aufrechterhält. Vielleicht möchten aber auch Sie etwas verändern. Auch dann ist jetzt ein guter Zeitpunkt dafür.

Wenn sich größere Veränderungen anbahnen, nehmen Sie sich Zeit, gemeinsam und auch einzeln darüber nachzudenken. Sie können Ihre Ideen und auch Ihre Bedenken in Ihr Stärkelogbuch schreiben.

- Welche Ideen haben Sie?
- Welche Veränderungen fallen Ihnen leicht/mittel/schwer?
- Wovor haben Sie Angst?
- Was bedeutet es für Sie, wenn der Betroffene bestimmte Dinge ändert?
- Was bedeutet es für Ihren Partner oder Ihre Partnerin, wenn Sie bestimmte Dinge ändern?

Sprechen Sie offen und ehrlich darüber, wie Sie über die angedachten Veränderungen denken, welche Bedenken Sie haben oder auch einfach über Dinge, die Sie noch nicht verstehen. Äußern Sie auch, wenn Ihnen die geplanten Änderungen nicht zusagen oder sogar Angst machen. Darüber zu reden und die Motivation des Angehörigen zu verstehen, hilft dabei, Ängste und Unsicherheiten abzubauen. Gleichzeitig sollte Ihnen bewusst sein, dass Veränderung und Kompromisse zum Leben und einer Partnerschaft oder einem anderen engen Vertrauensverhältnis gehören. Bei aller Freude darüber, dass es dem Betroffenen nun wieder gut geht, sollten Sie schon jetzt für den Fall vorsorgen, dass es irgendwann zu einer weiteren depressiven Episode kommen kann. Wie Sie sich zusammen vorbereiten können, erfahren Sie in Kapitel 6 (S. 173.).

Freundschaften wiederbeleben

Freundschaften können unter Depressionen stark leiden oder auch zerbrechen. Betroffene erzählen häufig, dass sich nach einer Depression der Freundeskreis stark ausgedünnt hat. Häufig folgt auch der Zusatz: „Nur die wahren Freunde sind übrig, alle anderen sind weggebrochen." Das mag sich für Betroffene so anfühlen und gelegentlich auch der Fall sein, doch häufig sind es vor allem Unwissen und Unsicherheit, die zum Einschlafen des Kontakts führen. Denn wenn der Betroffene auf Angebote von Freunden nicht oder immer wieder ablehnend reagiert hat, verlieren sie aus Unwissenheit das Interesse und die Lust, sich weiter zu bemühen. Vielleicht wussten und wissen Sie auch nicht, wie Sie sich gegenüber einem an einer Depression erkrankten Freund verhalten sollen, haben den Kontakt nicht weiter gesucht, würden die Freundschaft aber gerne wiederbeleben.

Probieren Sie es einfach! Melden Sie sich wieder bei Ihrem Freund, schlagen Sie ein Treffen, ein Gespräch oder eine gemeinsame Unternehmung vor. Häufig traut sich der Betroffene selbst auch nicht, sich zu melden, weil er ein schlechtes Gewissen hat, Sie so lange hängen gelassen zu haben. Schreiben Sie einfach eine Nachricht oder rufen Sie an!

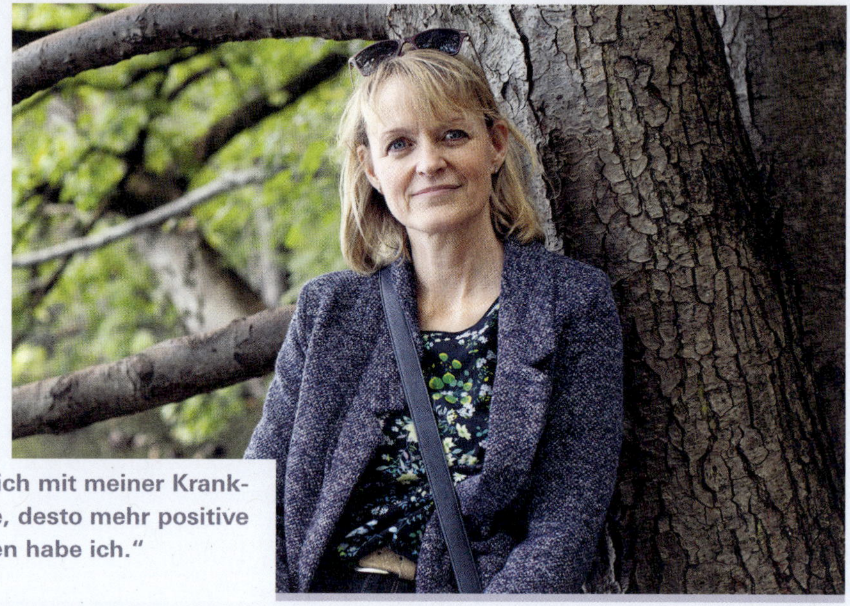

„Je offener ich mit meiner Krankheit umgehe, desto mehr positive Begegnungen habe ich."
Bianca Schwarz

„Nach jedem Tal geht es wieder aufwärts!"

Die Geschichte von Bianca Schwarz

Wer Bianca Schwarz trifft, würde nicht glauben, dass diese positive, lebensbejahende Frau unter Depressionen leidet. Ihre erste eigene depressive Episode, so weiß sie heute, erlebt sie mit Anfang 20 nach einem traumatischen Erlebnis. Doch zu dieser Zeit, vor über 30 Jahren, wurde die Krankheit nicht diagnostiziert. Das geschah erst vor 13 Jahren. Ihre Tochter war zu diesem Zeitpunkt zweieinhalb Jahre alt und sie hatte seit der Geburt viele Ängste um das Baby. Das Kind entwickelte sich nicht altersgemäß, die Mutter plagt die Angst, dass es das erste Jahr nicht überleben könnte. „Die Ärzte und Schwestern haben mir direkt gesagt oder auch durch ihr Verhalten vermittelt, dass es eine Interaktionsstörung wäre, weil ich mein Kind mit meiner Liebe erdrücken würde", erzählt sie. Der Vater flüchtet sich in Arbeit und Sport und ignoriert die gesundheitlichen Probleme des Babys und die Sorgen der Mutter. In dieser Zeit beginnt sich die ungesunde Gedankenspirale zu drehen und es geht Bianca Schwarz sehr schlecht.

Endlich Klarheit

„Ich hatte ständig das Gefühl, mir Schuld aufgeladen zu haben. Ich fühlte mich zu blöd, das Kind richtig zu ernähren, obwohl ich doch immer alles getan habe." Sie sucht bei Psychiatern und Psychotherapeuten nach Hilfe und erhält die Diagnose Depression. Sie bekommt Medikamente, konnte aber keine Gesprächstherapie machen. „Die Psychologin sagte, sie würde mich schon behandeln, aber ich müsse währenddessen eine Unterbringung für die Tochter haben. Das war nicht möglich." Nach einem Jahr trennt sich Bianca vom Vater des Kindes. Nun liegt die Verantwortung für das Kind

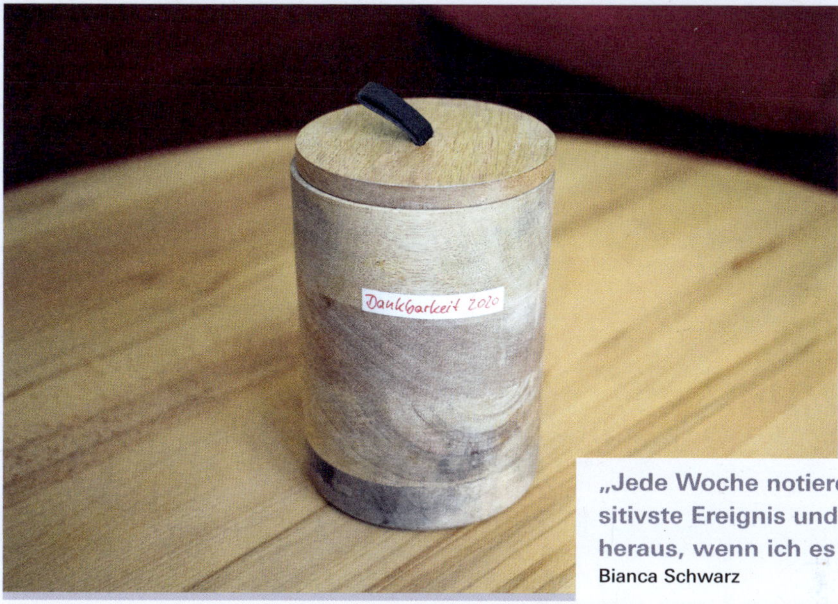

„Jede Woche notiere ich das positivste Ereignis und hole eines heraus, wenn ich es brauche."
Bianca Schwarz

noch stärker bei ihr. Sie zieht nach Dessau, wo ihre Eltern sie unterstützen. Als dann bei einer erneuten Untersuchung ein Chromosomendefekt bei der Tochter als Ursache für ihre Entwicklungsstörung und eine geistige Behinderung erkannt wird, war das eine Erleichterung für Bianca. Erstmals erfährt sie schwarz auf weiß, dass sie keine Schuld am Zustand des Kindes hat. In der Folge bessert sich ihre Depression.

„Ich spüre, wenn meine Krankheit wiederkommt."

Später ist es ihr doch möglich, eine Gesprächstherapie zu machen: „Ich wollte immer wissen, wo das herkommt und was eine depressive Episode auslöst", erzählt sie. Intensiv beschäftigt sie sich in der Psychotherapie mit ihrer Kindheit, dem traumatischen Ereignis als junge Erwachsene und ihren Denkmustern und Glaubenssätzen. „Plötzlich ergab manches Sinn. Anerkennung meiner Eltern habe ich mir vor allem über Leistung erarbeitet. Ohne eine Leistung gab es nichts, wofür man mich hätte loben können", so dachte sie. Vielleicht ein Grund, warum Bianca sich an vielen Stellen einbringt, etwa im Vorstand eines Fördervereins und als Elternvertreterin der Schule. Sie ist ehrgeizig und leistungsbereit und möchte gerne vieles machen.

Über die Jahre mit der Krankheit lernt Bianca, dass vor allem Überforderung eine Episode bei ihr auslösen kann. „Für jemanden, dem Leistung sehr wichtig ist, ist es schwer zu akzeptieren, dass man nicht mehr so leistungsfähig ist. Es läuft dann automatisch in meinem Kopf ein Schema ab: Du bist zu doof, du bist selbst schuld, die anderen mögen dich nicht mehr." Doch inzwischen spürt sie meist, wenn eine Episode sich ankündigt: „Ich sage mir dann: ‚Und jetzt kommt deine Krankheit wieder.' Dann reduziere ich alles, was geht. Aufrechterhalten muss ich die Betreuung meiner Tochter, den Haushalt und Alltagspflichten." Mit die-

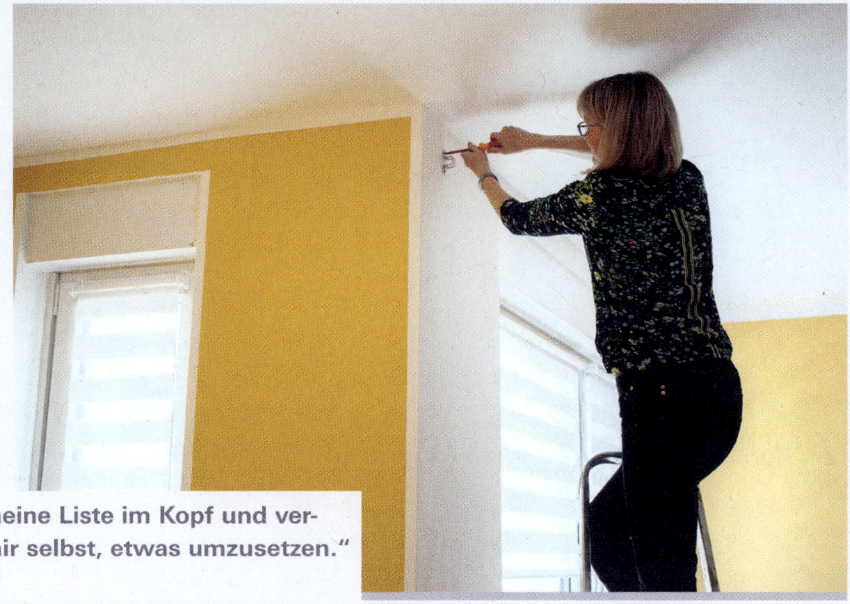

„Ich habe meine Liste im Kopf und verlange von mir selbst, etwas umzusetzen."
Bianca Schwarz

ser Strategie gelingt es der pflichtbewussten Frau immer besser, gegenzusteuern und die Wucht einer Episode abzumildern oder sogar zu verhindern, dass sie überhaupt ausbricht. Ein Antreiber ist ihre inzwischen 15-jährige Tochter. „Für sie schaffe ich es, eine Struktur in meinen Tag zu bekommen. Niemals würde ich sie im Stich lassen." Nur im letzten Jahr, da hat sie es selbst nicht kommen sehen. Probleme in der (zweiten) Ehe, eine pubertierende Tochter, Job und Haushalt haben sie fest im Griff, als die Tochter eines Tages ältere Fotos ansieht und sagt: „Guck mal, Mama, da lachst du noch!" „Da habe ich richtig schlucken müssen und mir selbst ist erst bewusst geworden, wie tief ich schon wieder in einer Episode stecke", erzählt sie nachdenklich. Mehrere Monate geht sie wegen ihrer „Traurigkeitskrankheit", wie sie die Depression gegenüber ihrer Tochter nennt, in die Tagesklinik. Seit ihrer Diagnose hat Bianca mehrere Psychotherapien gemacht. Nicht alle haben ihr geholfen. „Manchmal passt der Therapeut einfach nicht", sagt sie gelassen. Doch jetzt hat sie eine Ärztin und Psychotherapeutin gefunden, bei der sie sich sehr gut aufgehoben fühlt.

Der offene Umgang hilft

Ihr hat auch geholfen, sich dem engeren Umfeld zu öffnen. „Ich habe meinen Freunden und Kollegen gesagt, ‚ich bin nicht die starke Person, für die ihr mich haltet'. Das war schwer, denn durch die Krankheit denke ich ja, ich sei selbst schuld an meiner Situation, aber je offener ich mit meiner Krankheit umgehe, desto mehr positive Begegnungen habe ich. Es gibt immer einen Weg und es gibt immer jemanden, der einem helfen kann. Daran glaube ich fest. Und manchmal sind das auch Medikamente." Im Laufe der Zeit hat sie einen Notfallplan entwickelt. Darauf stehen auch Dinge, die ihr guttun, die aber während einer Depression leicht in Vergessenheit geraten, beispiels-

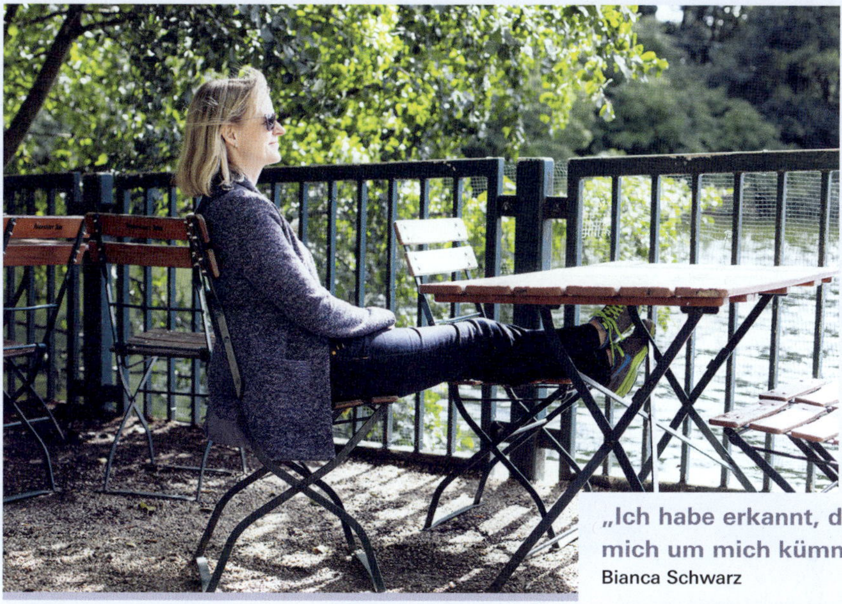

„Ich habe erkannt, dass ich mich um mich kümmern muss."
Bianca Schwarz

weise Orte wie der Schlachtensee oder die Havel, an die sie gerne fährt, oder ein Cafébesuch. „Ich habe meine Liste im Kopf und verlange von mir selbst, etwas umzusetzen", sagt Bianca Schwarz und lacht dabei.

„Ich wusste, was ihm guttut."

Ihren zweiten Mann kennt Bianca lange, bevor sie ein Paar werden. Sie weiß seit Langem, dass auch er unter Depressionen leidet. „Ich habe ihm eine Episode immer schon angesehen, bevor er selbst bemerkt hat, was mit ihm los war", erzählt sie. Aufgrund der Erfahrung mit ihrer eigenen Krankheit und dem erlernten Wissen, was in solchen Phasen für sie hilfreich ist, kann sie auch mit ihrem Mann gut umgehen. „Ich hatte keine Berührungsängste mit der Krankheit und ich wusste, was ihm guttut, und habe das dann vorgeschlagen. Ich hatte auch für ihn sozusagen einen Notfallplan im Kopf." Als die Ehe scheitert, wird es für Bianca zu viel. Die fragile Balance gerät ins Wanken. „Über meinen Versuchen, mich um ihn und sein Wohlergehen zu kümmern, habe ich vergessen, auf mich selbst zu achten. Dadurch ging es mir auch immer schlechter." Es dauert eine ganze Weile, bis Bianca erkennt: „Ich muss mich gezielt um mich kümmern!"

Natürlich, so sagt sie, hätte sie lieber keine Depressionen. Aber diese Entscheidung kann sie nicht treffen, und sich dagegen zu wehren verbessert nichts. „Es gelingt mir inzwischen besser, den stetigen ‚Gedankensalat' zu unterbrechen. Ich weiß, dass ich aktiv bleiben muss, denn würde ich mich einfach auf die Couch setzen, würde ich darin versinken." Bianca beschäftigt sich dann mit dem Haushalt und ihrer Wohnung. Sie putzt, macht handwerkliche Dinge oder streicht eine Wand. „Wenn ich so aktiv bin, unterhalte ich mich dann manchmal mit meiner Depression. Ich sage dann beispielsweise, ‚so, ich trinke jetzt in Ruhe meinen Kaffee und du hast mal Pause'."

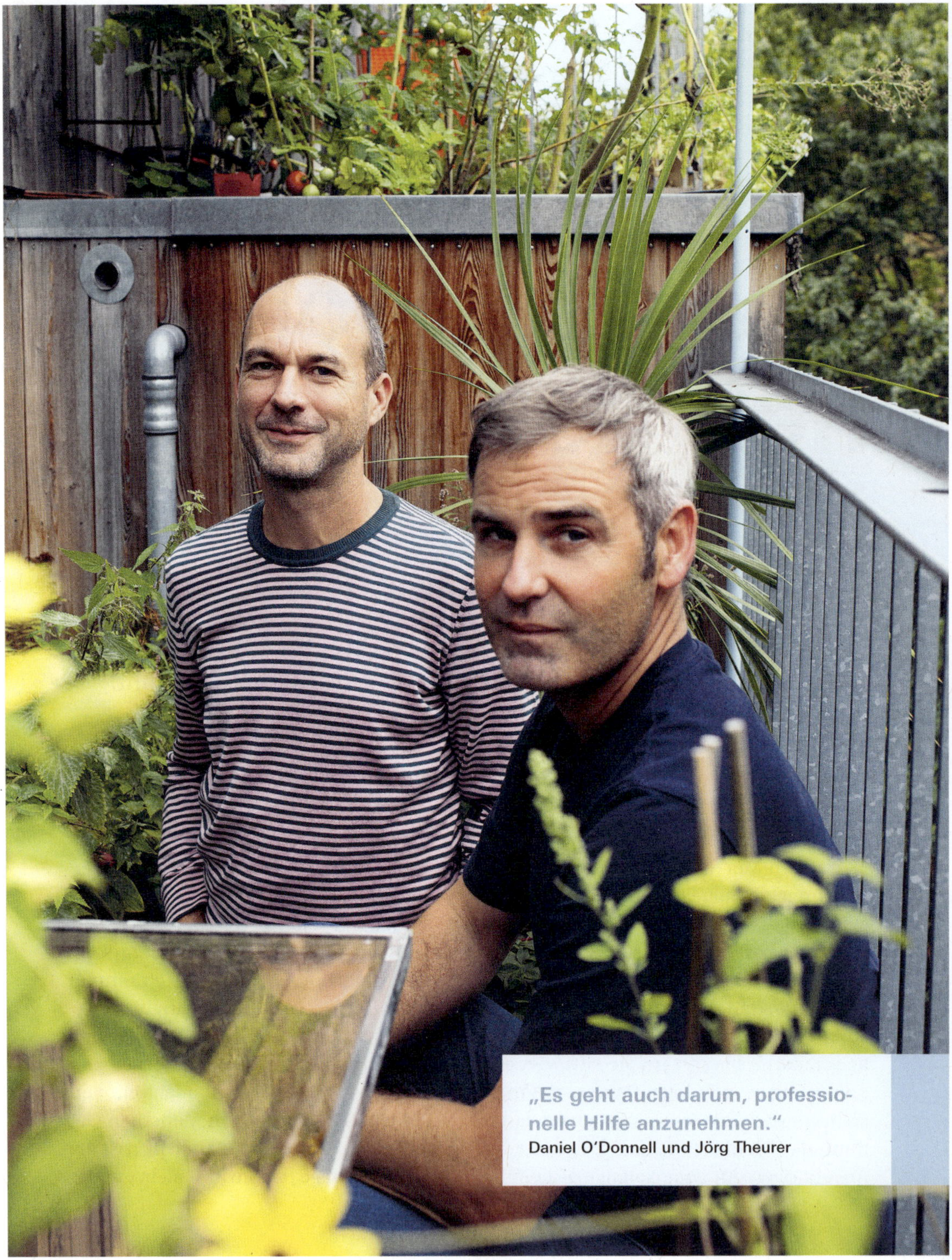

„Es geht auch darum, professionelle Hilfe anzunehmen.“
Daniel O’Donnell und Jörg Theurer

Die eigenen Grenzen wahrnehmen

Sie geben Ihr Bestes, um Ihren Angehörigen zu begleiten. Doch das kostet viel Kraft und kann Sie an Ihre Grenzen bringen. Es ist wichtig, auch auf sich zu achten und bei Bedarf Hilfe anzunehmen.

Sie haben sich intensiv mit den typischen Merkmalen von Depressionen und ihren individuellen Ausprägungen auseinandergesetzt. Dabei sind Ihnen vielleicht Dinge bewusst geworden, die Sie bisher im stressigen Alltag, der sich oft vor allem um den Erkrankten dreht, nicht wahrnehmen konnten. Vermutlich wird Ihnen auch zunehmend klar, wie stark Sie sich von den Stimmungen des Betroffenen abhängig fühlen – und dass Sie das ändern müssen. Denn das Problem ist häufig, dass es den Angehörigen gut geht, solange es dem Erkrankten gut geht, und es ihnen schlecht geht, wenn die Depression düstere Tage hervorbringt. Was können Sie konkret tun, um sich abzugrenzen?

Im Umgang mit depressiv Erkrankten laufen Angehörige Gefahr, sich immer mehr abzuarbeiten an der Negativität, dagegen immer verzweifelter anzukämpfen und Ablehnung vonseiten des Betroffenen persönlich zu nehmen. Das ist auch sehr verständlich. Man sieht einen Menschen, der einem nahesteht, leiden. Man sieht, dass der Betroffene Dinge tut, die ihm nicht guttun, und Dinge unterlässt, die Besserung bringen würden. So gern bietet man Unterstützung an, so gerne würde man den Betroffenen zu einem Spaziergang überreden, aber manchmal will es einfach nicht gelingen. Das ist für einen Gesunden nur schwer zu ertragen, glaubt man doch, dass der Betroffene selbst wollen müsste, dass sich die Situation verbessert. Wahrscheinlich will er das auch, aber diese „Schadsoftware" im Kopf verhindert, dass es möglich ist.

Für Sie kann es spätestens in diesen Momenten wichtig sein, dass Sie den Blick auf sich selbst richten. Es gibt einige Dinge, die Sie beherzigen können, um mit der Krankheit und Ihrer eigenen Situation besser umgehen zu können.

Trennung zwischen Krankheit und Person

Angehörige, die nicht selbst einmal eine Depression hatten, können aller Erfahrung nach das Erleben des Betroffenen nicht vollständig nachvollziehen. Das macht es so schwer, damit umzugehen. Auch wenn die Depression rational verstanden wird, kann es am emotionalen Verstehen scheitern. Aus diesem Grund ist es hilfreich, sich folgende Merksätze immer wieder bewusst zu machen:

1. Die Depression ist eine Krankheit. Mein Angehöriger ist gefangen im Netz der Krankheit.
2. Die Krankheit bestimmt, was möglich ist und was nicht.
3. Eine Depression hat nichts mit „faul sein" oder „nicht wollen" zu tun.
4. Die Depression meines Angehörigen richtet sich nicht persönlich gegen mich.

Irgendwann werden sie sich fest in Ihr Bewusstsein verankern und Ihnen auf diese Weise helfen, besser mit der Situation zurechtzukommen. Versuchen Sie auch, sich bewusst zu machen, was die Merksätze wirklich bedeuten.

Wenn die Krankheit die Persönlichkeit überdeckt

Die Krankheit Depression macht, dass Ihr Angehöriger Dinge (nicht) sagt und tut, die er normalerweise nicht sagen oder machen würde. Das sollten Sie sich immer wieder in Erinnerung rufen. Liebloses, gereiztes oder auch ablehnendes Verhalten, das Sie von Ihrem Angehörigen nicht kannten, ist wahrscheinlich durch die Depression verursacht. Sie müssen sich unangebrachtes Verhalten oder verletzende Aussagen nicht gefallen lassen, doch bedenken Sie, bevor Sie wenig zielführende Diskussionen beginnen, dass es die Depression ist, die aus Ihrem Angehörigen spricht. Auch die negative Sicht auf sein Leben, das der Familie und seines Umfelds oder auf Ihre Paarbeziehung ist ein typisches Merkmal, das eine Depression hervorbringt. Versuchen Sie, sich diese Tatsache in Erinnerung zu rufen, um durch die Aussagen nicht zu sehr getroffen zu werden.

Abgrenzung von der Negativität

Die Depression belastet Ihren Angehörigen, lähmt ihn gewissermaßen in seinem Alltag. Dies mitanzusehen, fällt schwer. Umso wichtiger ist es, sich davon abzugrenzen, um helfen zu können.

Die Depression hat Ihren Angehörigen fest im Griff. Dinge, die immer funktioniert haben, sind plötzlich nicht mehr möglich, und alle sehen sich gezwungen, andere Wege zu finden, um den Alltag zu bewältigen. Für Sie könnte das bedeuten, dass Aufgaben, die in den Bereich des Erkrankten fallen, nicht mehr erledigt werden, weshalb Sie sich gezwungen sehen, diese selbst zu übernehmen. Vielleicht treibt Sie auch die schlechte Stimmung und die anstrengende Kommunikation dazu, Dinge von vornherein selbst zu machen und nicht mehr zu widersprechen.

Man kann auch zu viel helfen

Probleme entstehen auch dadurch, dass Angehörige immer mehr Aufgaben übernehmen und damit immer größeren Belastungen im Alltag ausgesetzt sind. In der Folge wendet sich der Groll und Ärger oft gegen den Erkrankten (siehe S. 80). Eine Stelle, an der es sich lohnt, genauer hinzusehen, ist daher die Hilfe für den Betroffenen: Versuchen Sie möglicherweise, zu viel zu helfen?

Die Fragen ehrlich zu beantworten, ist nicht leicht. Denn eventuell haben Sie den Eindruck, dass Sie nun etwas falsch gemacht haben und fühlen sich schuldig. Das ist nicht so. Sie sollten sich selbst keine Vorwürfe machen. Ihr Verhalten ist aus dem Wunsch heraus, den Betroffenen zu unterstützen und zu entlasten, absolut nachvollziehbar und zeigt, wie viel Sie zu tun bereit sind. Es zeigt aber eben, welch starken Einfluss die Krankheit auch auf Sie und Ihr Verhalten hat. Falls Sie also einige der Verhaltensweisen aus der Checkliste (siehe S. 152) bei sich oder Ihren Familienmitgliedern wiedererkennen, sollten Sie sich das Kapitel zum Thema Selbstfürsorge (siehe S. 156) zu Herzen nehmen. Denn Sie können Ihrem Angehörigen nur helfen und nur dann eine mehrere Wochen oder Monate andauernde depressive Episode durchstehen, wenn Sie selbst gesund bleiben und sich trotz aller Sorgen intensiv um Ihr Wohlbefinden kümmern.

Einer Gewöhnung entgegenwirken

Vielleicht unterstützen Sie Ihren Angehörigen schon länger und haben das Gefühl, dass er sich an Ihre Hilfe gewöhnt hat. Das ist gut möglich, denn Antriebslosigkeit, aber

Checkliste

Nehmen Sie dem depressiv Erkrankten doch zu viel ab?

Welche der folgenden Aussagen treffen auf Sie zu? Ihre Antworten erlauben Ihnen eine Einschätzung, ob sich durch zu großes Engagement ungesunde Verhaltensweisen entwickelt haben.

- ☐ Ich nehme dem Erkrankten Aufgaben ab, die er eigentlich selbst erledigen könnte.
- ☐ Ich behandle den Erkrankten übervorsichtig.
- ☐ Ich überprüfe immer öfter, wie der Erkrankte seine Sachen regelt.
- ☐ Ich traue dem Erkrankten nicht zu, ohne meine Hilfe zurechtzukommen.
- ☐ Ich kann vor Sorge um den Erkrankten oft nicht schlafen.
- ☐ Die Depression ist zum Mittelpunkt meines Lebens/unseres Familienlebens geworden.
- ☐ Ich habe Angst, wie es mit dem Erkrankten weitergehen wird.
- ☐ Ich habe Angst um unsere Beziehung zueinander.
- ☐ Ich vernachlässige mich selbst und meine Bedürfnisse, um für den Erkrankten noch mehr da sein zu können.
- ☐ Ich habe Hobbys und andere Dinge aufgegeben, die mir wichtig waren, damit ich mich mehr und besser um den Erkrankten kümmern kann.
- ☐ Ich unternehme nichts mehr allein, weil ich ein schlechtes Gewissen habe, wenn es mir gut geht.

Je mehr Aussagen Sie angekreuzt haben, desto größer ist die Gefahr, dass Sie einerseits dem Betroffenen zu viel Verantwortung abnehmen und sich anderseits auf Dauer überlasten.

auch Interesselosigkeit sind typisch für eine Depression. Diesen Zustand gilt es zu ändern, damit der Betroffene gesund werden kann.

Sprechen Sie mit dem Betroffenen darüber. Erklären Sie dem Betroffenen, dass Sie sich, wenn Sie ihm in Zukunft etwas weniger im Alltag helfen, keineswegs von ihm abwenden wollen, sondern dass Sie ihn vielmehr dabei unterstützen wollen, wieder selbstständiger zu werden. Schlagen Sie konkrete Bereiche vor und besprechen Sie gemeinsam, was und wie viel er selbst schafft und wobei er Ihre Unterstützung braucht (siehe S. 53).

Die erste Zeit bei einer solchen Veränderung kann anstrengend sein, aber es lohnt sich, dem Erkrankten wieder Stück für Stück die Verantwortung für sein eigenes Leben zu übertragen.

Sie können unterstützen, aber die Krankheit nicht heilen

So sehr Sie sich auch bemühen, es ist durchaus möglich, wenn nicht gar wahrscheinlich, dass sich die Depression nicht so geradlinig bessert, wie es Ihrem Einsatz entspräche. Spätestens wenn Sie das Gefühl haben, dass sich nichts zu ändern scheint, oder wenn es gar Rückschläge gibt, ist es notwendig, dass Sie sich klarmachen, dass Sie nicht dafür verantwortlich sind, den Betroffenen zu behandeln. Sie können es gar nicht! Sie sind ein Angehöriger und kein Arzt oder Therapeut. Sie können den Betroffenen nur unterstützen, indem Sie die Erkrankung ernst nehmen und damit angemessen umgehen (Tipps dazu in Kap. 3, siehe S. 82). Das, was für die Besserung bzw. Behandlung nötig ist, muss er teilweise selbst tun bzw. es ist Aufgabe der professionellen Behandler, ihm dabei zu helfen.

→ Auf die richtige Weise unterstützen

Wenn der Betroffene beispielsweise das Treffen mit einem Freund kurzfristig absagen möchte, so können Sie ihm erklären, warum es gut für ihn wäre, wenn er dorthin geht. Sie können ihn unterstützen, sich für das Treffen fertig zu machen, und ihm vielleicht auch anbieten, ihn hinzufahren und abzuholen. Wenn er trotzdem ablehnt, hat das nichts damit zu tun, dass Sie etwas falsch gemacht hätten. (Das haben Sie nicht.) Oder dass Sie sich noch mehr hätten anstrengen müssten. (Das müssen Sie nicht.)

Es ist nicht Ihre Schuld!

In einer Untersuchung gaben 73 Prozent der Partner von depressiv erkrankten Menschen an, Schuldgefühle zu haben und/oder sich für die Erkrankung und Genesung mitverantwortlich zu fühlen. Diese Zahlen zeigen, wie stark Partner, aber natürlich auch andere nahestehende Angehörige in die Krankheit hineingezogen werden. Denn nüchtern betrachtet tragen Angehörige keine Schuld an der Erkrankung und keine Verantwortung für die Genesung.

Dennoch verspüren viele eine innere Verpflichtung zu helfen und fürchten gleichzeitig, wenn sie zu wenig oder nicht „das Richtige" tun, dem Betroffenen sogar zu schaden. Daneben schwingen häufig diffuse Schuldgefühle mit, die Krankheit vielleicht sogar (mit)verursacht zu haben. „Waren unsere Streitereien in den letzten Monaten wirklich notwendig?" „Wieso habe ich immer darauf beharrt, dass es auf eine bestimmte Art und Weise läuft?" „Vielleicht habe ich mich zu wenig um meine Tochter gekümmert?" „Ich weiß doch eigentlich schon lange, dass es meinem Bruder nicht gut geht, aber ich habe mich trotzdem nicht um ihn gekümmert." Solche Gedanken sind nachvollziehbar, denn die meisten Menschen möchten verstehen, warum etwas geschieht und welchen Anteil das eigene Tun daran hat. Auch für eine Krankheit wie eine Depression hätte man gerne eine Erklärung. Dass sich die Ursache meist nicht so einfach finden lässt, verunsichert – und lässt Raum dafür, einen Teil der Schuld bei sich selbst zu sehen. Nochmals sei an dieser Stelle betont, dass Angehörige keine Schuld an der Krankheit tragen und sie auch nicht heilen können!

Sollten Sie dennoch weiterhin von Schuldgefühlen geplagt werden, könnte es hilfreich sein, wenn Sie sich selbst professionell unterstützen lassen und beispielsweise im Rahmen einer Psychotherapie Entlastung für sich selbst finden (siehe S. 162).

Gefühle zulassen und akzeptieren

Egal, wie sehr Sie den Betroffenen schätzen oder lieben, Sie werden es nicht schaffen, immer eine positive Einstellung beizubehalten und zugleich Mitgefühl zu haben. Wut, Frust, Gefühle der Enttäuschung, Hilflosigkeit und Resignation werden auftreten, und sie dürfen auch auftreten. Denn diese Gefühle sind ganz normal, selbst wenn sie nicht dem Idealbild entsprechen, das man von sich hat. Das Ziel ist nicht, negative Gefühle nicht zu haben oder sie zu unterdrücken – das macht krank. Ziel ist vielmehr, nicht dem Angehörigen dafür die Schuld zu geben, aber auch nicht sich selbst.

→ Gefühle unterdrücken hat Nebenwirkungen

Angehöriger eines Menschen mit Depression zu sein, ist eine große Herausforderung. Sie fordert sehr viel von Ihnen. Um diese Phase gesund und gut überstehen zu können, darf man die aufkommenden Gefühle nicht unterdrücken oder verleugnen. Ebenso wenig darf man seine Wünsche und Sehnsüchte ignorieren und kleinreden. Denn sonst resigniert man früher oder später und wird zynisch gegenüber dem Betroffenen.

Sich mit den eigenen, oft gegensätzlichen Gefühlen auseinanderzusetzen, ist nicht leicht. Gut ist es, erst einmal wahrzunehmen, was sich alles angesammelt hat. Um die verborgenen und verdrängten Gefühle hervorzuholen, kann es helfen, sie in Ihrem Stärkelogbuch (S. 49) aufzuschreiben. Notieren Sie, in welchen Situationen Sie welche Gefühle verspürt haben. Versuchen Sie auch zu verstehen, wodurch sie zustande gekommen sind.

Vielleicht fragen Sie sich, wozu das gut sein soll, weil es doch am Ergebnis nichts ändert – daran, dass es Ihnen schlecht geht oder dass Sie in manchen Situationen beispielsweise die Geduld mit dem Betroffenen verlieren. Doch genau das stimmt nicht! Hat man erst einmal verstanden, warum eine Reaktion oder auch ein Gedankengang entstanden ist, kann es sein, dass man erkennt, dass die vermeintlichen Gründe dafür eigentlich nur vorgeschoben sind. Man ertappt sich quasi selbst. Beim nächsten Mal ist es dann schon unwahrscheinlicher, dass man in derselben unguten Weise reagiert. Wenn Sie beispielsweise die Trägheit und Langsamkeit Ihres Angehörigen so aufgeregt und sich das Gefühl in Ihnen festgesetzt hat, er würde sich doch absichtlich so verhalten, vielleicht sogar verbunden mit dem Gedanken, dass er Sie damit ärgern möchte, dann ist es verständlich, dass Sie manchmal die Geduld verlieren. Nun wissen Sie, dass die Antriebslosigkeit ein Symptom der Krankheit ist, so wie Fieber bei Grippe, und dass der Betroffene nicht absichtlich so handelt, um einen Vorteil zu haben. Wichtig ist nun, dieses theoretische Wissen mit Ihren Gefühlen in Einklang zu bringen. Sobald Sie wirklich verstehen, dass der Betroffene für dieses Verhalten nichts kann, werden Sie ihm nicht mehr böse sein können. Je besser Sie dieses Wissen also auch emotional „begreifen", desto weniger werden Sie sich über sein Verhalten ärgern oder dadurch verletzt fühlen.

Durch die Beschäftigung mit Ihren Gefühlen und dem ehrlichen Hinsehen auf die Situation, also auf die Realität, lernen Sie sich immer besser kennen, erkennen früher, wo Ihre Grenzen liegen, und es fällt Ihnen leichter, sich selbst gut zu behandeln.

Verstehen und helfen

Die Krankheit ist schuld! Wenn man in sich hineinhorcht und ehrlich ist, wird man in den meisten Fällen feststellen, dass man nicht auf die erkrankte Person wütend ist, sondern auf die Krankheit, darauf, dass (noch) nichts geholfen hat, dass man so viel probiert hat und scheinbar nichts angenommen wird, dass man keine Ideen mehr hat, was man noch machen soll, und sich in dieser ganzen Situation nur wie eine Randfigur vorkommt.

Selbstfürsorge und Achtsamkeit

Dass Sie gut für sich sorgen, ist nicht egoistisch – es ist essenziell, auch für die Genesung Ihres Angehörigen!

Die Depression eines Angehörigen ist eine Phase, in der man viel über sich lernt. Vielleicht sehen Sie sich zum ersten Mal in Ihrem Leben großer Hilflosigkeit und Ohnmacht gegenüber. Vielleicht stellen Sie fest, wie wichtig für Sie eingespielte Verhaltensweisen sind und wie irritiert und verunsichert Sie sind, wenn diese sich plötzlich ändern. Möglicherweise macht es Ihnen Angst, wie schnell ein Gefühl der Sicherheit zerbrechen kann. Als sich sorgender Angehöriger sind Sie von einer Depression mitbetroffen. Manchmal ist die Betroffenheit so groß wie beim Erkrankten, wenn auch auf andere Weise. Es kann Ihnen gelingen, an dieser Erfahrung zu wachsen. Dazu ist es notwendig, Ihre Grenzen und die Grenzen Ihrer Möglichkeiten zu erkennen und ernst zu nehmen, um nicht selbst in den Strudel der Depression gezogen zu werden.

Wie sehen Ihre Ziele aus?

In Kapitel 2 ab S. 49 haben Sie den Blick einmal auf sich selbst gelenkt und sich damit beschäftigt, wie zufrieden Sie mit Ihrem Leben in unterschiedlichen Bereichen sind und was Sie sich wünschen (siehe S. 50). Wenn Sie die Antworten in Ihr Stärkelogbuch geschrieben haben, nehmen Sie es jetzt zur Hand und lesen Sie sich Ihre Antworten noch einmal genau durch.

Die Einträge in Ihrem Stärkelogbuch zeigen Ihnen, in welchen Bereichen Sie sich Veränderungen wünschen. Damit die Wünsche nicht nur Wünsche bleiben, gilt es, nun konkrete Ziele zu formulieren. Es reicht nicht zu sagen: „Ich möchte nicht mehr so gestresst sein", oder: „Ich möchte glücklicher sein." Diese Aussagen können alles und nichts bedeuten, sie sind wenig greifbar. Daher finden Sie keine Möglichkeit, etwas konkret anzupacken oder zu ändern. Denn was bedeutet „nicht mehr so gestresst"? Weniger Stress bei der Arbeit? Zu Hause? Was empfinden Sie überhaupt als Stress? Bedeutet „glücklicher" mehr Geld zu haben, dass der Erkrankte wieder gesund wird, oder mehr Freizeit?

Stellen Sie sich lieber genau vor, was Sie erreichen möchten. Machen Sie das für alle Wünsche, die Sie notiert haben. Je konkreter Sie Ihre Ziele formulieren, desto besser:

- „Ich möchte dreimal pro Woche für eine Stunde ins Fitnessstudio gehen."

Verstehen und helfen

Es ist keine Zeitverschwendung!
Vielleicht denken Sie, Sie hätten gar keine Zeit dafür, sich mit Ihren eigenen Bedürfnissen, Wünschen und Gefühlen zu befassen, denn schließlich müssen Sie sich ja um Ihren erkrankten Angehörigen kümmern. Denken Sie dann daran, dass es auch für Ihren Angehörigen das Beste ist, wenn Sie gelassen, zufrieden und gefestigt sind. Denn dann können Sie auch ihn optimal unterstützen.

- „Ich möchte finanziell unabhängiger sein, für meine Arbeit besser bezahlt werden. Konkret möchte ich pro Monat x Euro mehr verdienen/x Stunden mehr arbeiten/eine Gehaltserhöhung bekommen."
- „Ich möchte mich wieder unbeschwerter fühlen, auch wenn es meinem Sohn noch nicht wieder gut geht. Ich werde mir professionelle Hilfe holen."
- „Ich möchte mein Hobby Fußball/Yoga/Nähen wieder aufnehmen und zweimal pro Woche ins Training gehen/an einem Kleidungsstück arbeiten."

Die Ziele können mit dem depressiv erkrankten Angehörigen in Verbindung stehen, müssen es aber nicht unbedingt. Sie können sogar komplett unabhängig von ihm sein. Versuchen Sie, die Ziele nach ihrer Priorität zu ordnen: In welchem Bereich sind Sie am unzufriedensten? Wo würden Sie gerne zuerst etwas ändern?

Tun Sie sich mit anderen zusammen

Häufig ist es leichter, Veränderungen einzuleiten und an etwas dranzubleiben, wenn man sich mit anderen Menschen zusammentut. Das können entweder Personen sein, die ähnliche Ziele oder Interessen haben, oder solche, die Sie in Ihrem Vorhaben positiv bestärken. Vielleicht finden Sie in Ihrem Freundes- und Bekanntenkreis oder in der Familie, bei Kollegen, in einem Verein oder in einer Selbsthilfegruppe jemanden, der auch gern persönliche Ziele erreichen möchte. Tun Sie sich zu einem Erfolgsteam zusammen. Dabei ist es unerheblich, was für Ziele das sind. Unterstützen Sie sich gegenseitig mit regelmäßigen Telefonaten oder Treffen, bei denen Sie sich darüber austauschen, wie gut Sie vorankommen, wo sich Schwierigkeiten auftun oder ob Sie einen Durchhänger haben.

Gehen Sie gut mit sich um

Einige Ihrer Ziele sind vielleicht über wenige Zwischenschritte und in kurzer Zeit erreichbar, andere benötigen einen langen Atem. Das kann auch bedeuten, dass etwas mal nicht klappt, dass es Rückschläge gibt. Gerade dann ist es besonders wichtig, dass Sie mit sich selbst freundlich umgehen. Das beginnt schon mit der Art und Weise, wie Sie (in Gedanken) mit sich selbst sprechen. Oftmals ist man in schweren Zeiten sehr hart zu sich, behandelt sich mitunter respektlos, bezeichnet sich gar als „dumm", als „schwach", als „jämmerlich". Wenn Sie sich dabei ertappen, dann machen Sie sich klar, dass Sie niemals mit einem anderen Menschen so sprechen würden! Versuchen Sie, stattdessen milde mit sich zu sein. Es kann nicht alles sofort gelingen, aber schon der Versuch, der Mut, die erste Initiative verdient Anerkennung, die Sie sich selbst geben können. Sagen Sie jeden Tag etwas Freundliches zu sich selbst.

→ Verschaffen Sie sich Erfolgserlebnisse

Nicht nur, um Ihre Ziele zu erreichen, sondern auch, um Ihren schwierigen Alltag wieder besser meistern zu können, benötigen Sie Erfolgserlebnisse. Erfolgserlebnisse werden Ihnen Kraft und Zuversicht zurückgeben, die Ihnen vielleicht durch die Erkrankung Ihres Angehörigen abhandengekommen sind. Bei großen, weit entfernten Zielen ist es daher hilfreich, sich Zwischenziele zu setzen, die leichter zu erreichen sind. So verhindern Sie, dass Sie gleich zu Beginn aufgeben. Stattdessen kommen Sie Stück für Stück Ihrem Ziel näher.

Belohnen Sie sich

Um unterwegs nicht den Mut zu verlieren, sollten Sie sich regelmäßig belohnen. Das Erreichen eines Etappenziels verlangt ohnehin nach einer Belohnung, Sie können sich aber schon Anerkennung dafür zollen, dass Sie einen anstrengenden Tag gut überstanden haben.

Es mag Ihnen seltsam erscheinen oder sich ungewohnt anfühlen, sich selbst mit schönen Dingen zu belohnen, während es einem für Sie so wichtigen Menschen schlecht geht. Doch es wird Ihnen helfen, sich selbst wieder stärker wertzuschätzen. Wenn Sie sich und Ihre Bedürfnisse ernst und wichtig nehmen, werden Sie auch Ihren erkrankten Angehörigen besser begleiten können.

Es darf Ihnen gut gehen!

Schwierige Situationen, besonders solche, die wie im Fall einer Depression mehrere Monate dauern können, sind besser auszuhalten, wenn man gelassen, zufrieden und innerlich ruhig ist. Das mag für Sie wie Hohn klingen. „Wie soll ich zufrieden sein, wenn es einem lieben Menschen schlecht geht?", mögen Sie denken. Doch genau hier liegt das Problem: Wenn Sie Ihr Wohlbefinden an das des Erkrankten koppeln, geht es Ihnen bald auch schlecht. Sie brauchen all Ihre Kräfte auf und können sich nicht regenerieren. Dann können Sie dem Betroffenen nicht mehr helfen, ihn nicht mehr entlasten, weil Sie selbst gestresst sind von seinem

Zustand und Ihrer Ohnmacht und Traurigkeit. Deshalb darf es Ihnen auch dann gut gehen, wenn es dem Betroffenen schlecht geht. Das mag zunächst hart klingen, es bedeutet aber nicht, dass Sie nicht mitfühlen oder sich nicht sorgen würden, und ebenso wenig, dass Sie egoistisch wären. Es kann helfen, wenn Sie einmal einen anderen Blickwinkel einnehmen:

Was würde Ihr Angehöriger wollen?

Wenn Sie zunehmend schlechter gelaunt oder reizbarer sind, spürt das auch Ihr depressiv erkrankter Angehöriger. In seiner Verfassung wird er das (gewissermaßen auch zu Recht) so empfinden, als wäre er daran schuld. Damit fühlt er sich noch schlechter, weil es Ihnen seinetwegen schlecht geht. Umgekehrt würde es ihm eine gewisse Erleichterung verschaffen, wenn er merkt, dass es Ihnen gut geht.

Notieren Sie sich in Ihr Stärkelogbuch Merksätze wie diese: „Es darf mir gut gehen, auch wenn der Betroffene unter seiner Krankheit leidet. Ich darf mir das erlauben. Ich bin dabei nicht egoistisch oder gefühllos. Ich sorge für mich, indem ich Dinge tue, damit meine Kräfte und Reserven erhalten bleiben." Kümmern Sie sich unbedingt um sich selbst, das ist wichtig. Denken Sie immer daran: Ein Feuerwehrmann zieht auch erst seine Schutzausrüstung an, bevor er ins brennende Haus läuft, um anderen Menschen zu helfen. Nehmen Sie sich Zeit dafür, zu überlegen, was Ihnen grundsätzlich oder in speziellen Momenten guttut und Ihnen hilft, ruhige Momente zu finden und Ihre Akkus aufzuladen.

Checkliste

Sammeln Sie Ideen für Belohnungen

Legen Sie in Ihrem Stärkelogbuch eine Liste mit möglichen Belohnungen an.

- ☐ Sammeln Sie Ideen, wie Sie sich selbst eine Freude machen könnten.
- ☐ Darunter sollten sich solche Belohnungen befinden, die sofort umsetzbar sind und/oder nichts kosten, zum Beispiel eine heiße Badewanne, eine gemütliche Tasse Tee, mit Kopfhörern zur Lieblingsmusik tanzen oder ein Spaziergang.
- ☐ Halten Sie aber auch aufwendigere Ideen fest, die mehr Zeit oder Planung erfordern und eventuell auch etwas mehr kosten, zum Beispiel ein Konzertbesuch, ein Wellnesswochenende, ein neues Kleidungsstück oder der Besuch eines guten Restaurants.

Wie Sie sich im Alltag Zeit für sich nehmen

Sie haben nun viele Ideen gesammelt, womit Sie Ihre Energie wieder aufladen können. Damit das nicht nur lose Ideen bleiben, hilft es, sich seine Freizeit-, Entspannungs- und sozialen Termine fest in den Kalender einzutragen. Dadurch bekommen auch Termine, die „nur" dem eigenen Wohlbefinden dienen, die Aufmerksamkeit, die sie verdienen. Zudem wird es selbstverständlicher, dass solche Termine zu Ihrem Alltag gehören, und Sie werden schon früher damit beginnen zu planen, was Sie an Ihrem freien Nachmittag oder Abend unternehmen möchten. Sie werden rechtzeitig die Freundin fragen, ob sie mit in die Sauna geht, das Kinoprogramm studieren oder den Freund des Betroffenen fragen, ob er Zeit hat, den Erkrankten zu besuchen.

Viele Angehörige haben das Gefühl, immer für den Betroffenen zur Verfügung stehen und ansprechbar sein zu müssen. Sicherlich ist es in schlimmen Phasen schwer, sich davon loszusagen und diese Verantwortung nicht zu übernehmen, denn schließlich sorgt man sich um den Menschen. Doch Sie dürfen sich selbst dabei nicht aus dem Blick verlieren. Sie haben auch das Recht, einmal nicht von der Arbeit aus beim Betroffenen anzurufen und zu fragen, wie es ihm geht. Sie haben das Recht, ihn am Wochenende mal nicht in der Klinik zu besuchen. Wenn Sie Kraft tanken wollen oder etwas unternehmen möchten, bei dem der Betroffene in seinem Zustand nicht mitkommen kann, dürfen Sie das tun.

→ Rundum-Betreuung ist nicht Ihre Aufgabe

Sollten Sie oder andere Menschen in Ihrem engen Umfeld das Gefühl haben, der Betroffene kann nicht mehr allein gelassen werden, müssen Sie sich darum bemühen, dass er stationär oder teilstationär eine Therapie macht (siehe S. 132). Es ist nicht Ihre Aufgabe, eine 24-Stunden-Betreuung zu gewährleisten.

Belastungen erkennen, Lösungsvorschläge sammeln

Es kann sein, dass Ihnen die Aufgabe Spaß gemacht hat, sich mit eigenen Zielen und Plänen zu beschäftigen, ohne ständig die Krankheit im Kopf zu haben. Vielleicht sitzen Sie aber auch noch immer vor einem leeren Blatt Papier und finden keinen Zugang zu einem positiven, zuversichtlichen Blick nach vorne. Möglicherweise sind die Belastungen zu groß, die Hilflosigkeit ist übermächtig und der Akku einfach leer. Dann kann es sinnvoll sein, wenn Sie sich zunächst einmal die Belastungen anschaulich vor Augen führen. Um hier Klarheit zu gewinnen, können Sie Ihre aktuellen Belastungen in einer Übersicht über zwei Wochen erfassen. Sie können dazu Ihr Stärkelogbuch verwenden.

Trainieren Sie Ihre Resilienz. Unter Resilienz oder psychischer Widerstandskraft versteht man die Fähigkeit, Krisen zu bewältigen und sie sogar als Anlass für persönliche Weiterentwicklung zu nutzen. Je nachdem, wie resilient Sie sind, werden Sie die Depression eines nahen Angehörigen besser oder belasteter überstehen. Die gute Nachricht ist: Resilienz ist erlernbar. Spezielle Resilienztrainings bieten beispielsweise Krankenkassen oder Volkshochschulen an.

So erhalten Sie einen Überblick über die Belastungen

Schreiben Sie für jeden Tag möglichst detailliert auf, was Sie alles gemacht haben, zum Beispiel Aufstehen, Duschen und Anziehen, Kinder wecken, Frühstück, Pausenbrote für die Kinder, Haustier versorgen, Arbeit, Hausaufgaben/Arzttermine, Wäsche machen, Abendessen kochen, Elternabend, Sport, Telefonate ... Nehmen Sie sich drei unterschiedliche Farben zur Hand und markieren Sie jeden Begriff mit einer Farbe für gestresste/angestrengte Tätigkeiten, einer anderen Farbe für neutrale, weder stressende noch entspannende Tätigkeiten oder einer dritten Farbe für entspannende Aktivitäten.

Anhand dieser Übersicht können Sie erkennen, welche Aufgaben Sie anstrengen und welchen Anteil der Woche Sie sich gestresst oder unter Druck fühlen. Im nächsten Schritt können Sie Ideen sammeln, was Sie ändern könnten, damit stressende Aufgaben neutral werden, und wie bzw. wann Sie entspannende, schöne Aktivitäten einbauen können. Wenn Ihnen das im Augenblick schwerfällt, hier ein paar Anregungen:

- Könnten Sie Aufgaben abgeben, die momentan bei Ihnen liegen, aber das nicht unbedingt müssten?
- Könnte Ihnen eine Putzhilfe oder Haushaltshilfe etwas abnehmen?
- Könnte Ihnen eine erweiterte Kinderbetreuung eine Hilfe sein? Können die Kinder zum Beispiel länger im Kindergarten, der Mittagsbetreuung oder im Hort bleiben? Kann jemand anders sie zu Freizeitaktivitäten mitnehmen oder abholen? Können Großeltern einspringen?
- Gibt es therapeutische Angebote für den Betroffenen, die Sie entlasten können?
- Benötigen Sie eine Auszeit, um selbst regenerieren zu können, zum Beispiel eine Mutter/Vater-Kind-Kur?
- Könnte regelmäßig ein Freund oder eine Bekannte kommen, damit der Betroffene nicht allein ist, Sie aber ohne schlechtes Gewissen etwas unternehmen können?

Betrachten Sie die Frage, was man eventuell ändern könnte, möglichst unvoreingenommen. Ob es tatsächlich umsetzbar ist oder nicht, spielt erst einmal keine Rolle. Wenn Sie sich mit diesen Überlegungen befassen, weitet das Ihren Blick dafür, dass es selbst in scheinbar festgefahrenen Situationen noch andere Handlungsmöglichkeiten gibt. Falls Ihnen das allein schwerfällt, bitten Sie ein anderes Familienmitglied, eine Freundin oder einen Freund um Unterstützung beim Ideensammeln.

In den meisten Fällen werden Änderungen aber bedeuten, dass Sie in irgendeiner Form Hilfe annehmen müssen. Vielen Angehörigen fällt das schwer, weil sie dann das Gefühl haben, versagt zu haben, weil sie es nicht allein schaffen. Doch machen Sie sich bewusst, dass Sie in einer Ausnahmesituation sind, und Ausnahmesituationen sollte man nicht allein bewältigen müssen. Wo Sie Hilfsangebote für Angehörige finden, erfahren Sie ab S. 64.

Wenn Sie das eine oder andere geändert haben, ist es sinnvoll, wenn Sie noch einmal eine Woche lang über Ihre Aktivitäten Buch führen und die Einträge auf die gleiche Art markieren. So erkennen Sie, ob etwas besser geworden ist, ob es also mehr entspannende Tätigkeiten in Ihrem Alltag gibt.

Für sich selbst Hilfe annehmen

Die bisherigen Tipps haben das Ziel, eine Balance herzustellen zwischen Fürsorge für den Erkrankten und sich selbst. Schon dazu ist es notwendig, Hilfe von anderen anzunehmen, etwa von anderen Familienangehörigen und Freunden. Bereits das kann Angehörigen von Menschen mit Depressionen schwerfallen. Noch schwerer wird es für viele, wenn diese Form der Hilfe nicht ausreicht und Sie merken, dass Sie – entweder was Ihre eigene Gesundheit oder den Zustand des Erkrankten angeht – professionelle Unterstützung brauchen.

Wenn Sie sich sehr hilflos, machtlos und erschöpft fühlen, dann scheuen Sie sich nicht, zu Ihrem Hausarzt zu gehen und Ihre Belastungen zu schildern. Auch der Austausch mit anderen Angehörigen, die sich ebenfalls um depressiv Erkrankte kümmern, kann Ihnen helfen, sich nicht so allein zu fühlen. Der Besuch einer Selbsthilfegruppe kostet nichts und verpflichtet Sie zu nichts.

→ Psychotherapie für Angehörige

Wenn Sie sehr stark belastet sind, kann aber auch eine ambulante Gesprächs- oder Psychotherapie für Sie das Richtige sein. Eine Psychotherapie ist eine Maßnahme, für die die Krankenkasse bei Bedarf die Kosten übernimmt. Unter Umständen reichen einige Stunden aus, um ein paar Dinge neu zu ordnen, klarer zu sehen und den Alltag anders zu strukturieren. Doch auch längerfristige Psychotherapien mit einer Dauer von einigen Monaten könnten infrage kommen.

Doch auch hier verpflichten Sie sich zu nichts, wenn Sie Kontakt aufnehmen. Ihr Hausarzt ist auch dafür eine gute erste Anlaufstelle. In größeren Orten gibt es aber auch psychologische Beratungsstellen, die Ihnen dabei helfen können, die Therapieform zu finden, die für Sie am besten geeignet ist.

Hilfe anzunehmen, ist kein Zeichen von Schwäche! Das muss an dieser Stelle nochmals betont werden. Manche Angehörige reagieren mit Unverständnis, wenn man ihnen nahelegt, professionelle Hilfe für sich selbst in Anspruch zu nehmen. „Bin ich jetzt etwa derjenige, der krank ist? Ich habe mich doch bemüht und aufgeopfert!", ist ein typischer Gedanke. Es geht den Ärzten und Therapeuten aber nicht darum, Angehörige als „krank" abzustempeln, sondern darum, sie zu unterstützen. Wenn Sie eine neue Küche geliefert bekommen, lassen Sie sich vermutlich von Handwerkern beim Aufbau helfen. Mit viel Arbeit und einigen Fehlern würden Sie es vielleicht auch selbst irgendwie hinbekommen, aber bestimmt nicht so professionell und gut wie die erfahrenen Fachleute. Genau darum geht es: Wissen und Unterstützung zu bekommen in einer Situation, die sich nicht allein mit Intuition und dem Wunsch zu helfen verbessern lässt.

Es kostet Mut und Überwindung, sich selbst und anderen einzugestehen, dass man an seine Grenzen kommt und nicht alles so leicht wegstecken kann. Dass es einem viel ausmacht, wie wenig Anerkennung man für seine großen Anstrengungen erhält und wie wenig Aufmerksamkeit man bekommt, während man sich selbst große Sorgen macht. Genau dann kann Hilfe von außen die entscheidende Wendung bringen. Wenn Ihnen ein Arzt oder Psychotherapeut bestätigt, dass Ihre Belastungen groß sind, hilft das Ihrem eigenen Selbstwertgefühl ungemein. Weitere Hinweise auf Ansprechpartner, an die Sie sich wenden können, finden Sie ab S. 64.

Eine Haushaltshilfe kann Sie entlasten. In bestimmten Situationen werden Haushaltshilfen sogar von der gesetzlichen Krankenkasse bezahlt. Fragen Sie doch einmal bei Ihrer oder der Krankenversicherung des Betroffenen nach. Aber auch, falls eine Kostenübernahme nicht möglich ist, sollten Sie überlegen, ob eine derartige Unterstützung für die Zeit der Erkrankung Ihres Angehörigen nicht eine sinnvolle Investition wäre, sofern Ihr Familienbudget das erlaubt.

Wenn es zur Trennung kommt

Sich von einem Menschen zu trennen, fällt schwer – erst recht, wenn der andere depressiv ist. Doch manchmal geht es nicht anders.

Trennungen sind schmerzhaft. Sowohl wenn man derjenige ist, der sich trennt, als auch wenn man verlassen wird. Noch schlimmer fühlt es sich an, wenn einer der Partner eine schwerere Krankheit hat. Es scheint einfach moralisch verwerflich, sich von einem kranken Menschen zu trennen. Als wäre einem das Schicksal des anderen egal. Doch Trennungen gehören zum Leben und kommen häufig vor. Jede zweite bis dritte Ehe wird geschieden und wie viele Trennungen unter unverheirateten Paaren vorkommen, ist nicht erfasst. Auch enge Freundschaften können sich auflösen, weil sich das Lebensmodell ändert.

Für Trennungen und Scheidungen gibt es vielfältige Gründe, und selbstverständlich können diese auch bei Paaren auftreten, bei denen ein Partner psychisch erkrankt ist. Durch die Ausnahmesituation, in der sich beide Partner durch die Depression befinden, werden häufig Probleme aufgedeckt oder treten verstärkt zutage, die ohnehin schon (unausgesprochen) bestanden haben oder die früher oder später aufgetreten wären. Andererseits ist es möglich, dass die Erfahrung, depressive Episoden zusammen gemeistert zu haben, zusammenschweißt. Es ist möglich, dass der erkrankte Partner schnell und erfolgreich behandelt werden kann und der Angehörige gut für sich sorgt, sodass keine übermäßige Belastung entsteht. Es kann aber eben auch nicht klappen. Die Belastung durch die Depression kann so groß sein, dass ein weiteres Zusammensein nicht mehr möglich erscheint.

Die Trennung sorgsam vorbereiten

Die Entscheidung, sich von seinem Partner oder seiner Partnerin zu trennen, trifft niemand leichtfertig, schon gar nicht, wenn derjenige unter Depressionen leidet. Dennoch ist jeder für sein Leben selbst verantwortlich und muss für sich und sein Wohlergehen sorgen. Dazu kann es gehören, sich von einem Menschen zu trennen.

Wenn der andere unter einer Depression leidet, ist es jedoch besonders wichtig, die Trennung sorgsam und vorausschauend vorzubereiten. Dabei muss auch bedacht werden, dass Trennungssituationen ein Risikofaktor für einen Suizid(versuch) (siehe S. 166) und Rückfälle sind. Folgendes sollte deshalb beachtet werden:

- **Zeitpunkt.** Der Zeitpunkt, wann eine Trennung ausgesprochen und vollzogen wird, liegt im eigenen Ermessen. Für den Zustand des Erkrankten ist es meist nicht förderlich, wenn eine Trennung auf Distanz vollzogen wird, zum Beispiel während eines stationären Aufenthalts. Denn gerade während dieses Zeitraums wird ja eine Verbesserung der Depression angestrebt. Kommt der Betroffene dann nach Hause in die leere Wohnung oder muss anschließend ausziehen, kann das den Heilungsprozess beeinträchtigen. Wenn die Trennung keinen Aufschub duldet, sprechen Sie in der Klinik persönlich mit Ihrem Partner.
- **Behandler informieren.** Informieren Sie den betreuenden Arzt oder Psychotherapeuten über die Trennung. Diese Information ist für Behandler wichtig, um eventuelle Veränderungen beim Betroffenen einordnen und reagieren zu können, selbst wenn er es vielleicht nicht erzählt.
- **Freunde und Familie einweihen.** So privat eine Trennung auch ist, aufgrund der Umstände sollte ein depressiver Mensch in der Folge nicht allein sein. Aus diesem Grund empfiehlt es sich, Freunde oder Familienangehörige des Betroffenen einzuweihen und sie zu bitten, sich um ihn zu kümmern.
- **Ansprechpartner für sich selbst.** Sehr viele Menschen, die sich von einem depressiven Partner getrennt haben, haben große Schuldgefühle und Sorgen, dass sich derjenige etwas antun könnte. Passiert das eventuell tatsächlich, können sich diese Gefühle enorm verstärken. Sie selbst sollten ebenfalls Ihr Umfeld einweihen und um Hilfe in der Zeit während und nach der Trennung bitten. Weihen Sie ausschließlich Personen ein, die voll zu Ihnen stehen und Sie unterstützen. Sie können nun niemanden gebrauchen, der Ihnen zusätzlich ein schlechtes Gewissen macht.

Auch wenn die Beziehung zu diesem Menschen vielleicht nicht weitergeht, können Sie stolz auf sich sein. Sie haben alles, was Ihnen möglich war, in den Kontakt und die Beziehung zu einem anderen Menschen gesteckt. Das verdient höchsten Respekt und ist nicht selbstverständlich. Machen Sie sich nun bewusst, dass Sie ein Recht darauf haben, glücklich zu werden.

Und wenn es nicht der Partner ist?

Auch wenn Sie mit dem Betroffenen nicht in einer Partnerschaft sind, so haben Sie offenbar eine enge Beziehung zu ihm. Ob es sich um einen Freund, die Schwester oder den Bruder, ein Elternteil oder sogar das eigene Kind handelt, in jedem Fall gilt, dass Sie viel miteinander durchgemacht haben. Doch wie gehen Sie damit um, wenn Sie nun feststellen, dass sich Ihr Verhältnis zum Betroffenen geändert hat und Sie auf Abstand gehen möchten?

So sehr Sie sich in den vergangenen Monaten oder vielleicht Jahren angestrengt haben, kann es sein, dass es manchmal dauerhaft oder vorübergehend keinen anderen Weg gibt, als den Kontakt abzubrechen. Daran trägt niemand Schuld, weder Sie noch der Betroffene. Wenn Sie dem Erkrankten sehr nahestehen, wird die Entscheidung wahrscheinlich auch von der Angst beeinflusst, dass sich die Depression des Betroffenen dadurch verschlimmern könnte. Diese Möglichkeit besteht in der Tat und es ist mehr als verständlich, wenn Sie nicht der Auslöser sein möchten. Doch es tut weder Ihnen noch dem Betroffenen gut, eine Beziehung auf Angst zu bauen. Der Betroffene würde das wahrscheinlich spüren – und entweder deswegen noch tiefer in die Depression rutschen oder versuchen, Sie mit Ihrem schlechten Gewissen zu „erpressen" in der Hoffnung, dass Sie dann nicht gehen. Eine solche Situation ist für niemanden gut – mit klaren Verhältnissen zurechtzukommen ist oftmals sogar einfacher.

Suizidversuch nach Trennung

Die größte Befürchtung bei einer Trennung von einem depressiven Menschen ist häufig, dass er sich etwas antun könnte. Die zuvor genannten Punkte, die Sie bei der Trennung beachten sollten, sollen ihn bestmöglich davor schützen. Doch letzten Endes haben Sie keinen Einfluss darauf, was der Betroffene tut oder nicht tut. Sie sind – so hart das klingt – auch nicht dafür verantwortlich.

→ Andeutungen unbedingt ernst nehmen!

Jede Andeutung eines Suizids muss ernst genommen werden. Falls der Betroffene, wenn Sie ihm mitteilen, dass Sie sich trennen werden, Suizidgedanken äußert oder Sie anderweitig davon erfahren, dass er solche Gedanken hat, sollten Sie daher sofort Hilfe organisieren. Mehr Informationen, was Sie tun können, erfahren Sie ab S. 109. Als Gesunder sind Sie verpflichtet, in seinem solchen Fall Hilfe zu holen. Das bedeutet aber nicht, dass Sie die Trennung rückgängig machen müssen!

Unter Umständen können die gegenüber Ihnen geäußerten Suizidabsichten auch ein Schrei nach Liebe und Aufmerksamkeit sein und der Versuch, Sie zurück in die Beziehung zu zwingen. Diese Situation kann für Sie emotional extrem belastend sein und Sie sollten sich unbedingt Unterstützung holen. Gespräche bei einem Psychologen oder gegebenenfalls eine Psychotherapie können Ihnen helfen, mit dieser ungeheuer schwierigen Situation langfristig umzugehen.

Der depressive Partner möchte die Trennung

Es kann natürlich auch vorkommen, dass der Wunsch zur Trennung vom depressiven Partner ausgeht. Die Betroffenen kommen

Die Entscheidung verschieben? Da die Sicht auf das eigene Leben während einer Depression besonders negativ ist und nicht der Realität entspricht, empfehlen viele Therapeuten, wichtige Entscheidungen, zum Beispiel zu einer Trennung, nicht während einer depressiven Episode zu treffen. Vielmehr sollte abgewartet werden, bis es dem Betroffenen wieder besser geht und der Alltag wieder eingekehrt ist. Eine gute Möglichkeit wäre es daher, die Entscheidung bis nach Beendigung der depressiven Episode zu verschieben – dies können Sie vorschlagen, letztlich müssen Sie aber die Entscheidung des Betroffenen akzeptieren.

während der Therapie zu dem Ergebnis, dass in der Beziehung ein Grund für die Depression liegen könnte. Ob es stimmt, dass die Beziehung ein wichtiger Faktor für die Entstehung der Depression war, lässt sich nicht so einfach beantworten.

Diese Situation ist für Sie als Partner in jedem Fall sehr verletzend. Schließlich haben Sie vieles versucht, damit es dem Betroffenen wieder besser gehen möge, und selbst viele Opfer gebracht. Für den erkrankten Partner ist der Therapeut im Laufe der Therapie zu einer Vertrauensperson geworden. Wenn er bereits zu anderen Themen Hinweise gegeben hat, die die Situation des Betroffenen verbessert haben, so ist dieser nun auch offen dafür, die Gedanken an Probleme in der Beziehung zuzulassen. Gute Psychotherapeuten geben ihrem Patienten jedoch keine konkrete Empfehlung wie „Sie sollten sich von Ihrem Partner trennen". Vielmehr werden in den Therapiestunden viele Probleme und Themen besprochen, die in der Gesamtheit dazu führen können, dass der Betroffene eine Trennung als notwendig ansieht.

Letztlich müssen beide Partner auf ihr Gefühl hören und die Entscheidung treffen, die ihnen richtig erscheint. Gegebenenfalls kann eine Paartherapie hilfreich sein, damit Sie nicht nur mit dem Ergebnis konfrontiert werden, sondern auch mit Ihrem Partner darüber sprechen können. So kann es auch leichter werden, gemeinsam einen Weg zu finden – egal, ob er zusammen oder getrennt verlaufen wird.

Wenn der Erkrankte sich von Ihnen getrennt hat und Sie sich deswegen schlecht, ungerecht behandelt oder sogar hintergangen fühlen, sollten Sie ebenfalls mit Menschen sprechen, die Ihnen wohlgesonnen sind. Auch hier kann es angebracht sein, wenn Sie sich professionelle Unterstützung holen.

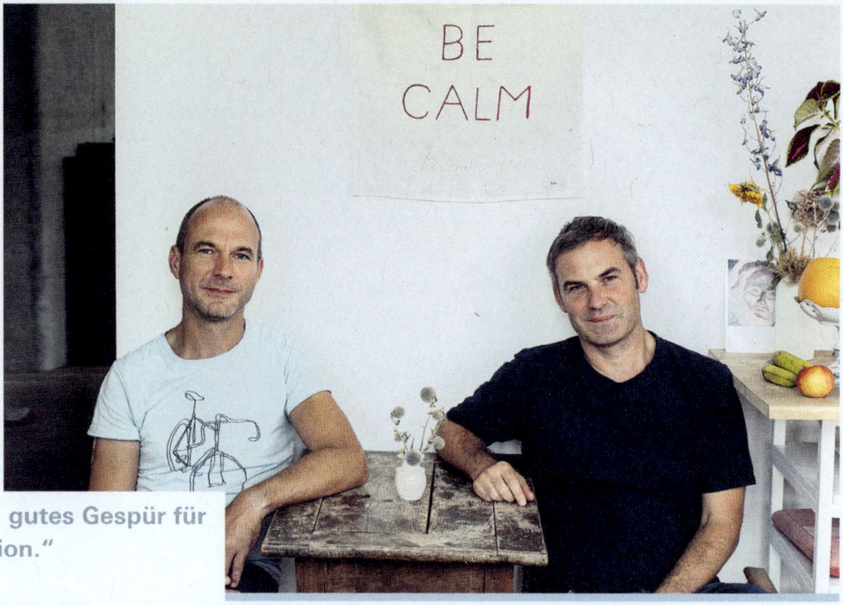

„Jörg hat ein gutes Gespür für meine Situation."
Daniel O'Donnell

Die Angst vor den eigenen Gedanken

Die Geschichte von Daniel O'Donnell und Jörg Theurer

Seit vielen Jahren sind Depressionen für Daniel O'Donnell ein Thema. Im Abstand von rund fünf bis sieben Jahren kommen die Episoden. Zwischen etwa vier und sechs Monaten dauern sie meist, die letzte begleitete Daniel und damit auch seinen Partner Jörg ein Jahr lang. Seit gut 20 Jahren sind die beiden ein Paar.

Der erste Zusammenbruch war 2001: Das Studium in Heidelberg muss abgeschlossen werden, parallele Studentenjobs fordern Zeit, Freunde und Beziehung sollen nicht zu kurz kommen. „Ich war zu der Zeit viel zu aktiv. Nach und nach wurde ich nervöser, habe immer mehr geraucht, konnte Gesprächen kaum noch folgen und kam innerlich gar nicht mehr zur Ruhe", erzählt Daniel. Als dann starke Schwindelanfälle dazukommen, rüttelte das auch seinen Partner Jörg auf: „Ich habe gemerkt, jetzt wird es so ernst, dass er etwas unternehmen muss. Erstmals dachte ich auch, dass es vielleicht nicht (nur) was Körperliches ist, sondern etwas Seelisches sein könnte," sagt Jörg über diese Phase. Daniel beginnt eine Verhaltenstherapie und bekommt Beruhigungsmedikamente, die ihm jedoch nicht so gut helfen. Jörg geht damals noch, wie er sagt, naiv mit der Krankheit seines Partners um: „Ich wusste nicht, was ihn und mich erwartet. Ich dachte, Daniel macht die Therapie, dann würde das konstant besser und wäre danach wieder weg." So einfach war es nicht, doch nach und nach bessert sich Daniels Zustand. Er schließt sein Studium ab und findet dank Studentenjobs wieder etwas Routine. Er geht wieder mehr unter Leute, fühlt sich dabei wohler und merkt, wie er lockerer wird und auch sein Humor zurückkehrt.

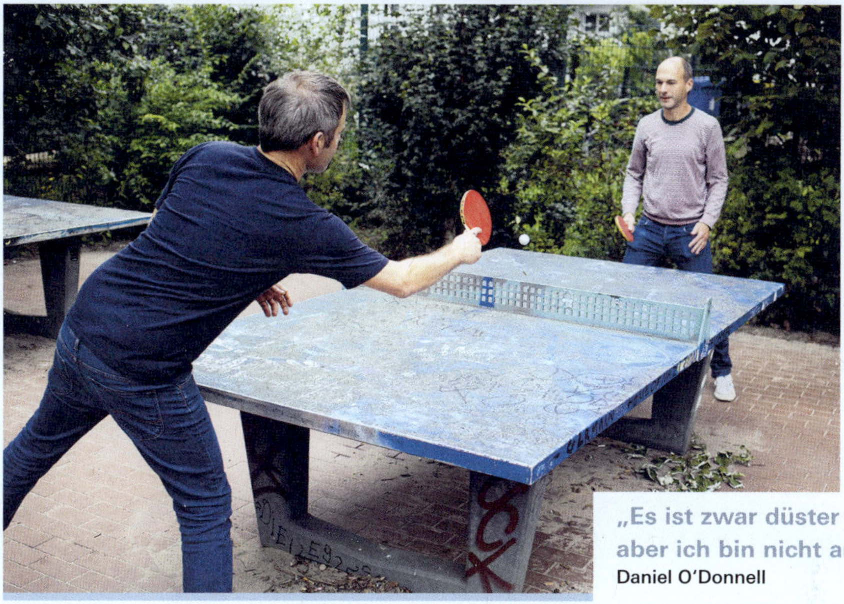

„Es ist zwar düster um mich, aber ich bin nicht antriebslos."
Daniel O'Donnell

Dem Grübeln keine Chance geben

Im Verlauf der folgenden Episoden kristallisiert sich ein Muster heraus: Auslösend scheint jeweils eine Überlastung zu sein, ein zu viel an Arbeit, Aktivitäten, Freizeitterminen. „Ich habe das Gefühl, Daniel arbeitet dann immer mehr und hält sich mit allem Möglichen beschäftigt, damit das aufkommende Durcheinander im Kopf keinen Raum bekommt", vermutet Jörg. Daniel ergänzt: „In den schlechten Phasen kommt mir das Gespür für das richtige Maß abhanden. Ich will dann zu viel. Und ich merke irgendwann, dass ich es nicht mehr schaffe, dass ich unruhig werde und der Kopf anfängt zu spulen. Wenn dann eine Episode startet, bekomme ich Panikattacken, Zukunftsangst, Zwangsgedanken und vor allem die Angst vor diesen Gedanken." Daniel verkriecht sich während seiner depressiven Episoden aber nicht ins Bett. Vielmehr versucht er alles, um diesem unangenehmen Zustand keine Möglichkeit zu geben, sich in ihm auszubreiten. „Es ist zwar düster um mich, aber ich bin nicht antriebslos. Ich suche dann nach Aktivität und Struktur, um dem Grübeln keine Chance zu geben. Diese Zeit ist geprägt vom Durchhalten bis die Medikamente zu wirken beginnen", schildert er.

Besonders das Gefühl, den eigenen Gedanken nicht mehr trauen zu können, quält Daniel in diesen Phasen. „Im Grunde sind Zwangsgedanken harmlos, aber sie können einen trotzdem fertigmachen. Es melden sich dann Gedanken, die einem total fremd sind. Ich bin harmoniebedürftig und in meinen Zwangsgedanken geht es dann zum Teil um Gewalt." Obwohl er weiß, dass diese Gedanken letztendlich belanglos sind, verstören sie ihn.

Mit Herz und Verstand

Auch mit Panikattacken hat Daniel zeitweise zu kämpfen. „Jörg hat ein gutes Gespür für meine Situation. Er lässt sich nicht von

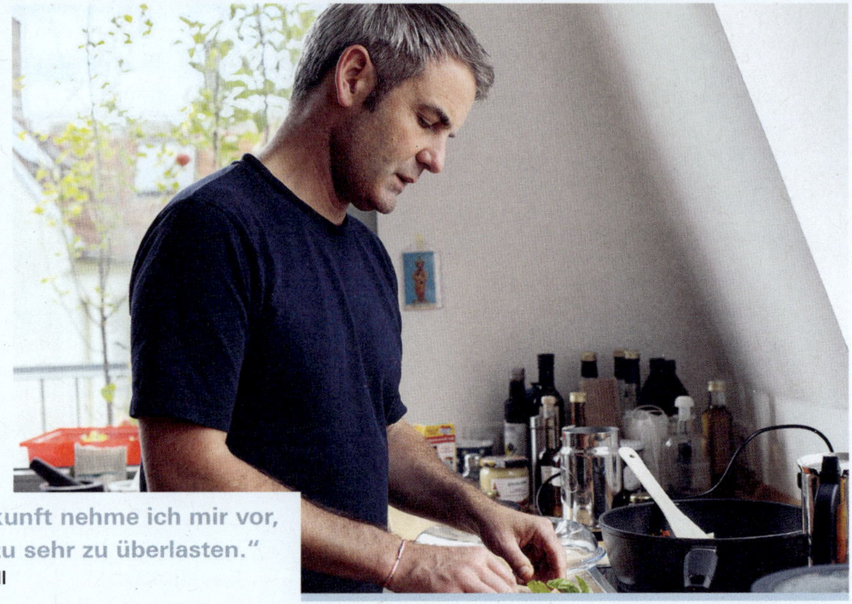

„Für die Zukunft nehme ich mir vor, mich nicht zu sehr zu überlasten."
Daniel O'Donnell

meiner Panik anstecken", sagt er schmunzelnd. Zu Beginn der letzten Episode wacht Daniel nachts auf und weckt Jörg in panischem Zustand. Er denkt, er müsse sofort in eine Klinik, könne die Gedanken nicht mehr aushalten, erzählt er. Doch sein Partner bleibt ruhig: „Jetzt mach dir mal Licht, lies dein Buch und warte, was passiert. Wenn es morgen früh immer noch so schlimm ist, fahren wir in die Klinik." Am nächsten Morgen hatte sich die Situation entspannt. Dennoch nimmt Jörg die Krankheit seines Partners ernst: „Die Belastung ist in den schweren Zeiten gravierend und dann holen wir uns auch Hilfe. Natürlich hinterfrage ich auch, was Daniel in der Therapie macht, wenn ich den Eindruck habe, dass es ihm damit nicht besser geht. Ich spreche das direkt an und mache dann Vorschläge, was er noch probieren könnte. Manchmal ist meine Aufgabe auch eher, ihn in seinem übermäßigen Tatendrang etwas zu bremsen." Für Jörg ist es während einer Episode schwer mitzuerleben, dass es Daniel nicht gut geht. „Es ist zwar anstrengend und kann auch nerven, aber ich weiß, dass ich dann für ihn da sein muss und das schaffe ich auch." Allerdings, so erzählt Jörg, sei Daniel während einer Episode die meiste Zeit nicht niedergeschlagen, sondern weiterhin zugänglich und meist gesprächsbereit. „Manchmal fällt es mir allerdings schwer zu akzeptieren, wie Daniel es handhabt, weil ich glaube, es könnte etwas anderes besser helfen. Doch letztlich weiß ich ja nicht, wie es sich in seinem Kopf anfühlt und muss ihm vertrauen." Die Tatsache, dass Daniel schon mehrere Episoden erlebt hat und danach oft viele Jahre lang nahezu symptomfrei ist, gibt den beiden in den schwierigen Zeiten auch Zuversicht.

Die Strategie für die Zukunft

Die letzte Episode, die vor etwas über einem Jahr begann und erst langsam abklingt, war für beide sehr anstrengend. Das lag nicht nur an der Dauer, sondern daran, dass die in

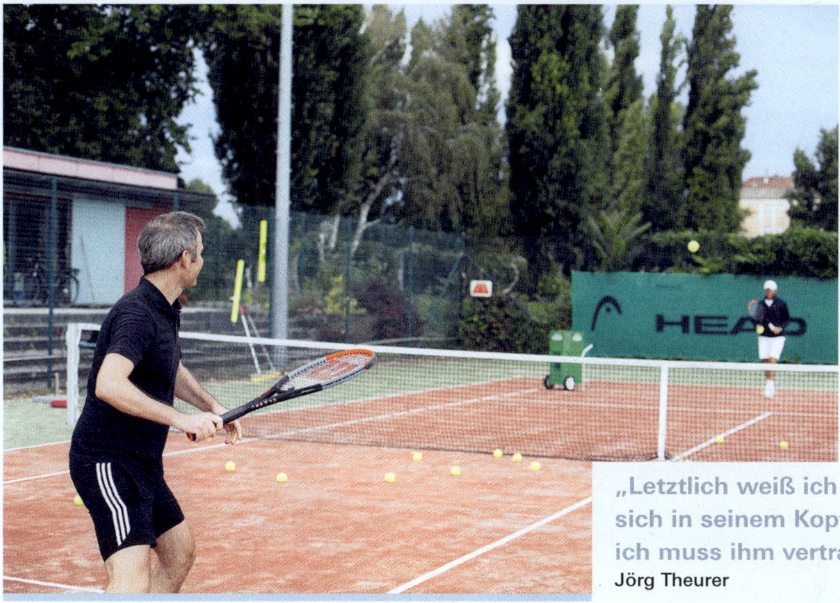

„Letztlich weiß ich nicht, wie es sich in seinem Kopf anfühlt und ich muss ihm vertrauen."
Jörg Theurer

der Vergangenheit erfolgreiche Strategie aus Medikamenten und Gesprächstherapie dieses Mal nicht half. „Das war eine riesige Enttäuschung für Daniel und auch ich hätte damit nicht gerechnet und fühlte mich ratlos", gibt Jörg zu. Daniel ergänzt: „Zu Beginn einer Episode halte ich mich an der Hoffnung fest, dass in spätestens acht Wochen die Tabletten wirken. Das hat dieses Mal nicht funktioniert. Ich bin dann sehr unruhig geworden, weil ich nicht wusste, wie ich das Chaos im Kopf aushalten soll."

Daniel entscheidet sich für eine Behandlung in einer Tagesklinik. Zwei Tage pro Woche arbeitet er weiterhin als Teamleiter im Büro, die restlichen Tage geht er in die Tagesklinik. Unter professioneller Betreuung wird er auf ein anderes Medikament umgestellt und erhält neuen therapeutischen Input. Nach und nach geht es dann bergauf. Neben der Tagesklinik empfand Daniel vor allem Sport und Meditation über eine App als hilfreich.

„Für die Zukunft nehme ich mir vor, mich nicht zu sehr zu überlasten. Ich baue schon jetzt Puffer in meinem Kalender ein, wo ich nichts Festes plane. Aus den langen Phasen, in denen es mir gut geht, weiß ich, dass ich auch eine ruhige und entspannte Seite habe. Ich wünsche mir, dass dieser Teil wieder stärker wird", erzählt Daniel.

Jörg versucht auch, Daniel zurückzumelden, wenn er denkt, dass er sich zu viel vornimmt. „Ich nehme Jörg als extrem große Hilfe wahr. Ich spüre, dass er mir helfen will und an mich glaubt", betont Daniel. Doch auch Jörg hat einen Wunsch: „Ich fände es gut, wenn es mir besser gelänge, die Anzeichen bei ihm nicht nur frühzeitig zu sehen, sondern auch angemessen zu reagieren", sagt er. Und weiter: „Wie gut ich mit Daniels Erkrankung umgehen kann, hängt auch stark davon ab, wie fest ich selbst im Leben stehe. Bisher habe ich das Gefühl, dass ich das leisten kann."

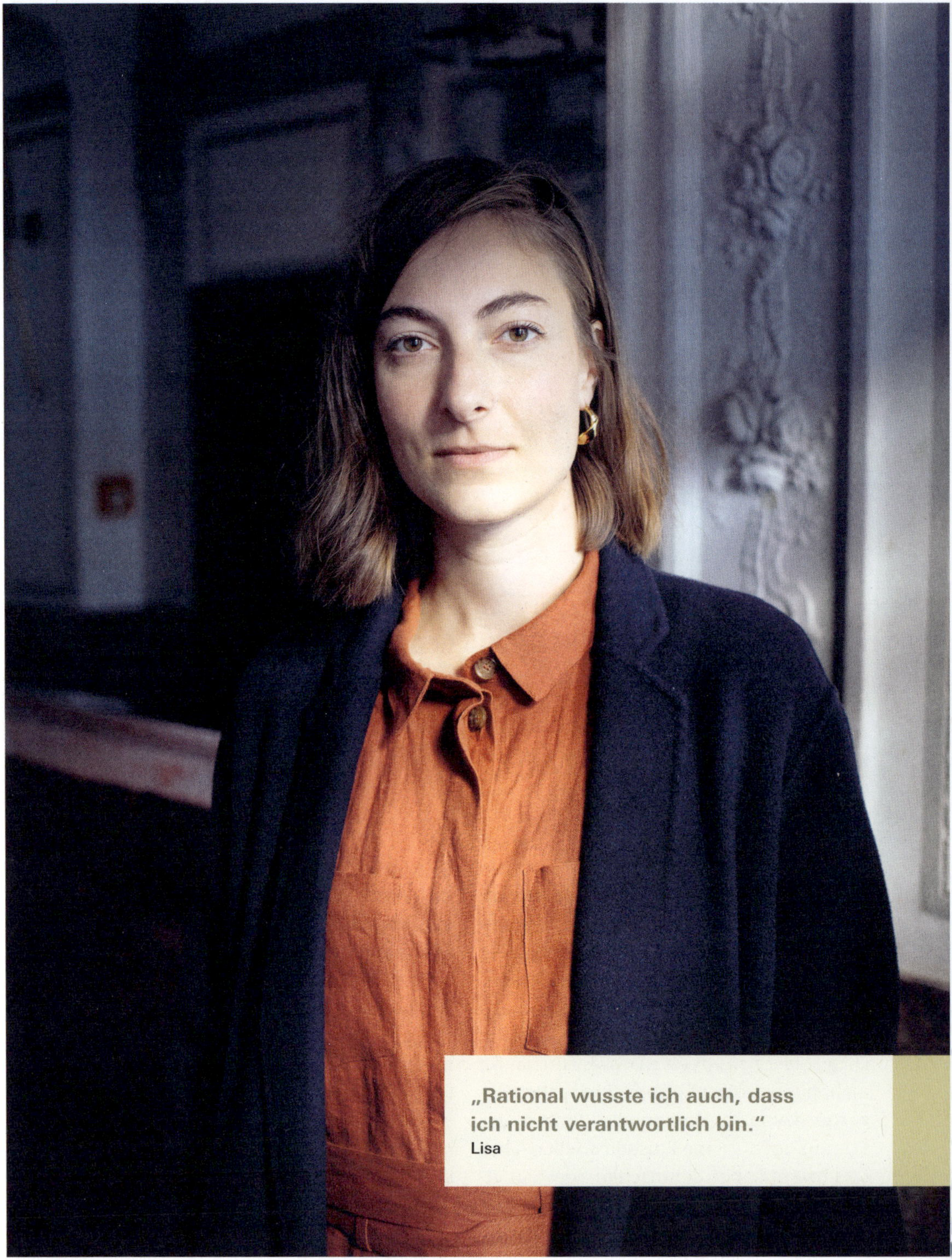

„Rational wusste ich auch, dass ich nicht verantwortlich bin.“
Lisa

Gemeinsam in die Zukunft blicken

Nach einer erfolgreichen Therapie hat sich die Situation Ihres Angehörigen und damit auch Ihre eigene deutlich gebessert. Was die Zukunft bringt, ist aber ungewiss. Nehmen Sie alles, was Sie gelernt haben, mit auf Ihren weiteren Weg.

Ihr Angehöriger hat die Depression überstanden, Sie beide dürfen nun erleichtert sein. Es ist möglich, dass Sie diese Krankheit nun ganz hinter sich lassen können, vielleicht gehen Sie sogar gestärkt aus dieser gemeinsamen Erfahrung hervor. Doch leider besteht eine Depression häufig nicht nur aus einer Episode. Zwar gehen Experten davon aus, dass rund 40 Prozent der Erkrankten nur eine Episode erleben, aber 60 Prozent haben demnach mindestens eine weitere. Wie viele Betroffene immer wieder (leichtere) depressive Episoden haben, aber nicht im Hilfesystem auftauchen, ist nicht bekannt, doch es dürfte eine beträchtliche Zahl sein.

Sie als Angehöriger haben vielleicht immer wieder Phasen erlebt, in denen Sie sich sehr hilflos gefühlt haben und nicht mehr weiterwussten. Nun sind Sie erleichtert, blicken aber auch ein wenig besorgt in die Zukunft. Wie wird es werden, wenn er aus der

Klinik kommt? Wie wird es sein, wenn die Medikamente abgesetzt werden? Was passiert, wenn sie wieder zur Arbeit geht und den normalen Alltag bewältigen muss? Und wann wird das sein? All das sind Fragen, die Unsicherheit auslösen können. Möglicherweise waren auch Sie sehr belastet und haben sich noch nicht ganz erholt, was Sie zusätzlich nervös macht.

→ Veränderungen akzeptieren

Eine Depressionserkrankung kann die Beziehung zum Betroffenen verändern. Das haben Sie in diesem Buch oft gelesen und vielleicht auch am eigenen Leib erfahren. Es kann schmerzen, wenn plötzlich nicht mehr alles einfach „wie früher" ist, weil der Betroffene zwar wieder gesund ist, aber seine Lebenseinstellung geändert hat, sich seine Prioritäten verschoben haben und einiges, was über Jahre gut funktioniert hat, aufgebrochen wird. Doch diese Veränderungen bieten auch die Chance, die Beziehung neu zu gestalten. Das ist ein Prozess, der Zeit braucht und an dem beide Seiten wachsen können.

Der Betroffene muss lernen, in der Therapie erarbeitete gesunde Verhaltensweisen zu etablieren und im Alltag beizubehalten, immer wieder in sich zu horchen und die Ankündigung einer neuen Episode frühzeitig zu erkennen, aber gleichzeitig nicht voller Angst jeden Morgen darauf zu „warten", ob es vielleicht wieder so weit ist. Die Angehörigen hingegen müssen akzeptieren, dass die Depression nun ein Teil der gemeinsamen Beziehung, der Vergangenheit und vielleicht auch der Zukunft ist. Trotzdem darf die Angst vor einer neuerlichen Episode auch Ihr Denken und Fühlen nicht bestimmen. Manchen Menschen fällt es leichter, die Episode eben einfach als eine Episode zu betrachten und voller Zuversicht in die Zukunft zu blicken, andere hadern mehr damit.

Fragen, die Sie beide, sowohl den Betroffenen als auch Angehörige, leiten können, befassen sich mit den grundsätzlichen Dingen im Leben: Tue ich Dinge, weil sie mir wichtig sind und Freude bereiten, oder tue ich sie nur aus Pflichtbewusstsein? Was möchte ich in meinem Leben erreichen? Welche Werte sind mir wichtig? Was gibt meinem Leben Sinn? (siehe Kap. 2, S. 50)

In guten Zeiten zurückblicken und vorsorgen

Damit Sie im Falle einer weiteren Episode gewappnet sind, sollten Sie gemeinsam einen Krisenplan entwickeln.

Wahrscheinlich werden Sie alle froh sein, wenn die depressive Episode vorüber ist und wieder Ruhe einkehrt bzw. nur der „normale" Alltag turbulent ist. So schön das ist, wäre jetzt die Zeit, mit dem Genesenen zu besprechen, wie es ihm und Ihnen mit der vergangenen Episode ergangen ist und wie Sie vorgehen sollen, wenn Sie wieder Veränderungen beobachten. Nehmen Sie sich einmal gemeinsam Zeit, um diese wichtigen Themen zu besprechen. Denn auch Sie haben ein Recht darauf, dass Ihre Belange und Sorgen ernst genommen werden.

Die Depression rückblickend gemeinsam verarbeiten

Während der Depression haben Sie vieles hinnehmen müssen, vielleicht haben Sie häufig mehr Rücksicht genommen, als Ihnen gutgetan hat. Nun, wenn der Betroffene wieder gesund und wieder belastbarer ist, können Sie zumindest darüber sprechen. Das kann Ihnen dabei helfen, diese für Sie vielleicht schwere und verstörende Phase gut abzuschließen und zuversichtlich in die Zukunft zu sehen.

Trauen Sie sich, gemeinsam zurückzublicken. Erzählen Sie dem Betroffenen in Form von Ich-Botschaften,

- wie sich seine Erkrankung für Sie angefühlt hat,
- was für Sie schwer war,
- in welchen Momenten Sie sich allein und überfordert gefühlt haben,
- was Sie nicht verstanden haben,
- was Sie sich von ihm gewünscht hätten,
- was Sie gefreut hat,
- was Ihnen in der Zeit gutgetan und geholfen hat.

Wichtig ist bei einem solchen Gespräch, nicht in Beschuldigungen abzugleiten, Vorwürfe zu machen und alles aufzuzählen, was schlecht gelaufen ist und Sie wütend gemacht hat. All das dürfen Sie in Ihrem Stärkelogbuch aufschreiben, sich sozusagen von der Seele schreiben, wenn Sie es nicht ohnehin schon während der Erkrankungsphase regelmäßig getan haben. Auch Gespräche mit einem Therapeuten können Ihnen dabei helfen. Doch jetzt sollten Sie mit ein wenig Abstand darauf schauen und versuchen, die dahinterliegenden, größeren

Themen herauszufinden. War es für Sie schwierig, dass der Betroffene seinen Körper vernachlässigt hat (Duschen, Kleidung, Rasieren ...), dann könnten Sie das unter dem Punkt Körperpflege zusammenfassen. Waren Sie hilflos, weil er immer in Ruhe gelassen werden wollte und Sie nicht wussten, was in der Therapie passiert? So passt das zum Oberbegriff Kommunikation. Sammeln Sie in Ihrem Stärkelogbuch die Punkte, die Ihnen am wichtigsten waren, und besprechen Sie diese offen, ruhig, aber nicht anklagend mit Ihrem Angehörigen. Es bringt Sie nicht weiter und treibt einen Keil in Ihre Beziehung, wenn Sie sich an Kleinigkeiten festbeißen.

Verstehen und helfen

Was hat Ihr Angehöriger erlebt? Vielleicht ist es dem Genesenen mit etwas Distanz nun auch möglich, Ihnen etwas detaillierter zu erzählen, wie es ihm ergangen ist. Nun, ohne die Einschränkungen der Depression, fällt es ihm möglicherweise leichter, die richtigen Worte für seine Erfahrungen zu finden. Er kann Ihnen auch mitteilen, wo er sich von Ihnen etwas anderes gewünscht hätte, es aber nicht ausdrücken konnte, jedoch auch, was er als hilfreich empfunden hat.

Krisenplan – für das nächste Mal vorbereitet sein

Ebenso, wie es hilfreich ist, über die vergangene Episode zu sprechen, ist es wichtig zu wissen, was Sie tun sollen und bereit sind zu tun, wenn Sie erneut eine Veränderung beobachten, die auf den Beginn einer depressiven Episode hindeuten könnte. Sie können Ihren Angehörigen ganz konkret fragen und gemeinsam einen Krisenplan entwickeln. Dabei können Ihnen einige erste Fragen vielleicht helfen:

- Wenn ich beobachte, dass du dich wieder mehr zurückziehst/abweisender wirst, wie soll ich dann vorgehen?
- Wollen wir festhalten, dass wir einen Termin beim Hausarzt vereinbaren, wenn du Schlafstörungen hast?
- Wie soll ich dich ansprechen, wenn ich wieder eine Veränderung bemerke, die mir Sorgen macht?
- Wie sollte ich es besser nicht machen?
- Nach welcher Zeitspanne mit unklaren Symptomen vereinbaren wir spätestens einen Arzttermin?
- Wie kann ich dich dann konkret unterstützen, damit du schneller Unterstützung bekommst?
- Was wünschst du dir von mir oder der Familie?
- Soll ich jemandem Bescheid geben, wenn sich etwas verändert?
- Gibt es Dinge, an die ich dich erinnern soll?

- Lass uns bitte festhalten: Wenn du Suizidgedanken hast, verständige ich deinen Arzt, oder, wenn er nicht erreichbar ist, bringe ich dich direkt in die Klinik.

Machen Sie sich Notizen in Ihrem Stärkelogbuch, damit Sie sich an das Vereinbarte erinnern können, auch wenn die nächste Episode sich erst Jahre später ankündigt. Sinnvoll ist es, die Vereinbarungen auf einem Blatt Papier niederzuschreiben und von Ihnen, dem Betroffenen und eventuell sogar dem Arzt unterschreiben zu lassen. So bekommt es einen offizielleren Charakter und Sie können im Fall der Fälle darauf verweisen, dass Sie das so abgesprochen haben.

Was hat Ihnen geholfen?

Um gut gerüstet zu sein, kann es auch helfen, eine Übersicht zu gestalten, in der Sie Dinge festhalten, die für Sie in dieser Phase gut funktioniert haben oder wichtig waren. Das können beispielsweise Tipps sein, was Ihnen gutgetan hat, Mantras oder Leitsätze, die Ihnen durch die Zeit geholfen haben, die Erinnerung daran, auch kleine Verbesserungen wertzuschätzen, hilfreiche Gedanken oder die Aufmunterung, bestimmte Aktivitäten nicht zu vernachlässigen und Grenzen zu setzen.

Rückfällen und Wiedererkrankungen vorbeugen

Wie bereits erwähnt, besteht leider ein gewisses Risiko, dass Ihr Angehöriger erneut an einer Depression erkrankt. Mediziner unterscheiden dann zwischen einem Rückfall und einer Wiedererkrankung:

→ Rückfall oder Wiedererkrankung?

Wenn die Depression noch nicht ganz abgeklungen war und sich die Situation innerhalb dieser Episode wieder verschlechtert, spricht man von einem Rückfall. Wenn nach einer symptomfreien Phase eine erneute Episode beginnt, ist dies eine Wiedererkrankung. Einem Rückfall kann nach einer Therapie, beispielsweise in einer Klinik, vorgebeugt werden,

Ein Codewort kann helfen: Vielleicht kann es für Sie ein guter Weg sein, sich ein Codewort auszudenken, das Sie bei Bedarf verwenden können, um einander klarzumachen, dass hier etwas im Busch ist. Das kann auch von Ihrem Angehörigen ausgehen, der selbst merkt, dass mit ihm etwas nicht stimmt und Sie darauf aufmerksam machen möchte.

indem die ambulanten Methoden (Psychotherapie) weitergeführt, Medikamente weiter eingenommen und Stress und Überforderung vermieden werden. War der Betroffene zwischenzeitlich gesund, zielt man darauf ab, einer Wiedererkrankung vorzubeugen.

Die Prophylaxe beginnt, sobald sich die Stimmungslage des Betroffenen wieder normalisiert hat. Sie soll langfristig verhindern, dass es zu einer erneuten akuten Krankheitsepisode kommt. Wie lange diese Phase dauert, ist unter anderem von der Anzahl und Schwere der depressiven Episoden abhängig. Die Rückfallprophylaxe umfasst eine regelmäßige Einnahme von Medikamenten (medikamentöse Rückfallschutzbehandlung), die meist etwa sechs Monate bis ein Jahr über das Ende der Symptome hinaus erfolgt. Die Medikamente dürfen nur nach Rücksprache mit dem Arzt abgesetzt werden. Dazu kommen die in der Psychotherapie erlernten Verhaltensweisen und Mechanismen, um neuerlich auftauchende schwierige Situationen meistern zu können, aber auch verschiedenste individuelle Aktivitäten im Alltag, die dem Betroffenen Stabilität geben, zum Beispiel Sport, Musik machen, Selbsthilfegruppe sowie ein geregelter Tages- und Aktivitätsrhythmus. Es gilt, frühe Signale für eine drohende Wiedererkrankung zu erkennen und gegenzusteuern. Das Risiko für eine Widererkrankung kann so deutlich gesenkt werden.

Die Depression ist zurück – geht es jetzt wieder von vorne los?

Mehr als jeder zweite Betroffene erkrankt mindestens ein weiteres Mal. Ob und nach welchem Zeitraum möglicherweise eine zweite Episode auftritt, lässt sich nicht vorhersagen. Sie haben sich nun damit befasst, wie einer Wiedererkrankung bestmöglich vorgebeugt werden kann und wie Sie in einem solchen Fall frühzeitig reagieren können. Dennoch treibt Sie wahrscheinlich die Frage um, ob das ganze Leiden für Ihren Angehörigen und auch für Sie im gleichen Aus-

---

Ein Rückfall ist kein Scheitern! Dem Wort „Rückfall" haftet ein negativer Beigeschmack an – jemand ist „rückfällig geworden", hat es „nicht geschafft". Damit hat der Begriff hier aber nichts zu tun, er dient nur zur Abgrenzung von einer Wiedererkrankung. Eine Depression verläuft und heilt nicht linear. Niemand ist schuld daran, wenn es zu einem Rückfall kommt.

maß wieder auftreten wird. Auch das lässt sich nicht sicher sagen, denn niemand weiß, in welcher Lebenssituation die Depression Ihren Angehörigen und auch Sie selbst treffen wird und wie schwer der Verlauf sein wird. Dennoch gibt es Gründe, optimistisch in die Zukunft zu blicken. Wenn Sie den Krisenplan (S. 176), den Sie gemeinsam mit Ihrem Angehörigen erstellt haben, umsetzen und frühzeitig bei Symptomen professionelle Hilfe für ihn zur Verfügung steht, wird das Loch nicht so tief werden wie beim letzten Mal. Wenn der Betroffene wieder unerwartet in einen Strudel aus Negativität gerissen wird, können Sie ihn daran erinnern, wie gut ihm die Arztbesuche oder der Aufenthalt in der Klinik geholfen haben und wie gut die Zeit dazwischen war. Sie wissen bei einer erneuten Episode auch bereits, worauf Sie im Umgang mit dem Betroffenen achten können, damit die Situation gar nicht erst so schlimm wird.

Betroffene selbst berichten, dass sie mit der Zeit die Anzeichen für das Anrollen einer Depression besser deuten können und mit den Methoden, die sie in der Psychotherapie gelernt haben, dagegenhalten können. Häufig sind Betroffene schon in einer sehr frühen Phase sehr müde. Doch sie haben gelernt, das wahrzunehmen, und wissen, dass sie sich beispielsweise dem Wunsch, liegen zu bleiben, nicht hingeben dürfen. Sprechen Sie daher sofort mit Ihrem Angehörigen, wenn Ihnen Anzeichen auffallen, die auf eine neue Episode hinweisen könnten.

Checkliste

Schneller reagieren

So können Sie verhindern, dass eine erneute depressive Episode Sie kalt erwischt.

- ☐ Wenn Sie Symptome beobachten, die auf eine erneute Depression hindeuten könnten, sprechen Sie den Betroffenen darauf an. Reagieren Sie lieber einmal zu oft.
- ☐ Erinnern Sie den Betroffenen an die Strategien, die er in der Therapie erlernt hat. Motivieren Sie ihn dazu, diese anzuwenden.
- ☐ Motivieren Sie den Betroffenen frühzeitig dazu, seinen Arzt, den Psychotherapeuten oder die Klinik zu informieren.
- ☐ Nehmen Sie Ihren erstellten Krisenplan zur Hand und gehen Sie nach diesem vor. Für genau diesen Fall haben Sie ihn erstellt.
- ☐ Lesen Sie in Ihrem Stärkelogbuch nach, was Ihnen geholfen hat und welche Vorsätze Sie damals gefasst haben.

Ein neues altes Leben

Eine Depression kann das Familienleben, eine Partnerschaft oder Freundschaft stark belasten. Bis das verarbeitet ist, braucht es Zeit.

Bei leichteren depressiven Erkrankungen kann nach einer Episode das Leben so weitergehen wie vorher. Der Betroffene ist wieder genauso leistungsfähig und meistert den Alltag wie zuvor. Eine depressive Erkrankung kann aber auch nachhaltige Folgen für den Betroffenen und sein Umfeld mit sich bringen. Vielleicht verschieben sich durch die Depression und die Therapie die Prioritäten im Leben, möglicherweise passt der Job nicht mehr oder andere Bausteine, die vor der Erkrankung selbstverständlich waren, ändern sich. Das muss nicht immer eine Änderung zu etwas vermeintlich Schlechterem sein, doch in jedem Fall ist es eine Änderung zu dem Zustand, wie er früher war.

Aus diesem Grund ist auch von den Angehörigen Flexibilität und Offenheit gefragt, wenn der Genesene sein „neues" Leben erkundet und gestaltet. Die neue Achtsamkeit kann auch Impulse für die Beziehung geben. Freundschaften können enger oder auch lockerer werden, sie können von mehr Offenheit profitieren und von dem Wissen, dass man in einer schweren Zeit zusammengehalten hat und füreinander da war. Partnerschaften können ebenfalls von der zusammen durchgestandenen Krise profitieren. Mit der Rückkehr in einen vertrauten, partnerschaftlichen Modus kann auch das Intimleben, das häufig während der depressiven Episode sehr eingeschränkt war oder zum Erliegen kam, wieder stärker in den Fokus rücken. Rücksichtsvoll miteinander umzugehen erleichtert es, aufeinander zuzugehen.

Rückkehr ins Berufsleben unterstützen

Je nachdem, wie schwer die Depression war und wie lange der Betroffene krankgeschrieben war, kommen unterschiedliche Möglichkeiten infrage. Der Gesetzgeber regelt, dass nach einer längeren Krankheit bei Bedarf eine schrittweise, sogenannte „stufenweise Wiedereingliederung" (siehe rechts) ermöglicht werden muss. Wie sie genau gestaltet ist und wie lange sie dauert, hängt ebenfalls von der individuellen Situation ab. Die Einschätzung nimmt ein Arzt vor.

Der Arbeitgeber weiß nicht, welche Erkrankung für die Abwesenheit ursächlich war. Daher ist es dem Betroffenen überlassen, ob er es seinem Vorgesetzten oder den Kollegen davon erzählen möchte oder nicht.

Es gibt Gründe, die für einen offenen Umgang sprechen, aber auch solche, die dagegensprechen.

Wenn Ihr Angehöriger wieder ins Berufsleben einsteigt, ist das bestimmt mit Unsicherheiten verbunden. Er weiß nicht, wie die Kollegen reagieren werden, wenn er nach langer Zeit wiederkommt. Außerdem kann er nur schwer einschätzen, wie leistungsfähig er ist, und hat Angst, schnell wieder unter Druck zu geraten. Hier können Sie helfen, indem Sie nachfragen, gemeinsam überlegen, welcher Umgang mit der Krankheit im Job angemessen ist, und den Betroffenen immer wieder darin bestärken, dass er auch diese Aufgabe gut meistern wird. Vermitteln Sie Vertrauen in seine Fähigkeiten. Machen Sie aber auch klar, dass er sich an Sie wenden kann, wenn etwas in der Arbeit nicht gut läuft und er das Gefühl hat, sich zu überlasten. Wahrscheinlich werden Sie ohnehin merken, wenn das passiert, aber bieten Sie trotzdem Ihr offenes Ohr an.

Stufenweise Wiedereingliederung nach dem Hamburger Modell

Das Sozialgesetzbuch V (§ 74) regelt die Bedingungen für eine Wiedereingliederung nach langer Erkrankung. Das sogenannte Hamburger Modell hat für den Mitarbeiter und auch für den Arbeitgeber Vorteile.

- Der Mitarbeiter wird nicht arbeitslos, sondern über einen Zeitraum von mehreren Wochen wieder in den Betrieb eingegliedert.
- Der Arbeitgeber muss sich keinen Ersatz suchen.
- Während der Wiedereingliederung ist der Arbeitnehmer noch krankgeschrieben und erhält weiterhin Kranken- oder Übergangsgeld, das von der Krankenkasse oder Rentenversicherung gezahlt wird. Der Arbeitgeber hat folglich in dieser Zeit keine Kosten.

Plant Ihr Angehöriger nach längerer Krankschreibung die Rückkehr in seinen Be-

---

In einem guten Arbeitsklima kann es hilfreich sein, von der Depression zu erzählen. Zum einen nimmt es die Last, so einen essenziellen Teil des Lebens verheimlichen zu müssen, zum anderen können zukünftig Kollegen auch ein wenig aufpassen, ob sich die Situation verschlechtert, und den Betroffenen darauf ansprechen. Unter Umständen kann es aber auch ungünstig sein, von der Depression im Arbeitsumfeld zu erzählen, besonders dann, wenn man fürchtet, dass damit Chancen auf eine Beförderung schwinden könnten, oder das Klima im Betrieb nicht gut ist.

Verstehen und helfen

Wenn Kollegen Bescheid wissen, kann das hilfreich sein: Häufig wird die Rückmeldung aus dem Arbeitsumfeld von depressiv Erkrankten viel ernster genommen, als wenn Familienangehörige ihre Sorge äußern. In der Arbeit möchte man in der Regel nicht negativ auffallen und seine Aufgaben bestmöglich erfüllen. Gerade deshalb ist es ein Grund zur Sorge, wenn selbst am Arbeitsplatz bereits Veränderungen erkennbar werden.

ruf, sollte er mit dem Arbeitgeber über die Möglichkeiten der Wiedereingliederung sprechen. Viele größere Betriebe bieten ein Betriebliches Wiedereingliederungsmanagement (BEM) an. Dieses muss der Arbeitgeber anbieten, wenn sein Arbeitnehmer innerhalb eines Jahres länger als sechs Wochen am Stück oder wiederholt arbeitsunfähig war. Die Wiedereingliederung nach dem Hamburger Modell erfolgt freiwillig.

Wenn ein Jobwechsel geplant ist

Es gibt gute Gründe, warum Ihr Angehöriger nicht in den alten Job zurück möchte oder es vielleicht auch nicht mehr kann. Die Suche nach einem neuen Job ist nie leicht und stellt eine noch größere Herausforderung dar, wenn es wegen langer Krankheitsdauer auch eine Lücke im Lebenslauf gibt. Sicherlich fragen Sie und Ihr Angehöriger sich, was Sie in der Bewerbung angeben sollen oder müssen. Zudem kann das Selbstbewusstsein Ihres Angehörigen noch schwächer sein als früher, was es zusätzlich schwierig machen kann, die Personalverantwortlichen von sich zu überzeugen. Kommen noch Absagen hinzu, leidet das Selbstwertgefühl noch weiter.

Wie man mit einer längeren Erkrankung bei einer neuen Bewerbung umgeht, ist abhängig vom Einzelfall. Grundsätzlich gilt, dass die Angaben in einer Bewerbung der Wahrheit entsprechen müssen. Aber eine Depression, und auch jede andere Erkrankung, ist erst einmal eine Privatangelegenheit, die nicht offengelegt werden muss. Eine Ausnahme besteht dann, wenn davon auszugehen ist, dass die Erkrankung die Arbeit beeinträchtigen könnte. Sie können gemeinsam mit Ihrem Angehörigen überlegen, ob das der Fall ist oder nicht. Wenn sich Ihr Angehöriger dazu entschließt, die Krankheit im Vorstellungsgespräch zu erwähnen, sollte der Fokus darauf liegen, wie einsatzfähig er sich selbst wieder sieht („Krankheit und Genesung"). Möglicherweise möchte Ihr Angehöriger auch ganz offen und selbstverständlich mit seiner Erkrankung umgehen. Das kann auch imponieren. Zugleich sollte nicht unerwähnt bleiben, dass es noch immer Personalverantwortliche gibt, für die eine psychische Erkrankung ein Anzeichen von geringer Leistungsfähigkeit ist. Möchte Ihr Angehöriger die Krankheit nicht thematisieren, kann er von einer „Auszeit aus privaten Gründen" sprechen. Allerdings sollte man dann auf Nachfragen vorbereitet sein.

Weiterhin Hilfe in Anspruch nehmen

Auch wenn die depressive Episode vorbei ist, verschwindet das Gefühl, belastet zu sein, häufig nicht automatisch. Das kann durch die Nachwirkungen der anstrengenden Monate zuvor bedingt sein, die Sie vielleicht erst jetzt mit ganzer Wucht spüren. Oder aber durch Veränderungen, die Ihnen und dem Betroffenen jetzt bevorstehen, oder durch die Angst vor einem Rückfall.

Zum Selbstschutz möchten sich einige Angehörige – vorübergehend – vom Betroffenen distanzieren. Das ist verständlich und legitim. Niemand, auch ein nahes Familienmitglied, ist verpflichtet dazu, gegen seine eigenen Möglichkeiten und Bedürfnisse zu handeln. Hilfreich sind Gespräche mit vertrauten Personen oder im Rahmen einer Selbsthilfegruppe bzw. Angehörigengruppe oder einer eigenen Psychotherapie. Denn selbst wenn die schwerste Phase der Erkrankung überstanden ist, können das Erlebte, die Hilflosigkeit oder Ohnmacht und die Angst davor, wie es weitergeht, Sie noch immer belasten. Für Ihre Familie kann auch der gemeinsame Besuch einer Selbsthilfegruppe oder Familientherapie hilfreich sein.

Sich selbst im Blick behalten

Sie haben nun viel darüber gelesen, was eine Depression ist, wie sich der Betroffene fühlt und wie Sie damit umgehen können. Sie haben erfahren, wie wichtig Sie als Angehöriger für einen depressiv Erkrankten sein können und wie Sie ihn unterstützen können. Sie haben aber auch gelernt, wie wichtig es ist, sich selbst und die eigenen Bedürfnisse nicht aus dem Blick zu verlieren. Nun, da die depressive Episode überwunden ist, können Sie erst einmal aufatmen. Vielleicht begleitet Sie aber weiterhin die Sorge, was im Fall einer Wiedererkrankung passieren könnte und ob Sie und Ihr Angehöriger gut darauf vorbereitet sind. Einige Kernbotschaften oder Merksätze sind auch für die Zukunft hilfreich:

- Hören Sie auf Ihr Bauchgefühl.
- Sprechen Sie Beobachtungen direkt und wertungsfrei an.
- Nehmen Sie Hilfe in Anspruch.
- Sorgen Sie jederzeit gut für sich selbst.

Die Depression eines nahestehenden Menschen ist, wie jede andere schwere Erkrankung, auch eine Herausforderung für die Angehörigen. Sie wurden automatisch mit hineingezogen. Wenn Sie es im Falle einer zukünftigen Episode nun schaffen, sich zusammen mit dem Betroffenen als Team zu fühlen, und gemeinsam gegen die Depression vorzugehen, wird vieles für Sie beide im Umgang mit der Krankheit leichter werden.

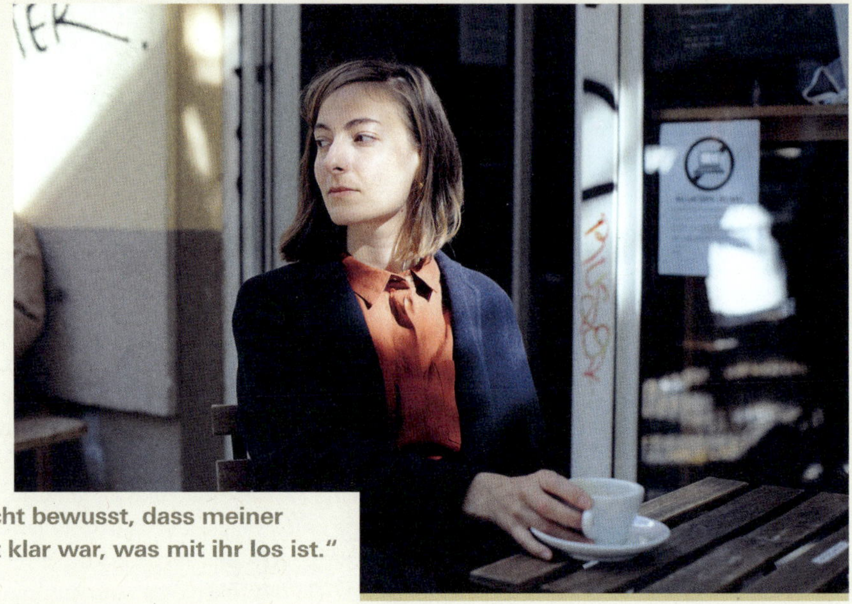

„Mir war nicht bewusst, dass meiner Mutter nicht klar war, was mit ihr los ist."
Lisa

„Das schlechte Gewissen war irgendwie immer da."

Die Geschichte von Lisa

Als bei Lisas Mutter im Sommer 2020 eine Depression diagnostiziert wird, ist sie nicht überrascht. „Ich hatte schon länger vermutet, dass es eine Veranlagung in diese Richtung geben könnte", erzählt die 32-jährige Frau, die in Berlin lebt. Mögliche Auslöser gibt es einige und wahrscheinlich war das Zusammenspiel ausschlaggebend, dass es zum Ausbruch der Krankheit kommt. Lisas Mutter leidet, ähnlich wie ihre Tochter, unter chronischer Migräne. Mehrere schwere Anfälle pro Woche sind eher die Regel als die Ausnahme und die Einschränkungen im Alltag sind groß. Aus diesem Grund hat sie eine anerkannte Schwerbehinderung in Höhe von 50 Prozent. Vor zwei Jahren starb überraschend Lisas Vater, was die Familie und die Mutter emotional stark beanspruchte. Hinzu kamen Dauerschmerzen, deren Ursache nicht klar war. Dann kam Corona. „Das hat richtig reingehauen. Schon durch den Tod meines Vaters war meine Mutter mit vielen zusätzlichen Aufgaben konfrontiert, während ihre emotionale Stütze weggebrochen ist. Durch Corona wurde dann ihre ehrenamtliche Nachhilfe in einer Schule gestrichen, die Besuche von mir und meiner Schwester sind weggefallen und ihre Eltern konnte sie nur auf Distanz treffen."

„Wenn ich nichts gehört habe, bin ich nervös geworden."

Lisa hat schon immer ein gutes Verhältnis zu ihrer Mutter, vielleicht, weil die Migräneerkrankung und das Verständnis dafür beide verbindet. Regelmäßig telefonieren sie und dabei erzählt die Mutter auch, wie schlecht es ihr geht. „Trotz ihrer Migräne war sie immer eher ‚high function' und hat ganz viel gestemmt. Jetzt hatte sie erzählt,

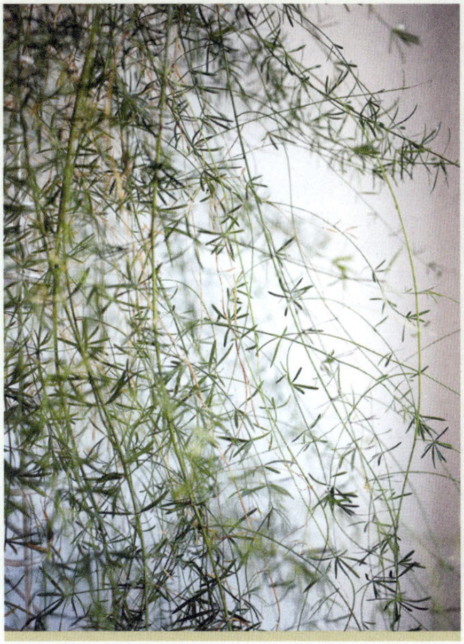

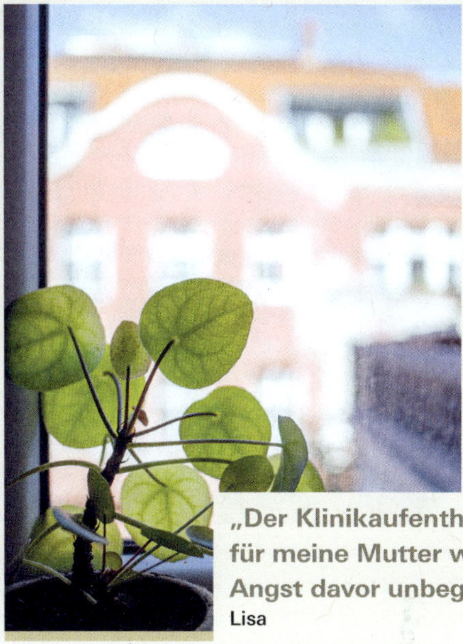

„Der Klinikaufenthalt war für meine Mutter wichtig, die Angst davor unbegründet."
Lisa

dass ihr Leben keine Qualität mehr habe." Die Situation spitzt sich nach und nach zu. Als Lisa mitbekommt,dass sie ihren Alltag immer weniger bewältigen kann und kaum mehr etwas isst, wird es ihr ungeheuer. „Die Schwester meiner Mutter wohnt bei ihr in der Nähe. Von Berlin aus konnte ich nicht so gut agieren. Meine Tante habe ich dann gebeten, vermehrt nach meiner Mutter zu sehen und mich auf dem Laufenden zu halten", erzählt sie. Die Tante, die selbst bereits auf die Situation aufmerksam geworden war, übernimmt den Kontakt vor Ort, begleitet die Mutter zu Terminen und steht in regelmäßigem Telefonkontakt mit ihrer Nichte, doch für Lisa bleibt die Situation angespannt. „Ich konnte mit meiner Mutter kaum mehr vernünftige Gespräche führen, alles war für sie immer nur aussichtslos. Wenn ich sie nicht erreicht habe oder länger nichts von ihr gehört habe, bin ich sehr nervös geworden", erzählt sie sehr eindrücklich.

Eine Erleichterung für alle

Die Diagnose ist auch für die Mutter eine Erleichterung. Wie Lisa erzählt, hat ihre Mutter selbst sehr gut gemerkt, dass etwas nicht stimmt und war froh zu erfahren, dass sie nicht „spinnt". „Mir war nicht bewusst, dass meiner Mutter nicht klar war, was genau mit ihr los ist", sagt sie. Im Juni tritt die Mutter einen stationären Klinikaufenthalt an. „Für mich war es heftig, dass sie gleich stationär aufgenommen werden sollte. Das ist eine andere Dimension als eine ambulante Therapie. Aber nach einem Tag Nachdenken fand ich auch, wie gut, jetzt passiert wenigstens etwas!" Auch eine befreundete Psychiaterin bestärkt sie, dass ihre Mutter in einer Klinik in professionellen Händen und bestens aufgehoben sei. „Mir hat es gutgetan, dass meine Freundin mir so unaufgeregt und positiv vermittelt hat, wie gut so ein Klinikaufenthalt ist und dass man davor keine Angst haben muss." Zu ihrer Überraschung nimmt die Mutter den Klinikaufent-

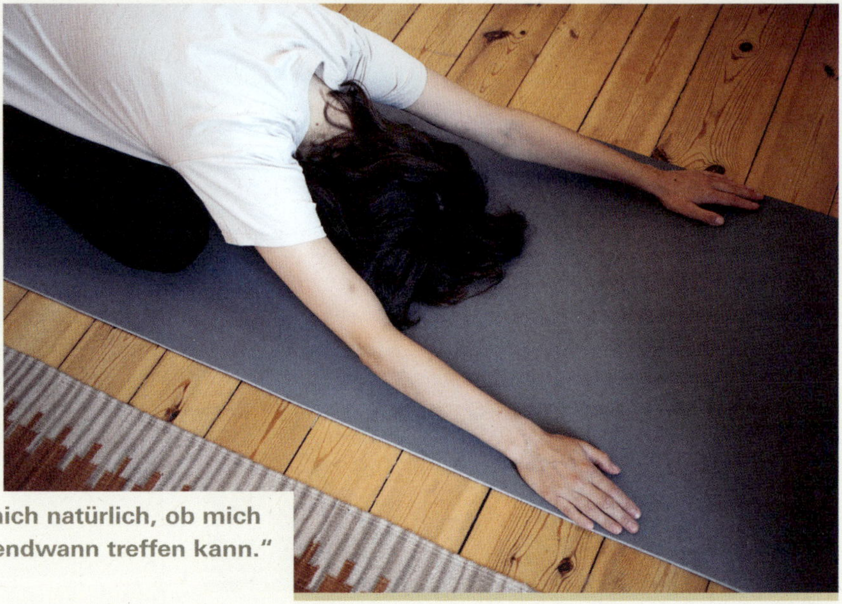

„Ich fragte mich natürlich, ob mich das auch irgendwann treffen kann."
Lisa

halt sehr locker auf. In guten Zeiten ein sehr aufgeschlossener Mensch, nimmt sie gerne die Therapieangebote wahr. Günstig für die Besserung ihres seelischen Zustands ist wahrscheinlich auch, dass die Ursache für die andauernden Schmerzen bei eingehenden Untersuchungen gefunden wird.

„Was soll ich tun? Was kann ich leisten?"

Wenn Lisa sich an diese Zeit zurückerinnert, wird die Belastung deutlich, unter der sie stand. „Ich war in der ganzen Zeit sehr reizbar. Nicht nur, weil ich Angst um meine Mutter hatte, sondern auch, weil ich mit manchen Auslösern, wie dem Tod meines Vaters und der Migräne, selbst hadere. Ich fragte mich dann natürlich, ob mich das auch irgendwann treffen kann." Außerdem beschäftigt sie die Frage, welche Rolle sie einnehmen kann und möchte. Sie ist hin- und hergerissen. „Ich war sehr hilflos und wusste nicht, was ich machen soll: Mich bei ihr melden oder nicht? Sie besuchen oder nicht? Ich hatte unterschwellig ein schlechtes Gewissen, weil ich nicht hingefahren bin. Ich habe sie zwar öfter gefragt, ob ich kommen soll, aber eigentlich war das, um mein Gewissen zu beruhigen, denn sie war ja nicht entscheidungsfähig. Andererseits hatte ich Angst, alleine hinzufahren und zuständig zu sein. Rational wusste ich auch, dass ich nicht verantwortlich bin." Gutgetan hat ihr der Austausch mit ihrer Tante. Dadurch hat sie das Gefühl, dass die Mutter gut aufgehoben und nicht alleine ist und sie ihre Sorgen ansprechen kann.

Nach sieben Wochen kommt die Mutter aus der Klinik, wenige Tage darauf hat sie Geburtstag und Lisa fährt sie mit ihrem Freund besuchen. „Das war der entspannteste Besuch seit Langem. Sie ist wieder aktiv und lacht, möchte auch wieder ehrenamtlich in der Schule arbeiten und verabredet sich mit Freunden." Problematisch ist, dass die Mutter eine ambulante Anschluss-

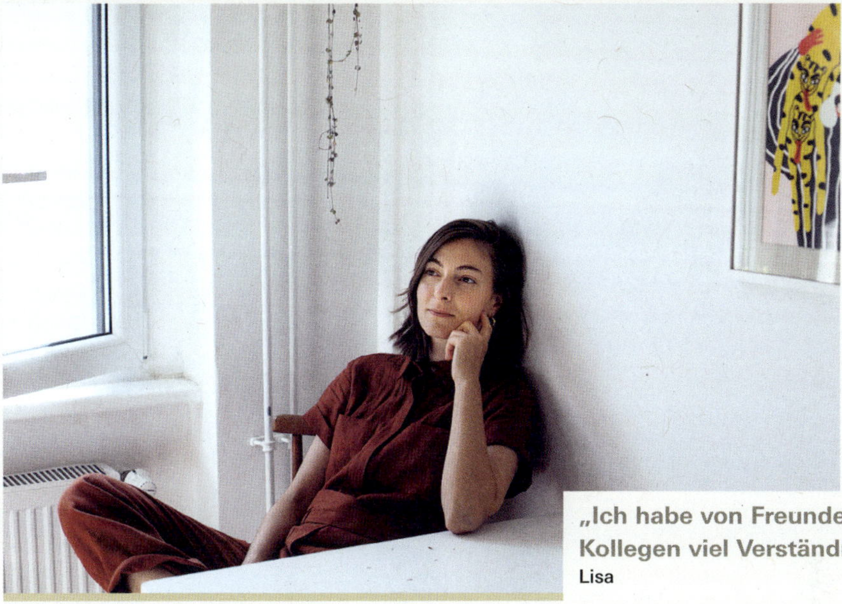

„Ich habe von Freunden und auch Kollegen viel Verständnis erfahren."
Lisa

therapie machen sollte und möchte, aber einen Platz erst in einem halben Jahr in Aussicht hat. „Das ist sehr frustrierend. Man kommt ja nur halbgesund aus der Klinik. Meine Mutter hat zahlreiche Therapeuten durchtelefoniert – sie ist da sehr dahinter – und hatte auch einige Erstgespräche, aber niemand hat zeitnah einen Platz. Da fühlt man sich dann schon ziemlich hilflos." Denn auch wenn es der Mutter gerade gut geht, ist die Tochter nicht zu optimistisch: „Chronische Migräne und Depressionen treten häufig gemeinsam auf. Darum fürchte ich, dass es irgendwann eine weitere Episode geben könnte. Deswegen wäre eine gute ambulante Betreuung sehr wichtig für meine Mutter und würde meiner Familie ein besseres Gefühl geben."

Keine Berührungsängste in der Familie

Insgesamt, so erzählt Lisa, gab es keine großen Berührungsängste mit dem Thema Depressionen. Weder die Mutter selbst noch ihre Schwester oder auch die Eltern der beiden, Lisas Großeltern, reagieren unangemessen. „Ich habe mit meinem Freund und meinen Freunden auch darüber gesprochen und habe sehr gute Erfahrungen damit gemacht und viel Verständnis bekommen. Gut war auch, dass meine engen Kollegen Bescheid wussten, weil ich in der schlimmsten Phase manchmal ziemlich unkonzentriert war." Obwohl ihr Sozialleben unter der Belastung nicht größer gelitten hat, hofft sie, dass bei einer möglichen weiteren Episode nicht sie, sondern vielleicht ein Psychotherapeut der erste Ansprechpartner für die Mutter wäre. Lisa vermutet, dass es auch bei anderen Familienmitgliedern schon depressive Verstimmungen gab. „Insgesamt hätte ich mir gewünscht, dass in der Familie noch offener über Depressionen gesprochen worden wäre. Das würde es leichter machen, mit einer solchen Krise umzugehen."

Hilfe

1 Noch mehr Informationen
Adressen und Kontaktdaten zu Ansprechpartnern rund um Beratung, Behandlung und Alltagsfragen.

2 Stichwortverzeichnis
Schneller Zugriff: Alle wichtigen Begriffe und Fachworte für ein leichtes Nachschlagen.

Adressen

Informationen und Krisenberatung
Stiftung Deutsche Depressionshilfe
Info-Telefon Depression: 0800/33 44 53
Suchfunktion für Adressen von Krisendiensten und Sozialpsychiatrischen Diensten in Deutschland
www.deutsche-depressionshilfe.de/start

Seelefon
Tel. 02 28/71 00 24 24
www.bapk.de/angebote/seelefon.html

Nummer gegen Kummer Elterntelefon
Tel. 08 00/111 05 50
www.nummergegenkummer.de/

Online-Projekt „Die Mitte der Nacht"
www.die-mitte-der-nacht.de/home

Bundesverband der Angehörigen psychisch erkrankter Menschen e.V.
www.bapk.de/der-bapk.html

Freunde fürs Leben
Informationen für Jugendliche und junge Erwachsene zum Thema Suizid und Hilfseinrichtungen
www.frnd.de/

Online-Hilfen und Selbsthilfe
Online-Programme zur Behandlung leichter und mittelgradiger Depressionen

deprexis 24
https://de.deprexis.com/

Get On Depression Akut
https://geton-institut.de/training/depression-akut/

Moodgym
https://moodgym.de/

iFightDepression
www.deutsche-depressionshilfe.de/unsere-angebote/fuer-aerzte-und-psychologen/ifightdepression

Selbsthilfegruppen

NAKOS
Nationale Kontakt- und Informationsstelle zur Anregung und Unterstützung von Selbsthilfegruppen – Suche nach Selbsthilfegruppen
www.kakos.de

Hilfen speziell für junge Menschen

Nummer gegen Kummer
Telefon- und E-Mail-Beratung für Kinder und Jugendliche von professionellen Beratern oder von Jugendlichen für Jugendliche
Tel. 116 111
www.nummergegenkummer.de/

FIDEO (FIghting DEpression Online)
Online-Informationsangebot mit Diskussionsforum für Menschen ab 14 Jahre
www.fideo.de/

Youth-Life-Line
Online-Beratung von Jugendlichen für Jugendliche in psychischen Krisen
www.youth-life-line.de/

NetHelp4u
Jugendliche und Fachkräfte beraten Jugendliche per E-Mail
Internet: www.nethelp4u.de/

JugendNotMail
Vertrauliche, kostenlose E-Mail-Beratung, Themen-Chats und ein Forum für Jugendliche bis 19 Jahre
www.jugendnotmail.de/

Schon mal an Selbsthilfegruppen gedacht?
Das Portal für junge Selbsthilfe
https://schon-mal-an-selbsthilfegruppen-gedacht.de/

Netz und Boden
Initiative für Kinder psychisch kranker Eltern
www.netz-und-boden.de/

Stichwortverzeichnis

L/M

N

O/P

R

S

T

U/V

W/Z

Die Stiftung Warentest wurde 1964 auf Beschluss des Deutschen Bundestages gegründet, um dem Verbraucher durch vergleichende Tests von Waren und Dienstleistungen eine unabhängige und objektive Unterstützung zu bieten.

Dr. Christine Hutterer ist promovierte Biologin, Autorin und Medizinjournalistin. Seit vielen Jahren schreibt sie für Fachkreise, Betroffene und Angehörige unter anderem über psychische Erkrankungen wie Depressionen und Sucht.

Prof. Dr. Christine Rummel-Kluge ist Fachärztin für Psychiatrie und Psychotherapie und arbeitet als Geschäftsführende Oberärztin und Leiterin der Psychiatrischen Institutsambulanz am Universitätsklinikum Leipzig. Sie war 2010 bis 2017 Geschäftsführerin der Stiftung Deutsche Depressionshilfe.

Stiftung Warentest
Lützowplatz 11–13
10785 Berlin
Telefon 0 30/26 31–0
Fax 0 30/26 31–25 25
www.test.de
email@stiftung-warentest.de

USt-IdNr.: DE136725570

Vorstand: Hubertus Primus
Weitere Mitglieder der Geschäftsleitung:
Dr. Holger Brackemann, Julia Bönisch, Daniel Gläser

Programmleitung: Niclas Dewitz

Autorin: Dr. Christine Hutterer
Fachliche Beratung:
Prof. Dr. Christine Rummel-Kluge

Projektleitung: Veronika Schuster
Lektorat: Eva Gößwein, Berlin
Mitarbeit: Merit Niemeitz
Korrektorat: Susanne Reinhold, Berlin
Titelentwurf: Josephine Rank, Berlin
Layout: Büro Brendel, Berlin
Grafik, Satz: Christian Königsmann
Bildnachweis: Getty Images/Oliver Rossi (Titel);
Fotografien Innenteil und Umschlag hinten:
Sibylle Fendt, Ostkreuz

Produktion: Vera Göring
Verlagsherstellung: Rita Brosius (Ltg.), Romy Alig, Susanne Beeh
Litho: tiff.any, Berlin
Druck: Rasch Druckerei und Verlag GmbH & Co. KG, Bramsche

ISBN: 978-3-7471-0337-1

Wir haben für dieses Buch 100 % Recyclingpapier und mineralölfreie Druckfarben verwendet. Stiftung Warentest druckt ausschließlich in Deutschland, weil hier hohe Umweltstandards gelten und kurze Transportwege für geringe CO_2-Emissionen sorgen. Auch die Weiterverarbeitung erfolgt ausschließlich in Deutschland.